大展好書　好書大展

品嘗好書　冠群可期

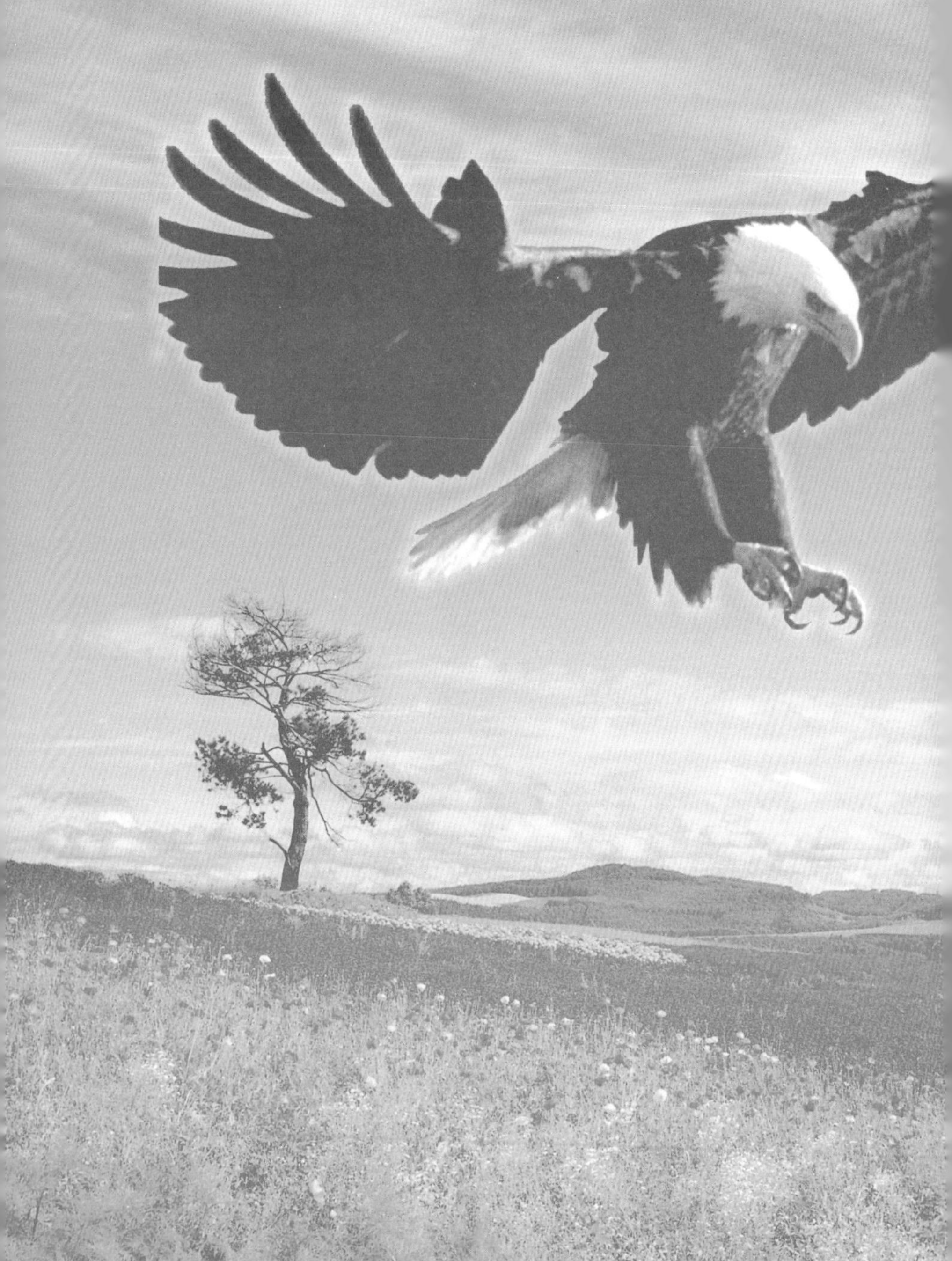

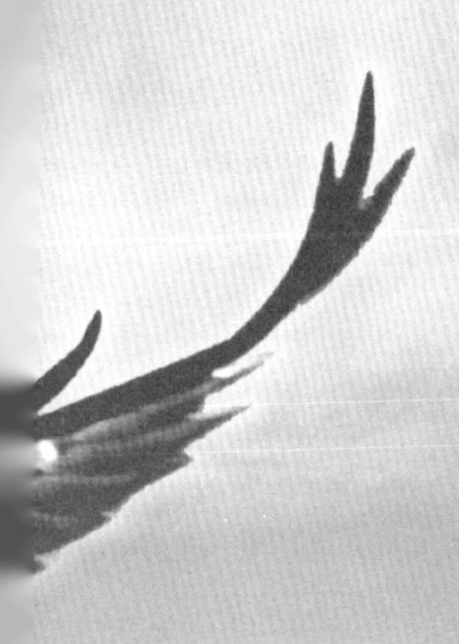

中醫保健站：78

複方治大病

吳海鋒　著

大展出版社有限公司

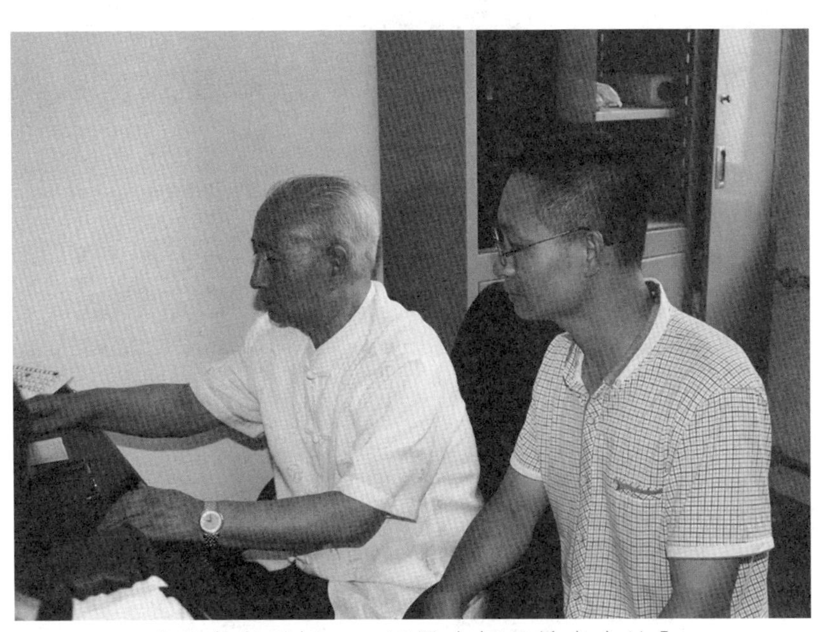

【作者與恩師——國醫大師呂景山出診】

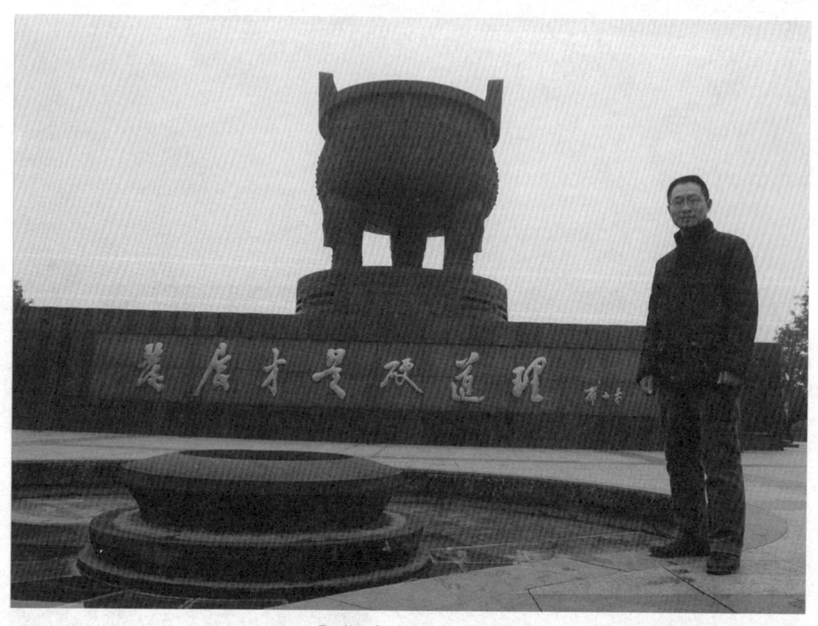

【作者近照一】

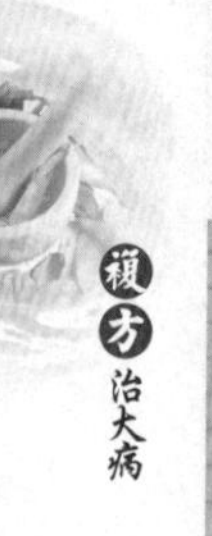

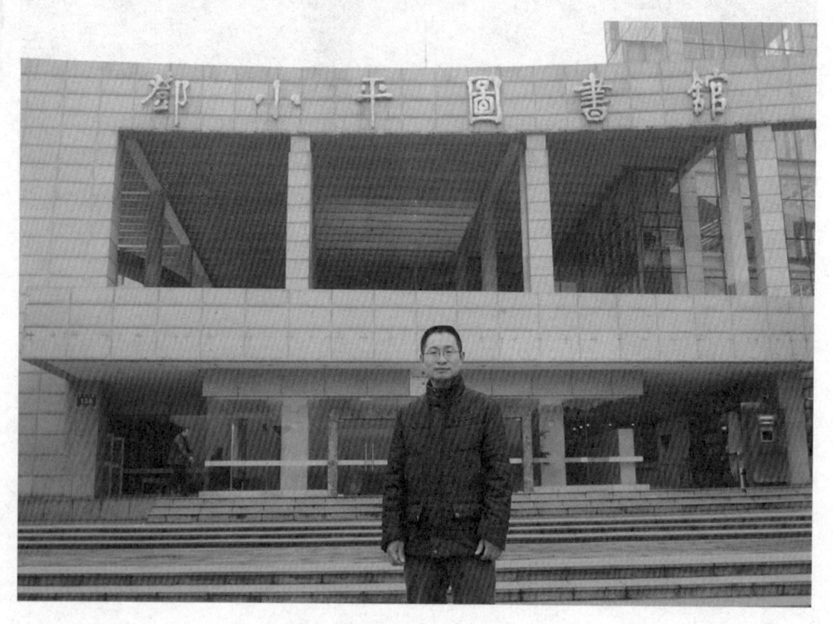

【作者近照二】

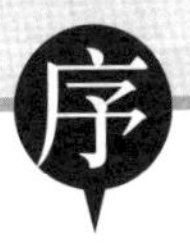

序

2005年伊始，弟子吳海鋒跟我學習「施今墨藥對」。十年著一書，《複方治大病》完稿即呈我審閱，此書較有特色：

一、在繼承「施氏藥對」基礎上，創造性提出「方對」理念，即取諸方之精華，合理配伍，提升為一個新的複方，驗於臨床諸疑難病，頗有顯效，值得肯定。

二、海鋒悟性較高，勤於思考，他執簡馭繁，善用膏丸，免去煎熬藥物之苦，使疑難雜病之治療變得簡單化，適用性和可操作性強，且臨床療效突出，特別是遠期療效穩定而持久。

三、醫案四診，全面詳實，理法方藥，環環相扣。「人命貴於天」，不允許醫生失治誤診。只有深入、全面、準確地掌握了疾病的本質，才能得出正確結論，施以恰當方藥，獲得滿意療效。

四、中醫之生命在於療效，回訪是瞭解療效的關鍵，是總結經驗和避免失誤的重要一環。海鋒做得好，案案回訪，記錄詳細，為他後續診療工作提供了強有力的支撐。

海鋒不恥下問，勤奮學習，年輕有為，是一個合格的中醫師。弟子進步，老師欣慰，樂之為序！

呂景山於 2014 年 7 月 12 日

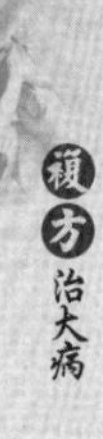

前言

書中疑難病，多以複方獲效，故名《複方治大病》。檢近年之案，精益求精，編輯成冊，擬膏丸兩章，計200例，分門別類，詳加論述。

複方者，取諸方精華之藥，按一定組方原則配伍而成。複方之最好載體是膏丸兩型，尤以膏為上。膏方，濃縮眾藥精華煉成，故曰：膏者，精華中之精華。

以複方之膏丸劑型治療千變萬化的疑難病，非吾之創，清代《慈禧光緒醫方選議》載有大量養生固本膏方丸劑，近代秦伯未、張聿青、程門雪、顏德馨等前輩運用膏方出神入化，爐火純青，而今以江浙、上海、廣東等地甚為流行。

工欲善其事，必先利其器。欲克疑難病，不研究疑難病之特點不行。疑難病具有遷延時久、病根難拔、寒熱錯亂、虛實互見特點。疑難之中，必有奧秘。下工不識其理，臨證游移，頭痛醫頭，腳痛醫腳，不執簡馭繁，不洞悉其源，醫是庸醫，病是死病。

本書旨在簡化疑難病之治法，提高其療效，為疑難病之思考和治療打開另一扇「窗口」。

醫之術為濟世仁術，醫之道乃天下正道。醫不受名利之累，方可臨證如神，治他人不能治之疾，解他人不能解之難。

自知才疏學淺，無著書立說之能，但求在醫學崎嶇山路上不迷途，一步一印前進，以知識之燈光照亮自己，亦照亮他人！

本書初稿曾蒙國醫大師呂景山教授審閱，並作序嘉勉弟子。付梓之際，得到我地衛生部門領導蔣明、張開東等先生關心，山西科學技術出版社郝志崗老師大力支持，在此表示真誠感謝。書中膏方全賴賢妻文小紅的精心熬製，沒有她的後勤保障工作，此書難以完成。

醫案為臨床實錄，一家之言，不當之處，歡迎批評指正！

吳海鋒

於海鋒雜病醫館

目·錄

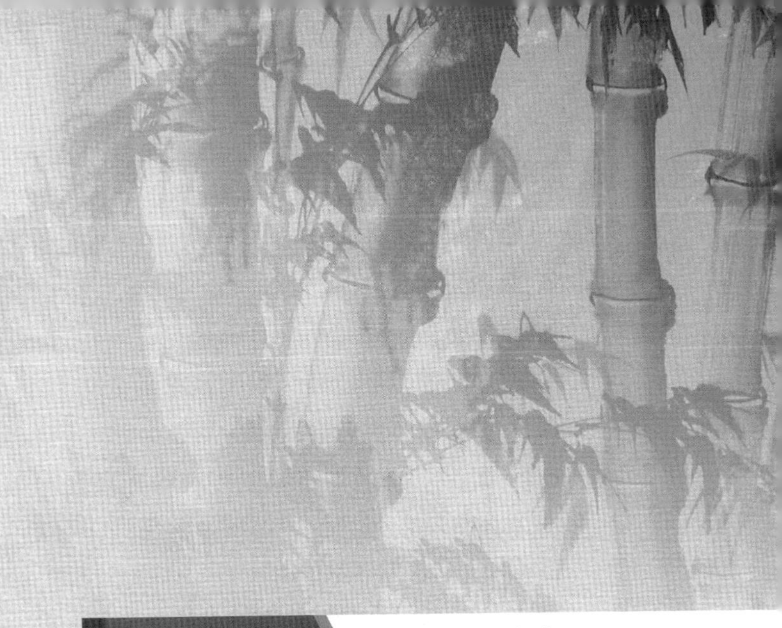

第一篇 總　論

本書有幾大特色：

1. 倡導藥對。
2. 推崇方對。
3. 詳論複方與疑難病之關係。
4. 首次公開自創「雜病處方八原則」。
5. 首次揭秘「膏方製作」。
6. 醫案完全遵循：定期回訪→獲知真實療效→以此檢驗方藥與辨證之正確否→最後確定醫案之品質。

第一節・藥對詳解

《複方治大病》之藥物化裁，除遵恩師呂景山所著《施今墨對藥》《施今墨對藥臨床經驗集》《施今墨醫案解讀》外，其他多為本人「秘方」，為使大家更好地瞭解和掌握，總結如下：

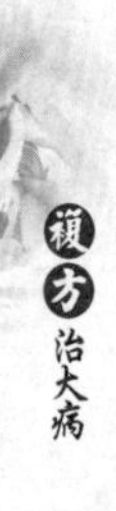

一、人參—西洋參—黨參—太子參—沙參—丹參—玄參—苦參

人參味甘，微苦微溫，溫陽大於滋陰。五臟六腑皆補，精氣神同調。生用氣涼，熟用氣溫。虛夾熱用白人參，虛兼寒用紅參。

西洋參苦，微甘，寒。甘寒有補氣養陰之效，苦能清熱。為清補之要藥，滋陰力大。

黨參甘平。補中益氣，調和脾胃。藥性緩和，健脾運不助熱，滋胃陰不呆滯，潤肺不犯寒涼，養血而不滋膩，鼓舞清陽，振動中氣，而無剛燥之弊。重用力大效宏，可長服久服。

太子參甘，微苦。味甘入脾，微苦生津。藥性平和，為清補之要藥。

沙參味甘，微苦微寒。甘寒養陰，苦寒清熱。為滋陰清熱之要藥。

丹參味苦微寒，入血分。能活血祛瘀，通經止痛，且不傷正，有祛瘀生新之長，對血熱瘀滯者尤良。本品亦能清心涼血，養血安神。

玄參苦，甘，鹼，寒。清熱涼血，滋陰解毒。

苦參苦，寒。清熱燥濕。

【臨床運用】

1. 陽虛用人參，陰虛用西洋參，陰陽俱虛人參配西洋參。
2. 陰陽俱虛，延久不癒，人參配西洋參，再加黨參長服。
3. 陰虛不甚用太子參，甚則用西洋參或二者同用。
4. 陰虛不甚，熱象明顯，用沙參或與太子參配伍，滋陰清熱。
5. 虛兼熱夾瘀，丹參最為恰當。
6. 熱盛毒顯，用玄參或辨證加入前藥中。
7. 夾濕夾熱，苦參主之，兼虛則辨證加入前藥中。

諸參列出，好記憶，好運用，臨證用處大。

二、阿膠—魚膘膠—黃明膠—龜膠—鱉膠—雞血藤膠

阿膠甘平，補血聖藥。

魚膘膠甘平。補肝腎，養血止血，散瘀消腫。主治腎

虛遺精，腰膝無力，腰痛，眩暈耳鳴，白帶，習慣性流產，血虛筋攣。

黃明膠味甘，性平，滋陰清熱，為平補之佳品。

龜膠甘，鹼，寒。性味濃厚，為純陰之品，滋陰潛陽，益腎健骨，養血止血，養心安神。

鱉膠鹼，寒。滋陰潛陽，軟堅散結。龜鱉二膠，常相須為伍，但龜膠滋陰力強，鱉膠清熱力勝。

雞血藤膠苦，微甘，溫。主治益氣助血。祛風冷，壯筋骨。治老人手足麻痺癱瘓，男子虛損胃病，婦女經水不調，及乾血勞。

【臨床運用】

1. 血虛用阿膠，療效一般 100 天，每日 2～5 克。
2. 血虛兼婦科雜病，用魚膘膠或阿膠、魚膘膠同用更佳。
3. 陰虛血虛不著者用黃明膠，尤對血虛有熱或血虛便秘更良。
4. 陰虛盛者，用龜膠。
5. 陰虛夾熱，用鱉膠。
6. 血虛夾滯者，用雞血藤膠或辨證加入阿膠等諸藥中更佳。

三、雪蛤油—狗腎—海馬—紫河車—螞蟻

雪蛤油甘咸微溫。補腎益精，養陰潤肺。用於身體虛弱，病後失調，神疲乏力，腎虧精神不足，心悸失眠，盜汗不止，癆嗽咳血。

狗腎味鹹，大熱。暖腎，壯陽，益精。用於腎陽衰

弱，陽痿，遺精，腰膝痿弱無力等症。

海馬性溫味甘，入肝腎二經。有溫腎壯陽，散結消腫之效。主治腎虛陽痿，宮冷不孕遺尿，虛喘，癥瘕積聚，跌打損傷，癰瘡腫毒等。現代研究海馬能抗血栓，增強免疫和抗腫瘤，有抗衰老、增強記憶、抗疲勞和增強性功能的作用。

紫河車味甘、鹹，性溫。父精母血相合而成，為陰陽兩虛調補之要藥，有補精助陽，養血益氣之功。

螞蟻鹹酸，性平，入肝腎經。有補腎益精，通經活絡，解毒消腫之功。主治腎虛頭昏耳鳴，失眠多夢，陽痿遺精，風濕痺痛，中風偏癱，手足麻木。

【臨床運用】

1. 腎陰大虧，盜汗自汗，神志不寧，用雪蛤油，100天見效，一般一天 0.5～1 克足矣。
2. 狗腎治腎陽虛衰，腎精不足之腰腿疼痛良；對風寒濕濁羈留，深入骨骼血脈之疼痛亦佳；或用於陽痿不育，宮寒不孕，陽虛身寒等。一般熬膏服，無腥臭礙胃之弊。唯此物性熱，配大量龜板可制。
3. 海馬有溫陽活血之用，故對陽虛寒凝，婦女陽虛血虧，肝鬱血滯者良，唯價格昂貴。
4. 紫河車對大虛久虛者良，唯偏溫，重用有傷陰助熱之弊，加女貞子、百合、玉竹、太子參等可制之。
5. 螞蟻適用於體虛免疫力差兼經絡不通而有風寒濕邪者。

四、鹿血－鹿角－鹿膠－鹿筋－鹿鞭－鹿胎

鹿血氣腥，味甘、鹹。《本草綱目》記載：「鹿血主陽痿，補虛，止腰痛……崩中帶下，大補虛損，益精血」。鹿心血更佳。尤擅治心悸、失眠、健忘等。

鹿角鹹，溫。補腎助陽，強筋健骨，活血散瘀。

鹿膠甘，溫。甘能潤補，溫可散寒，有溫補精血之作用，並能止血安胎。

鹿筋性溫，甘鹹，歸肝腎經。強筋壯骨，養血通絡，生精益髓。主治勞損，續絕傷，大壯筋骨，補陽氣；對久患風濕，關節痛，腰脊疼痛，筋骨疲乏或軟弱無力，步履艱難，手足無力，手腳抽筋，跌打勞損，筋骨痠痛等療效顯著。

鹿鞭性溫，甘鹹。補腎精，壯腎陽，活血脈，強腰膝。主治腎虛勞損，腰膝痠痛，耳聾耳鳴，陽痿，遺精，早洩，宮冷不孕，帶下清稀。

鹿胎性溫，甘鹹，歸肝腎經。益腎壯陽，補虛生精。用於治虛損勞瘵，精血不足，婦女虛寒，崩漏帶下。

【臨床運用】

1. 腎虛血弱之心悸失眠者多用鹿心血。
2. 腎虛身痛腰痛用鹿角。
3. 補精血多用鹿膠。
4. 舒經活絡，治頑固性風濕身痛或腎虛血虧身痛，多用鹿筋。
5. 補腎壯陽，治腎虛腰痛，不孕不育，陽痿遺精，因虛因寒而痛經者，多用鹿鞭。

6. 大虛久虛者，多用鹿胎或與鹿膠配伍。

五、桑葉—桑枝—桑螵蛸—桑椹子—桑寄生

桑葉苦，甘，寒。疏風清熱，清肝明目。

桑枝苦，平。祛風通絡，作用偏於上肢，尤以肩臂關節拘攣疼痛用之效佳。

桑螵蛸甘，鹹，平。補腎助陽，固精縮尿。

桑椹子甘，寒。滋陰補血，生津潤腸。

桑寄生苦，平。祛風濕，補肝腎，強筋骨，養血安胎。

【臨床運用】

1. 風邪上犯或羈留不去，擾於上焦清竅者，用桑葉。
2. 關節疼痛不甚，寒熱不顯者用桑枝。
3. 腎虛尿頻多用桑螵蛸。
4. 血虛、陰虛之口渴、便秘、白髮、眩暈等多用桑椹子。
5. 腎虛血虛腰痛或婦科雜病多用桑寄生。

六、棗仁—柏子仁—靈芝—靈芝孢子粉—湘蓮肉—夜交藤

棗仁甘，酸，平，入心肝經。養心安神，斂汗。治陰血虛，心神失養之心悸，怔忡，失眠，健忘等良。亦可治體虛自汗，盜汗。

柏子仁甘，平，入心、腎、大腸經。養心安神，潤腸通便。

靈芝甘，平。《神農本草經》把靈芝列為上品，謂紫芝「主耳聾，利關節，保神益精，堅筋骨，好顏色，久服輕身不老延年。」謂赤芝「主胸中結，益心氣，補中增智慧不忘，久食輕身不老，延年成仙。」有益氣血，安心神，健脾胃之功。主治虛勞，心悸，失眠，頭暈，神疲乏力，久咳氣喘，冠心病，腫瘤等。

靈芝孢子粉濃香，味苦。鎮靜安神，健脾養血，強壯神經。

湘蓮肉甘，澀，平。補脾止瀉，益腎固精，養心安神。

夜交藤甘，平。有安心神、養經絡之用。多用於虛煩多夢及血虛肢體痠痛等症。

【臨床運用】

1. 血虛失眠，多用棗仁。屬頑固性失眠者，重用之熬膏良，一般用 500 克入煎，60～100 克入膏更佳。血虛有熱之失眠多生用，單純血虛者多熟用，一般生熟同用更良。
2. 柏子仁與棗仁相似，但棗仁入肝，柏子仁入腎，故後者更適合心陰虛、心腎不交之心神不寧，且有潤腸通便之用。
3. 靈芝為安神鎮靜、健脾益智之佳品，失眠多用之。
4. 靈芝孢子粉，藥性較靈芝更良，一般兩者同用。
5. 湘蓮肉多用於脾虛腎弱之失眠者，熬膏服，重用 300～500 克更佳。
6. 血虛失眠兼身痛者，用夜交藤良，大量重用

300～500 克更佳。

第二節・方對詳解

一、參苓白朮散

【組成】人參　茯苓　白朮　炙甘草　苡仁　湘蓮肉　山藥　桔梗　扁豆　砂仁　陳皮　大棗

【化裁 1 方】原方治一般脾虛，去桔梗、炙甘草、大棗較好，藥力專一。

【化裁 2 方】脾虛納呆明顯，化裁 1 方加青皮、雞內金、二芽、楂麴、五穀蟲。

【化裁 3 方】脾虛納呆，經常腹脹腹痛，化裁 2 方加三棱、文朮。

【化裁 4 方】脾虛且血虛明顯，化裁 1 方加西洋參、黨參。

二、六味地黃丸

【組成】地黃　山藥　山萸　澤瀉　茯苓　丹皮

【化裁 1 方】腎虛兼熱，地黃用生地黃，去山萸，加黃精。

【化裁 2 方】補腎固精，六味地黃丸加左歸丸更佳。

【化裁 3 方】加強滋腎陰作用，化裁 2 方加雪蛤油。

【化裁 4 方】加強溫腎陽作用，化裁 3 方加狗腎、海馬。

【化裁 5 方】腎陰腎陽俱虛，兼見虛火上擾，化裁 2 方加二仙湯。

三、十全大補湯

【組成】黃蓍　肉桂　人參　茯苓　白朮　炙甘草　當歸　川芎　白芍　大熟地

【化裁 1 方】加強溫陽秘精作用，去黃蓍、肉桂，加海馬、狗腎。

【化裁 2 方】加強養精血作用，原方加阿膠、魚膘膠。

【化裁 3 方】加強補中氣作用，原方加補中益氣湯。

四、左歸丸

【組成】大熟地　山藥　山萸　枸杞　鹿膠　菟絲子　懷牛膝　龜膠

【化裁 1 方】臨床一般去鹿膠、菟絲子之溫，加製首烏補精血。

【化裁 2 方】腎精虛明顯者，加紫河車、雪蛤油、阿膠、螞蟻。

【化裁 2 方】腎虛精洩者，化裁 2 方加湘蓮肉、芡實、刺蝟皮。

【化裁 4 方】腎虛有火有濁者，化裁 1 方加六味地黃丸。

【化裁 5 方】腎之陰陰俱虛，左歸丸伍右歸丸。

五、玉屏風散＋生脈散

【功能】益氣實衛，養營生津。

六、十全大補湯＋右歸丸

【組成】溫補氣血，滋補肝腎。

七、十全大補湯＋左歸丸

【功能】平補氣血，滋補肝腎

八、十全大補湯＋枕中丹

【功能】調補氣血，固腎安神。

九、十全大補湯＋參苓白朮散＋六味地黃丸

【功能】調補氣血，健脾固腎。

十、參麥地黃丸＋金匱腎氣丸

【功能】滋陰益陽。

十一、左歸丸＋桃紅四物湯

【功能】固腎活血。

十二、自創系列方

1. **健脾消食方** 黨參　茯苓　白朮　枳實　雞內金　萊菔子　二芽　楂麴　五穀蟲
2. **固腎秘精方** 生地　山藥　山萸　枸杞　製首烏　龜板　懷牛膝　狗腎　雪蛤油　湘蓮肉　棗仁
3. **固腎壯陽方** 生地　山藥　山萸　枸杞　製首烏　龜板　懷牛膝　鹿鞭　狗腎　海馬　雪蛤

油　紫河車　湘蓮肉　棗仁

4. **固腎養血方**　生地　山藥　山萸　枸杞　製首烏　龜板　懷牛膝　狗腎　雪蛤油　湘蓮肉　棗仁　阿膠　魚膘膠

5. **養血安神方**　棗仁　湘蓮肉　浮小麥　穭豆皮　夜交藤　黨參　丹參　雪蛤油　合歡皮

6. **頸椎骨質增生方**　黃蓍　人參　葛根　麻黃　桂枝　白芍　薑黃　皂角刺　全蟲　蜈蚣　海馬　田七　螞蟻

7. **腰椎骨質增生方**　黃蓍　人參　西洋參　當歸　川芎　白芍　生地　桃紅　肉桂　山藥　山萸　鹿角　鹿筋　龜板　海馬　螞蟻

8. **祛風除濕方**　黃蓍　雲防風　白朮　全蟲　蜈蚣　烏蛇　螞蟻　石楠藤　當歸　川芎　雞血藤膏

9. **幼兒增高方**　黃蓍　人參　西洋參　黨參　當歸　湘蓮肉　棗仁　白朮　苡仁　山藥　海馬　雪蛤油　紫河車　龜板　螞蟻　枸杞　製首烏　雞內金　萊菔子　五穀蟲

10. **增強記憶方**　黃蓍　人參　西洋參　黨參　當歸　湘蓮肉　棗仁　山藥　海馬　阿膠　雪蛤油　紫河車　龜板　螞蟻　枸杞　製首烏　遠志　合歡皮荷葉

11. **腦梗方**　黃蓍　人參　西洋參　黨參　丹參　葛根　當歸　川芎　桃紅　懷牛膝　龜板　雞血藤膏　海馬　螞蟻　烏蛇　地鱉蟲　水蛭　荷葉　全蟲　蜈蚣　湘蓮肉　棗仁

第三節・複方與疑難病之關係

攻克疑難病，捨複方不行，捨膏丸不行。複方是治疑難病之首選，原因有幾：

1. 疑難病乃一病多因或一人多病，症狀紛亂。小方治之捉襟見肘，力有不逮。複方可統攬全局，協調各方。
2. 疑難病病機複雜，虛實互見，寒熱錯雜。複方諸藥，合而發力，直搗病巢，力大效宏。
3. 疑難病病程漫長，治療耗時。湯劑煎服麻煩，膏丸簡單方便，藥力持久，緩慢調服，自可痊癒。
4. 疑難病多是臟腑虛損，精神委頓，遷延難癒之疾。草木之品難解七情之病，血肉有情之物能峻補精血，振奮精神。貴細藥材如阿膠、海馬、雪蛤、人參等不便與湯劑相伍，棄之難克其病，膏丸的配伍形式很好地解決了這一矛盾。
5. 膏丸能數病同治，這一優勢破解了疑難病複雜的密碼；膏丸緩慢調服，藥力持久，保證藥物濃度在體內量變積累，最後達到質變狀態。以量變促質變，體質改善，疾病告癒。

第四節・雜病處方八原則

在長期實踐中，本人創造性提出「雜病處方八原則」，以此辨證論治，遣方用藥，未有失也。

雜病處方八原則：

原則一：複方之君臣佐使，以方為單位，療效倍增。

原則二：從本論治。

原則三：確立主方，添加關鍵藥物，特別是血肉有情之品。

原則四：用藥動靜結合，消補結合，寒熱結合。

原則五：重視「滌痰」「祛瘀」。

原則六：重視「陰陽平衡」「陰中求陽，陽中求陰」。

原則七：重視扶正安神，標本兼治。疑難病多氣血失和，陰陽紊亂，臟腑不調，表現為精神不振，睡眠障礙，心煩意亂等神志不寧。故藥性平和，養血安神之品如酸棗仁、柏子仁、夜交藤、蓮米等常常重用，收標本兼治之功。

原則八：腎為先天之本，人之元陰元陽封藏於此，許多疑難病最終「窮及腎根」。腎虛衍生出大量疾病，故補腎強精是治一切疑難雜病之重點和保證遠期療效持久穩定的法寶。

第五節・膏方製作

膏方製作，本人在傳統基礎上有所創新，詳解如下：

1. 一劑膏方約 50 味藥，重量 5～10 公斤，100 天量。
2. 選地道藥材，配齊倒入特大不鏽鋼高壓鍋內，加水浸泡 4 小時左右，水高出藥面一掌即可。
3. 高壓鍋煎煮時間為水開後 1 小時，如此連續 4

次。

4. 去渣取汁，靜置 5 小時以上。
5. 取汁濃縮（去掉沉澱物，否則膏方不純，口感不好），最後成 5 升左右黏稠濃汁，加貴細藥材極細粉及糖收煉成膏，以掛旗為度。
6. 冷卻膏藥，紫外線燈消毒。
7. 玻璃瓶（1 升最佳）分裝膏藥，最後以保鮮膜和瓶蓋兩層保護措施密藏膏方更佳。
8. 置冰箱保鮮室保藏（勿急凍）。

丸藥製作，簡單方便，詳解如下：

1. 一劑丸藥 30～50 味藥，重量 2～4 公斤，100 天量。
2. 挑地道藥材，粉碎機打成極細粉。
3. 加開水，或煉製蜜蜂，或濃縮藥汁為丸（有專門製丸機器）。
4. 烘乾消毒，冷卻後以真空袋包裝。
5. 常溫下保藏，注意防潮防鼠。

經 20 餘年臨床反覆驗證：膏方煎煮熟透，丸劑研粉而製，膏較丸之藥力大數倍。丸藥見效約一月，膏方起效數天而已。且膏方口感好，吸收快，見療迅速。

疑難雜病一般主張服用膏方調理。丸藥適合於無冰箱，經常外出之人士。

第六節・關於建立回訪制度

建立回訪制度，有幾大好處：

1. 醫患關係更加融洽。
2. 患者提供的原始資料最有說服力，最有價值，千金難買。
3. 處方是理論，療效是實踐，驗於實踐而又能指導實踐的理論才是正確的理論。
4. 紙上談兵終是淺，絕知此事必躬行。不詳細問診，不善於回訪，醫之經驗難以獲得，「原地踏步」，不能進步。

本人仔細查閱了大量古今醫案，有頭無尾者眾多，即理法方藥頭頭是道，案後回訪寥寥數語，一筆代之「頗好，基本好了，未有反覆……」甚或根本不見回訪記錄。猶如判一樁案子，打一個官司，看不到下文，讓人甚是擔心！

因此，重視回訪至關重要。它可以使醫者迅速成長，在較短時間內掌握各個方子、各類疾病特點，特別是弄懂藥物與疾病之間的變化規律。遵循此道，醫者可以在數年內成為「上工」，獲得治療各種疑難雜病的「鑰匙」！

長期回訪，使我的理論和實踐成倍地豐富起來，增強瞭解決各種疑難雜病的能力和信心。

本書所錄醫案，案案回訪，真實而全面地記錄了患者服藥後的變化情況。實踐出真知，只有這樣，才能驗證醫者理論和方藥之正確否！

第二篇 膏方醫案

第一章｜兒　科

第一節・雜　病

◉醫案 1

彭某　6 歲　2012 年 9 月 10 日初診

【主訴】（奶奶代訴）體弱多病，出生即尋醫問藥罔效。

【病史】 母親孕期脾胃弱，偏嗜辛辣厚味，因而小孩出生後問題接踵而至。多家醫院治療無效，慕名求中藥調理。

刻見：①身癢有疹 6 年，晝夜瘙癢無度，全身抓痕纍纍。②鼻炎、扁桃體炎 3 年，經常流膿涕，咽腫疼痛。③活動後汗多咳嗽，牽及胸背痛，如老慢支狀。④大便乾燥如羊屎難下，7～10 天一行。⑤小便量少。⑥外生殖器發育差，睾丸鬆弛下垂。⑦手足厥冷，毛髮乾枯，形瘦好動。⑧易感冒，食慾極差。⑨夜寐不安，磨牙。⑩臍周疼痛，反覆發作。

【檢查】 脈弦細偏數，舌淡少華，結膜白，指甲白。

【辨證】 氣陰雙虧，脾腎不足，毒熱內蘊。

【治法】 益氣養陰，健脾固腎，洩熱敗毒。

【處方】 參麥地黃丸、增液湯等化裁。

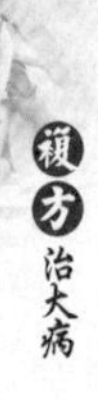

黃蓍 30 克　雲防風 10 克　白朮 30 克　蒼耳 15 克
辛夷花 15 克　黃芩 15 克　魚腥草 30 克　西洋參 60 克
麥冬 30 克　北五味 15 克　生地 60 克　山藥 60 克
黃精 30 克　澤瀉 15 克　茯苓 30 克　丹皮 30 克
玄參 30 克　桑椹子 30 克　火麻仁 30 克　黑芝麻 30 克
地膚子 30 克　赤小豆 30 克　苡仁 30 克　羚羊角 3 克（入膏）
水牛角 15 克　赤芍 15 克　酸棗仁 60 克　柏子仁 30 克
靈芝 30 克　胡黃連 10 克　阿膠 30 克　合歡皮花各 10 克
魚膘膠 60 克　螞蟻 40 克　龜板 25 克　龍骨 15 克
遠志 10 克　石菖蒲 10 克　蓮肉 30 克　砂仁 15 克
枳實 30 克　黨參 60 克　懷牛膝 15 克　枸杞 30 克
製首烏 30 克　浮小麥 30 克　楮實 30 克　夜交藤 30 克

上味共煎濃汁，文火熬糊，入諸膠及蜂蜜，烊化收膏。早晚以沸水沖飲一匙。

2012 年 10 月 4 日回訪：服 20 天，除身癢變化不大外，其他方面有改善。

2012 年 12 月 9 日二診：鼻炎及扁桃體炎好些，膿涕減少，活動後汗少些，小便量增加，睾丸有改善，手足漸暖，毛髮乾枯轉黑，感冒大減，食慾增加，服藥期間大便可，停藥半月大便復結。

刻見：身疹，便結，納差。

【檢查】 脈弦細偏數，舌淡少華，結膜白，指甲白。

【辨證】 治法處方仿前。

黃蓍 45 克　雲防風 12 克　白朮 30 克　蒼耳 15 克
辛夷花 15 克　黃芩 15 克　魚腥草 60 克　西洋參 60 克
二冬各 30 克　北五味 15 克　生地 60 克　山藥 60 克

黃精 30 克　澤瀉 15 克　茯苓 30 克　丹皮 30 克
玄參 60 克　桑椹子 60 克　火麻仁 60 克　黑芝麻 60 克
地膚子 30 克　赤小豆 30 克　苡仁 30 克　羚羊角 5 克
水牛角 15 克　赤芍 15 克酸　棗仁 60 克　柏子仁 60 克
靈芝 30 克　合歡皮花各 10 克　阿膠 30 克　胡黃連 10 克
魚膘膠 60 克　螞蟻 60 克　龜板 25 克　龍骨 15 克
遠志 10 克　石菖蒲 10 克　蓮肉 30 克　砂仁 15 克
枳實 60 克　黨參 60 克　懷牛膝 15 克　枸杞 30 克
生首烏 30 克　製首烏 30 克　浮小麥 30 克　楮實 30 克
夜交藤 30 克　猴頭菇 60 克　蟲退 30 克　雪蛤油 2 克

上味共煎濃汁，文火熬糊，入諸膠及蜂蜜，烊化收膏。早晚以沸水沖飲一匙。

2013 年 1 月 10 日回訪：身癢減輕（晚上偶發，白天未現），鼻炎、扁桃體炎、咳嗽等較前好許多，大便不乾燥了，2～3 天一行，小便正常，感冒極少了，食慾好些，臍周痛少許多。

2013 年 2 月 6 日回訪：脈細，舌可。身癢微，鼻炎及扁桃體炎徹底治癒，活動汗多及咳嗽不復出現，二便正常，睾丸漸盈，手足暖和，毛髮轉黑，感冒極少，食慾好轉，臍周痛未出現。

2013 年 3 月 20 日三診：身癢微，汗少（活動後亦不多，甚好），大便偏乾，3 天一行，小便可，感冒極少了，食慾可，口不渴，睡眠欠佳，吃冷食物後偶臍周痛。

現在主要解決：徹底治癒身癢，睡眠欠佳，大便偏乾。

【檢查】 脈弦細偏數（較前有神），舌淡少華，苔略膩，結膜白，指甲白。

【辨證】 治法處方仿前。

西洋參60克	黨參100克	雪蛤油10克	二冬各30克
桑椹子60克	女貞子60克	黃精60克	湘蓮肉60克
枸杞60克	生製首烏各60克	柏子仁60克	黑芝麻100克
楮實60克	玄參30克	生地30克	赤小豆60克
苡仁60克	魚膘膠100克	螞蟻100克	夜交藤100克
穭豆皮100克	糯稻根100克	浮小麥100克	大棗60克
生甘草30克	青木香30克	萊菔子60克	山楂60克
猴頭菇60克	山藥60克	地膚子60克	龜板30克
鉤藤30克	蟲退30克	桑菊各30克	野菊花30克
蒲公英30克	連翹30克	土茯苓30克	豨薟草30克
阿膠30克	露蜂房30克		

上味共煎濃汁，文火熬糊，入諸膠及蜂蜜，烊化收膏。早晚以沸水沖飲一匙。

2014年6月22日回訪：服2月身癢不作，至今一年餘未發。咳嗽好轉，鼻炎及咽炎消失。大便正常，睡眠安穩。囑停藥。平時忌生冷辛辣。

按語：患兒住醫館附近，多次回訪，諸症癒後未復發。

幼兒之軀，為何多疾？當責其母孕期失調也。小孩在下長期便結，在上經常咳嗽咽痛——內臟積熱成毒也，故衍生諸多症狀。其膚冷畏寒汗多——在表之陽氣虧虛也！內外合邪，建其中氣，方為良策！幼兒以膏為良，宗建中滋陰養血，以平常方平常藥，合理配伍，服數劑膏方數年之頑疾得癒，此為醫者之幸，病者之幸也！

◉醫案 2

張某　女　10 歲　2011 年 8 月 24 日初診

【主訴】 自小體弱多病。

【病史】 先天稟賦不足，個子矮小，形單體弱，四處尋醫治療無效。經人介紹，特來求治。

刻見：①納差運遲，偏食，汗少。②大便乾燥難下，小便偏黃。③疲倦。④髮枯易脫，指甲白，結膜白，皮膚萎白。⑤手足心有汗。⑥9 歲脫一牙齒，至今未長。

【檢查】 左脈弦細澀，右脈弦細偏數，舌淡胖，苔薄膩。

【辨證】 先天稟賦不足，脾腎虛衰，氣血雙虧，發育遲緩。

【治法】 健脾固腎，調補氣血。

【處方】 參苓白朮散、六味地黃丸等化裁。

上等黃耆 45 克	白人參 15 克	西洋參 30 克	黨參 100 克
太子參 60 克	紫河車 25 克	海馬 15 克	雪蛤油 15 克
當歸 25 克	阿膠 30 克	龜膠 30 克	螞蟻 45 克
湘蓮肉 30 克	枸杞 60 克	五穀蟲 90 克	生製首烏各 45 克
白朮 60 克	枳實 45 克	桑椹子 60 克	黑芝麻 90 克
火麻仁 60 克	茯苓 60 克	苡仁 60 克	山藥 100 克
扁豆 45 克	青木香 8 克	檀香 8 克	砂仁 8 克（入膏）
龍骨 30 克	遠志 15 克	石菖蒲 15 克	棗仁 30 克
柏子仁 60 克	合歡皮花各 25 克	生地 90 克	黃精 90 克
玉竹 90 克	桑螵蛸 45 克	菟絲子 60 克	澤瀉 25 克
丹皮 25 克	芡實 60 克	寄生 60 克	麥冬 30 克
北五味 30 克	浮小麥 90 克	焦三仙各 60 克	隔山撬 90 克

香附 30 克　　木香 30 克　　萊菔子 60 克

上味共煎濃汁，文火熬糊，入諸膠及蜂蜜，烊化收膏。早晚以沸水沖飲一匙。

2012 年 9 月 8 日回訪：食慾大振，個子長高，身體比以前強壯許多，甚表感謝！

按語：脾虛及腎，陰虛及陽，根本動搖，枝葉枯萎，故見諸症。調理此類慢性病，無一年半載不行。綜合患兒症狀，乃脾腎不足，氣血雙虧。予參苓白朮散加味健脾、六味地黃丸加味固腎，為求顯效，更增紫河車、海馬、雪蛤油、阿膠、龜膠、螞蟻、桑螵蛸等血肉有情之品峻補精血，根本得固，枝葉自茂！

◉醫案 3

吳某　男　11 歲　2013 年 10 月 12 日初診

【主訴】（其母代訴）平素體弱。

【病史】平素體弱，醫院查有貧血。長服保健品無效。慕名求膏方調理。

刻見：①個子矮小，明顯低於同齡人，記憶力差，注意力不集中。②平素畏冷易感。③納呆運遲。④睡眠品質差，入睡慢，易驚醒。⑤手心有微汗。

【檢查】脈弦細乏力，舌淡。查生殖器發育差。

【辨證】氣血雙虧，腎氣不充，心神失養。

【治法】調補氣血，固腎益精，養心安神。

【處方】十全大補湯、左歸丸等化裁。

上等黃蓍 120 克　白人參 45 克　西洋參 60 克　黨參 300 克

丹參 120 克　茯神 90 克　白朮 120 克　當歸 75 克

川芎45克　二芍各90克　二地各150克　山藥300克
山萸120克　懷牛膝90克　龜板200克　枸杞200克
製首烏200克　龜鹿膠各30克　紫河車30克　雪蛤油15克
海馬15克　螞蟻90克　阿膠120克　魚膘膠120克
龍牡各120克　遠志60克　石菖蒲60克　酸棗仁60克
柏子仁120克　五穀蟲120克　雞內金300克　山楂300克
萊菔子120克　神麴200克　百合150克　玉竹150克
夜交藤200克　浮小麥200克　大棗120克　炙甘草60克
合歡皮120克　枳實殼各120克　佛手120克　檀香10克
桑椹子120克　桑螵蛸90克　黑芝麻90克　湘蓮肉60克
黃精150克　女貞子120克　旱蓮草120克

上味共煎濃汁，文火熬糊，入諸膠及蜂蜜，烊化收膏。早晚以沸水沖飲一匙。

2014年5月2日回訪（其母介紹親戚卿某求治）：形豐面華，個子明顯長高許多，食慾好，睡眠安。

按語：小兒體弱不及時糾正，身高極易受影響。腎主骨，脾主肉，腎強骨長，脾健形豐。本案驗之，確是如此。

⊙醫案 4

陳某　男　6歲　2013年10月6日初診

【主訴】（其母代訴）早產兒，自幼體弱。

【病史】孕7月生，經常感冒，長期輸液，半年前作疝氣手術。要求服中藥增強體質。

刻見：①長期腹痛腹脹，納呆便軟，遺尿。②面萎不澤，結膜白。③易感易熱易汗。④膝關節痠痛。⑤口渴思飲。⑥夜寐不安。

【檢查】 脈弦細數乏力，舌淡紅少華，苔薄乾。

【辨證】 脾腎不足，氣陰兩虧，中虛運遲。

【治法】 健脾固腎，益氣養陰，建中導滯。

【處方】 參苓白朮散等化裁。

上等黃蓍30克　白人參10克　西洋參15克　黨參60克
太子參60克　阿膠15克　海馬10克　湘蓮肉15克
棗仁15克　紫河車15克　檀香8克　砂仁8克
青木香8克　螞蟻30克　枸杞45克　製首烏45克
萊菔子45克　枳殼45克　白朮30克　茯苓30克
茯神45克　炙甘草30克　白芍30克　木香30克
苡仁60克　山藥60克　扁豆45克　陳皮30克
大棗30克　穭豆100克　浮小麥100克　夜交藤100克
龜膠15克　龍牡各45克　遠志25克　石菖蒲25克
芡實45克　金櫻子45克　刺蝟皮8克　九香蟲25克
五穀蟲60克　麥冬30克　北五味30克　黃精60克
菟絲子75克　補骨脂45克　焦三仙各60克

上味共煎濃汁，文火熬糊，入諸膠及蜂蜜，烊化收膏。早晚以沸水沖飲一小匙。

2013年11月23日回訪：面漸華，納增眠安，足不痛，唯腹痛偶作。查脈弦細有神，舌淡紅苔薄。

2014年1月24日二診：面有華，感冒少了，食慾增加，身有力，睡眠安穩，腹部脹痛減半，大便轉常。要求徹底解決以下問題：腹脹腹痛，消化欠佳，形瘦體弱，遺尿。

【檢查】 脈弦細（右弱），舌淡。

【辨證】脾腎不足，氣血雙虧，運化遲緩。

【治法】健脾固腎，調補氣血，消食化積。

【處方】參苓白朮散、左歸丸等化裁。

上等黃蓍 90 克　白人參 25 克　西洋參 30 克　黨參 120 克
丹參 90 克　茯神 90 克　白朮 90 克　枳實殼各 90 克
苡仁 120 克　湘蓮肉 30 克　山藥 120 克　扁豆 90 克
檀香 8 克　砂仁各 8 克　青陳皮各 60 克　三棱 60 克
文朮 60 克　雞內金 200 克　楂麴各 200 克　二芽各 200 克
五穀蟲 200 克　萊菔子 200 克　二地各 200 克　山萸 90 克
枸杞 120 克　製首烏 120 克　生首烏 60 克　柏子仁 60 克
黑芝麻 120 克　厚朴 90 克　海馬 12 克　火麻仁 60 克
雪蛤油 10 克　螞蟻 90 克　龜板 120 克　龜膠 15 克
紫河車 25 克　黃精 120 克　酸棗仁 30 克　桑螵蛸 90 克
桑椹子 90 克　桑寄生 90 克　百合 90 克　麥冬 90 克
北五味 60 克　阿膠 30 克

上味共煎濃汁，文火熬糊，入諸膠及蜂蜜收膏。早晚以沸水沖飲一匙。

2014 年 4 月 29 日回訪：腹脹痛完全消失，食慾增加，不遺尿了（以前天天晚上遺尿），感冒極少。

按語：脾主大腹，小兒脾弱運遲，故經常腹脹腹痛；腎司二便，腎根不固，二便失調；腎主骨，腎精不足，骨失所養，故膝關節疼痛。初診以參苓白朮散加味健脾固腎，益陰養陽。脾腎得健，氣血漸充，初戰告捷。二診因腹痛未痊，重用三棱、文朮、厚朴、萊菔子、雞內金、五穀蟲等行氣消食導滯；因腎虛遺尿，重用枸杞、製首烏、桑螵蛸、龜板、阿膠等固腎澀尿。

◉醫案 5

鄧某　女　6 歲半　2013 年 8 月 29 日初診

【主訴】（其父代訴）自幼體弱多病。

【病史】 母親孕期體弱，小孩出生後無奶可吃，因而體弱多病。擬中藥調理。

刻見：慢性扁桃體炎 2 年，形單面萎，食慾差，易感冒，汗多怕熱，經常腹痛。

【檢查】 脈弦細澀，舌淡苔薄。

【辨證】 氣陰兩虧，脾腎不足。

【治法】 益氣養陰，健脾固腎。

【處方】 參麥地黃丸、參苓白朮散等化裁。

上等黃蓍 45 克	西洋參 25 克	黨參 90 克	麥冬 30 克
北五味 25 克	二地各 45 克	山藥 90 克	黃精 90 克
澤瀉 25 克	茯苓 30 克	丹皮 25 克	白朮 45 克
枳實 30 克	苡仁 60 克	湘蓮肉 25 克	扁豆 30 克
青木香 6 克	砂仁 6 克	檀香 6 克	陳皮 30 克
穭豆皮 90 克	浮小麥 90 克	五穀蟲 90 克	焦三仙各 60 克
隔山撬 90 克	阿膠 15 克	海馬 8 克	雪蛤油 3 克
紫河車 10 克	龜膠 15 克	當歸 25 克	棗仁 15 克
夜交藤 60 克	枸杞 45 克	製首烏 45 克	菟絲子 45 克
芡實 45 克	螞蟻 45 克	黑芝麻 15 克	玉竹 60 克
雞內金 90 克			

上味共煎濃汁，文火熬糊，入諸膠及蜂蜜，烊化收膏。早晚以沸水沖飲一匙。

2014 年 3 月 21 日回訪：除盜汗偶作外，其他已明顯改善：食慾增加，個子長高，感冒極少，扁桃體炎消失，腹痛未出現。

按語：體質或疾病遺傳後代，比比皆是。鄧某小朋友體弱多病，緣於母親孕期體衰，加之出生後缺奶。

氣虛易感，陰虛易汗，脾虛者納差運遲易腹痛，腎虛者生長發育緩慢，故見形單面萎，個子偏矮。處方中參麥地黃丸滋腎陰，參苓白朮散健脾胃，加阿膠、海馬、雪蛤油、紫河車、龜板等血肉有情之品峻補精血。滋陰可潛陽，滋陰可涵陽。陰津充足，陽熱不亢，慢性扁桃體炎等亦可瘉也。

⊙醫案 6

謝某　男　2 歲又 10 月　2014 年 4 月 12 日初診

【主訴】（其母代訴）體弱多病。

【病史】出生時少奶，3 月齡時換奶粉致腹瀉，繼而體弱多病，久治不效。慕名求膏方調理。

刻見：①大便乾燥，甚則便血，3～5 天一行。②小便偏黃，夜尿 4 次，易感冒，感冒則咳嗽，咳甚反胃。③平素易熱易汗。④皮膚乾燥易過敏，易癢長疹。⑤手掌發紺。⑥盜汗，食慾欠佳，偏食，外生殖器發育差。⑦髮稀，多動煩躁，口苦口臭，睡眠不安。

【檢查】脈弦細偏數，指紋淡紫，舌淡胖，苔薄膩。

【辨證】氣陰不足，脾腎兩虧，腸燥滯熱。

【治法】益氣養陰，健脾固腎，潤腸瀉熱。

【處方】參麥地黃丸、參苓白朮散等化裁。

上等黃蓍 60 克　西洋參 25 克　黨參 90 克　太子參 90 克
丹參 60 克　玄參 60 克　二冬各 60 克　北五味 30 克

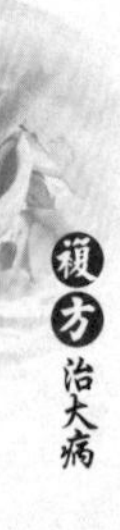

生地90克	山藥120克	山萸60克	澤瀉30克
茯苓60克	丹皮30克	枸杞60克	生製首烏各60克
龜鱉膠各15克	懷牛膝30克	龜板150克	鱉甲90克
龍牡各60克	黑芝麻60克	柏子仁60克	黄精60克
桑椹子60克	火麻仁60克	酸棗仁230克（200克入煎，30克入膏）	
浮小麥150克	穭豆皮150克	夜交藤150克	當歸30克
二芍各60克	白朮60克	苡仁150克	赤小豆150克
湘蓮肉30克	胡黄連30克	阿膠15克	魚膘膠90克
螞蟻30克	雪蛤油8克（入膏）	五穀蟲120克	雞內金200克
二芽各200克	萊菔子100克	枳實殼各60克	厚朴60克
二至丸120克	百合60克	桑葉30克	野菊花30克
玉蝴蝶30克			

上味共煎濃汁，文火熬糊，入諸膠及蜂蜜，烊化收膏。早晚以沸水沖飲一匙。

2014年6月1日回訪：大便暢通，不乾燥，一天一次。食慾增加，睡眠安穩。晚上不再起夜。身癢未作。囑平時多食綠豆粥、藕、冬瓜等。

按語：本案是典型陰虛內熱生燥證，故予大量滋陰潤燥藥生津補液。黄著之用是「氣旺以生津」。陰虛陽亢，神志不寧，重用棗仁養血安神定志。本人「雜病處方八原則」有此二法。

◉醫案 7

周某　男　8歲半　2013年7月19日初診

【主訴】（其母代訴）體弱多病，久治不效。

【病史】母親孕期患B肝，食慾極差，小孩出生後無奶吃，故體弱多病，服藥無計，體質仍差，慕名求中藥調理。

刻見：①形瘦神差，毛髮乾枯，睡眠不穩，食慾極差，平素汗多，嗜食辛辣厚味，常鼻衄（別人觸之或吃辛辣物易發，數天一次）。②易感冒，感冒則發咽炎、扁桃體炎。③易長瘡，多動注意力不集中，記憶力差，查外生殖器發育差，睾丸鬆弛下垂。

【檢查】 脈弦細稍數，舌淡苔薄。

【辨證】 氣陰虧虛，脾腎不足。

【治法】 益氣養陰，健脾強腎。

【處方】 參苓白朮散、六味地黃丸等化裁。

上等黃蓍30克	西洋參30克	太子參60克	黨參60克
阿膠20克	龜膠20克	湘蓮肉30克	炒棗仁30克
雪蛤油15克	海馬10克	螞蟻60克	紫河車15克
五穀蟲60克	茯神60克	白朮30克	枳實30克
炙甘草30克	苡仁90克	山藥60克	扁豆30克
檀香8克	砂仁8克	大棗30克	陳皮30克
浮小麥60克	穭豆皮60克	夜交藤60克	龜板30克
龍牡各45克	遠志15克	石菖蒲15克	百合30克
白蒺藜30克	潼蒺藜30克	連翹30克	赤小豆90克
枸杞60克	生製首烏各30克	女貞子60克	旱蓮草60克
木香30克	香附30克	焦三仙各60克	胡黃連15克
青木香8克	鬱金30克	黃精60克	芡實30克
綠豆60克	生地60克	丹皮25克	

上味共煎濃汁，文火熬糊，入諸膠及蜂蜜，烊化收膏。早晚以沸水沖飲一小匙。

2013 年 11 月 9 日回訪（介紹親戚家幾個小孩前來開增高藥）：藥後至今未感冒，因不感冒所以咽炎及扁桃體炎也好了。汗不如以前多。食慾大增，睡眠很好，二便正常。

按語：《內經》曰：飲食自倍，腸胃乃傷。小孩脾胃素弱，飲食雜進，以致積多胃呆，濕熱內蘊，虛實互見矣！治療宜固本消滯。以參苓白朮散健脾，六味地黃丸固腎，脾腎兩顧。製膏緩服，味甘效宏。膏方中加入龜鹿二仙膠、枳朮丸、枕中丹、二至丸等，增加滋陰和陽、消積化滯、安神益智之功。

◉醫案 8

何某　男　2 歲　2012 年 7 月 12 日初診

【主訴】（母親代訴）咳嗽一月不癒。

【病史】 小孩咳嗽一月，住院治療不減，因來求治。

刻見：①咳喘咯痰牽及胃脘痛，流清涕，流口水。②平素熱重汗多。③大便先乾後軟（初頭硬困難），小便赤澀。④食慾極差。

【檢查】 指紋紫，苔膩，舌尖紅。

【辨證】 痰熱戀肺，腸胃積熱，中土不和。

【治法】 清熱化痰，通腑瀉濁，調和中土。

【處方】 小陷胸湯、增液湯等化裁。

全瓜蔞 6 克	半夏麴 2 克	黃芩 3 克	玄參 5 克
麥冬 5 克	生地 5 克	大貝 5 克	茯苓 5 克
陳皮 3 克	太子參 5 克	蟬退 3 克	苡仁 5 克

5 劑，水煎內服。

2012 年 8 月 19 日二診：咳嗽等諸症已癒，至今未發。小孩體弱多病，要求膏藥調理。

刻見：形瘦面白，易感易汗，易發扁桃體炎（感冒後加重），納差運遲，打嗝腹痛，便燥如羊屎難下，小便黃，口臭口渴思冷飲，流口水，查咽部輕度充血，夜寐不安。

【檢查】 指紋淡，舌淡。

【辨證】 脾腎不足，氣陰虧虛，兼夾疳積。

【治法】 健脾固腎，益氣養陰，消疳導滯。

【處方】 參苓白朮散加減。

西洋參 30 克	黨參 30 克	黃蓍 20 克	茯苓 30 克
白朮 30 克	苡仁 30 克	蓮肉 30 克	山藥 60 克
扁豆 30 克	砂仁 15 克	陳皮 15 克	芡實 30 克
青木香 15 克	棗仁 30 克	柏子仁 30 克	靈芝 25 克
龜膠 25 克	龍骨 15 克	遠志 10 克	石菖蒲 10 克
枸杞 30 克	製首烏 30 克	黃精 30 克	浮小麥 30 克
螞蟻 25 克	二冬各 25 克	胡黃連 15 克	北五味 10 克
桑椹子 30 克	火麻仁 30 克	黑芝麻 30 克	生地 30 克
澤瀉 12 克	丹皮 12 克	枳實 15 克	焦三仙 30 克

上味共煎濃汁，文火熬糊，入諸膠及蜂蜜，烊化收膏。早晚以沸水沖飲一匙

2012 年 10 月 1 日回訪：神振，消化增強，大便暢通，一天一次，虛汗大減。

2013 年 6 月 26 日回訪：面華形豐，難得感冒了，消化增強，虛汗未出現，腹痛不見，口渴少了，大便暢通，睡眠安穩。

按語：幼兒稟賦不足，體質虛弱，西藥副作用大，轉中藥治療。初感冒咳嗽，辨為痰熱內蘊，服湯緩解，繼以膏方調理。參苓白朮散專理脾胃。陰虛疳積，便秘突出，故配入柏子仁、生地、桑椹子、黑芝麻、火麻仁等滋陰潤腸通便。「土生萬物」，腸胃調和，飲食增加，氣血有源，身體強壯矣！

◉醫案 9

李某　男　5歲　2014年5月1日初診

【主訴】（其母代訴）體弱多病，發育緩慢。

【病史】體弱多病緣於半歲傷食，加之其母孕期體虛，產後奶少（此為第5胎，以前4次皆為小產），要求膏方調理。

刻見：①平素畏冷易感，感冒則咳嗽，扁桃體發炎，輸液方解。②個子偏矮，體重較輕，發育遲緩，外生殖器發育差，說話遲。③食慾差，消化弱，經常腹脹腹痛，二便尚可。④疲倦易累，足軟乏力，多動，注意力難集中。⑤夜寐不安。⑥口臭喜飲。

【檢查】脈沉細，舌淡，苔薄白乾。

【辨證】脾腎不足，氣血雙虧，心神失養。

【治法】健脾固腎，益氣補血，養心安神。

【處方】參苓白朮散、六味地黃丸、左歸丸、保和丸等化裁。

上等黃耆75克	西洋參30克	黨參120克	太子參90克
丹參90克	茯苓90克	枳朮各90克	苡仁150克
蓮肉150克	山藥150克	玉蝴蝶60克	扁豆90克

青皮60克	生地120克	黄精120克	澤瀉60克
丹皮60克	枸杞90克	製首烏90克	龜膠20克
龜板90克	當歸45克	棗仁230克（200克入煎，30克入膏）	
柏子仁60克	雪蛤油10克	海馬10克	阿膠30克
紫河車40克	綠豆200克	連翹60克	胡黃連30克
萊菔子150克	雞內金300克	二芽各300克	棱莪朮各60克
五穀蟲120克	浮小麥200克	合歡皮90克	湘蓮肉30克
鮮麥芽30克			

上味共煎濃汁，文火熬糊，入諸膠及蜂蜜，烊化收膏。早晚以沸水沖飲一匙。

2014年7月28日回訪：感冒極少了，近兩月小感冒2次，服點沖劑即好，且扁桃體炎未出現。食慾增加，腹脹痛消失。足有力，睡眠很好，口苦口臭消失。

按語：脾腎是根本，脾腎虧虛，氣血來源告竭，生長發育受挫。因予參苓白朮散健脾開胃，六味地黃丸伍左歸丸滋腎強精。其腹脹腹痛，責之脾虛運遲，疳積難消，故遣量大之萊菔子、雞內金、二芽、棱莪朮、五穀蟲消食化積，特別是較嚴重的腹脹腹痛非棱莪朮不效。

◉醫案 10

向某　男　4歲　2014年7月15日初診

【主訴】（其母代訴）易感易汗，多動，注意力不集中。

【病史】感冒多用西藥，因而身體變差，近半年加重。服藥無數，不見寸功，經人介紹，特來求治。

刻見：①汗多，白天動則汗出。②晚上盜汗，汗出濕衣，易感冒，不耐寒熱，納呆運遲，大便偏乾，形單體瘦，個子偏矮，夜寐不安。

【檢查】 脈弦細數，舌淡。

【辨證】 氣陰兩虧，脾腎不足。

【治法】 益氣養陰，健脾固腎。

【處方】 參麥地黃丸、左歸丸、參苓白朮散等化裁。

上等黃蓍60克　西洋參20克（入膏）　黨參100克　太子參60克
丹參60克　絞股藍60克　二冬各60克　北五味30克
生地90克　山藥90克　黃精90克　澤瀉30克
茯苓60克　丹皮30克　枸杞90克　生製首烏各90克
龜鱉膠各15克　龜板鱉甲各90克　湘蓮肉300克　棗仁300克
芡實各330克（300克入煎，30克入膏）　柏子仁120克　靈芝90克
糯稻根90克　龍牡各60克　遠志30克　雪蛤油10克（入膏）
阿膠20克　黃明膠20克　魚膘膠100克　螞蟻60克
五穀蟲120克　二芽各300克　萊菔子250克　雞內金300克
楂麴各250克　枳實90克　白朮90克　鮮耳環60克
石斛60克　浮小麥300克　穭豆皮　苡仁
夜交藤各200克　胡黃連30克

上味共煎濃汁，文火熬糊，入諸膠及蜂蜜，烊化收膏。早晚以沸水沖飲一匙。

2014年7月28日回訪：其母說「服幾天即效」，身汗少許多，食慾增加，大便不乾燥了，睡眠安穩。

2014年8月30日回訪：母親說：鄰居驚奇「小孩為什麼身體這麼好」！小孩服藥時體重14公斤，前天稱為16公斤。服藥後一直未感冒，食慾大增，汗不出了，大便正常，睡眠安穩。極表感謝，近介紹多人求診。

按語：表衛不固，營陰失守則汗多。白天汗多為氣虛，晚上盜汗為陰虛，但不盡然。此案陰虛為顯，藥用黃耆、西洋參、太子參、絞股藍益氣滋陰，龜鱉膠固腎滋陰，黃明膠、阿膠、魚膘膠、雪蛤油養血滋陰，重用棗仁甘酸斂汗止汗，所以患兒母親說「服幾天即效，身汗少許多」，我想奧妙即在此吧！其他諸藥無非健脾開胃，以增進飲食之消化吸收。

◉醫案 11

湯某　女　2歲又7月　2014年8月17日一診

【主訴】（其母代訴）長期納差，便秘，夜寐不安。

【病史】自幼稟賦不足，體弱多病。出生後奶水少，經常感冒，長期輸液。曾在7月齡和2歲時患嚴重肺炎。

刻見：①長期大便乾燥如羊屎難下（服健兒消食口服液4月無效）。②納呆運遲，胃脹喜按。③夜寐不安。④盜汗口臭。⑤皮膚易過敏，經常瘙癢。⑥頭髮枯黃稀少，手掌發紅。

【檢查】脈細弱，指紋淡，舌質略乾。

【辨證】氣陰兩虧，脾腎不足。

【治法】益氣養陰，健脾固腎。

【處方】生脈散、參苓白朮散、六味地黃丸、左歸丸等化裁。

上等黃蓍20克　西洋參20克　黨參40克　丹參30克
太子參40克　玄參40克　絞股藍30克　鮮石斛30克
麥冬30克　北五味20克　茯苓40克　二朮各30克
枳實殼各30克　赤小豆60克　湘蓮肉150克（90克入煎，60克入膏）

苡仁 60 克　石蓮子 50 克　山藥 50 克　扁豆 30 克
砂仁 12 克　青皮 18 克　生地 60 克　黄精 60 克
澤瀉 30 克　丹皮 30 克　枸杞 30 克　五穀蟲 90 克
生首烏 60 克　龜板 60 克　黃明膠 30 克　魚膘膠 40 克
螞蟻 20 克　浮小麥 100 克　綠豆 90 克　豨薟草 45 克
柏子仁 60 克　胡黃連 18 克　棗仁 160 克（90 克入煎，70 克入膏）
靈芝 60 克　夜交藤 60 克　雪蛤油 6 克　荷葉 20 克
棱莪朮各 30 克　桑椹子 90 克　黑芝麻 90 克　草決明 60 克
火麻仁 60 克　二芽各 150 克　雞內金 150 克　萊菔子 120 克
楂麴各 90 克

上味共煎濃汁，文火熬糊，入諸膠及蜜蜂，烊化收膏。早晚以沸水沖飲一匙。

2014 年 10 月 2 日回訪：大便正常，暢通一天一次，食慾增，夜寐安穩，口臭消失，盜汗好許多，皮膚不癢了，頭髮轉黑變密，查脈弦細，舌淡紅。

按語：腎為先天根，脾為後天本，此案小朋友脾腎素虧，因衍生多種疾病。脾虛則氣血化源不足，脾虛運化遲緩，陰血不滋潤腸道，復加脾虛腸道蠕動緩慢，腐濁難以排泄，積滯不出則便秘。此等便秘非清熱通下可解，須滋陰養血也。氣血虧虛，神不守舍而夜寐不安；陰虛內熱則盜汗口臭，手掌發紅；血不濡膚則皮膚瘙癢易過敏；腎主髮，髮為血之餘，腎虛血弱則髮枯稀少。方用參苓白朮散健脾，六味地黃丸協左歸丸固腎，因便秘嚴重，故用大量滋陰兼理氣通便藥以克之；夜寐不安，予棗仁、靈芝、夜交藤等養血安神，標本兼治；其納呆運遲，因用青皮、枳實殼、棱莪朮、萊菔子、焦三仙、五穀蟲等理氣導滯，消食助運。有是證用是藥，因藥證相切，且製膏緩服，根本得固，氣血得養，藥未盡而病大癒也。

第二節・過敏性哮喘

⊙醫案

黃某　女　6歲　2012年10月16日初診

【主訴】（其母代訴）過敏性哮喘，服西藥久治不癒。

【病史】 2歲半在重慶某醫院確診為過敏性哮喘。活動後心悸氣喘。服順爾寧咀嚼片一年餘暫緩，停藥哮喘復作。慕名求中藥調理。

刻見：①哮喘，感冒後加重。②受熱或活動則汗出（多見於頭、背心等處，晚上盜汗）。③膝關節痛。④夜寐不安，多動。⑤口渴思飲，偶腹痛。

【檢查】 脈弦細澀，舌淡紅少華。

【辨證】 氣陰虧虛，疳熱內蘊。

【治法】 益氣養陰，消積化疳。

【處方】 參麥地黃丸等化裁。

黃蓍30克　西洋參60克　黨參60克　麥冬30克
北五味15克　生地60克　山藥60克　黃精30克
澤瀉12克　茯苓30克　丹皮12克　酸棗仁30克
柏子仁30克　靈芝30克　阿膠20克　合歡皮花各10克
胡黃連10克　魚膘膠60克　螞蟻30克　芡實30克
金櫻子30克　蓮肉30克　龜板20克　龍牡各20克
石菖蒲6克　遠志6克　浮小麥30克　百合30克

枸杞30克　　製首烏30克　青木香15克　玉竹30克
焦三仙30克

上味共煎濃汁，文火熬糊，入諸膠及蜂蜜，烊化收膏。早晚以沸水沖飲一匙。

2012年10月26日回訪：服6天，盜汗明顯減少，夜寐漸安，口不渴，唯大便偏乾。

2012年11月15日回訪：汗已微，夜寐轉安，口不渴，食慾好，二便可。

2014年1月25日回訪：諸症癒。哮喘在半年前即平，至今未發。

按語：肺為氣之主，肺主皮毛。肺虛氣弱氣逆則喘，肺虛表疏則汗多。其脈細口渴，夜寐不安為陰虛。辨為氣陰雙虧，予參麥地黃丸加味氣陰同補。人體基礎物質充足，其功能自能強壯。

第三節・慢性腹瀉

◉醫案

任某　女　1歲　2012年11月25日初診

【主訴】腹瀉1年。

【病史】出生即腹瀉，消化不良。近一月加重。求膏藥調理。

刻見：①腹瀉便爛，食慾不振。②面白少華，形體瘦小，行遲，囟門閉合不良。③口渴思飲，易上火。④夜寐不安。

【檢查】指紋淡，舌淡。

【辨證】 脾腎不足，中虛運遲，心神失養。

【治法】 健脾固腎，消食導滯，養心安神。

【處方】 參苓白朮散、枕中丹等化裁。

黃耆 30 克　白人參 15 克　黨參 30 克　西洋參 30 克
茯苓 30 克　白朮 30 克　炙甘草 10 克　苡仁 30 克
蓮肉 30 克　山藥 60 克　扁豆 60 克　砂仁 15 克
陳皮 30 克　大棗 10 克　乾薑 6 克　芡實 30 克
金櫻子 30 克　菟絲子 15 克　補骨脂 15 克　製首烏 30 克
胡黃連 10 克　魚腥草 25 克　龜板 25 克　龍牡各 15 克
遠志 7 克　石菖蒲 7 克　棗仁 30 克　靈芝 30 克
螞蟻 30 克　海馬 15 克　枳殼 30 克　枸杞 30 克
黃精 30 克　北五味 15 克　炒生地 30 克　檀香 15 克
魚膘膠 30 克　焦三仙 30 克

上味共煎濃汁，文火熬糊，加蜜烊化收膏。早晚以沸水沖飲一小匙。

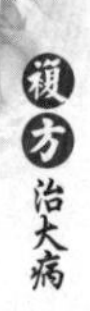

2013 年 1 月 21 日二診：二便調，食慾增，消化強，睡眠安，口渴減。

2013 年 8 月 2 日回訪（介紹鄰居張某小朋友求治）：半年前腹瀉就徹底好了。眠食佳，個子長高，抵抗力增強。

按語：腹瀉，初為脾虛，延久傷腎。脾腎不固，發育滯後。脾虛濕停，蘊而化熱，故口渴上火。

予參苓白朮散加味健脾，水陸二仙丹（芡實、金櫻子）加味固腎，輔以乾薑、胡黃連寒熱同用，溫中止瀉，清熱消疳。膏者，味甘效宏，療效較丸劑、散劑、湯劑更勝一籌！

第四節・反覆感冒

◉醫案

張某　女　4歲　2012年11月2日初診

【主訴】（其母代訴）反覆感冒。

【病史】自小體弱，長期生病，醫院查無異。慕名求診。

刻見：反覆感冒，面白少華，食慾差，晚上頭汗多，大便偏乾，髮乾枯。

【檢查】脈細，舌淡。

【辨證】脾腎不足，氣陰虧虛。

【治法】健脾固腎，益氣養陰。

【處方】參苓白朮散、六味地黃丸等化裁。

黃蓍30克	西洋參60克	黨參60克	麥冬30克
北五味15克	茯苓30克	白朮30克	苡仁30克
蓮肉30克	芡實30克	山藥60克	青木香15克
砂仁15克	陳皮15克	生地30克	黃精30克
澤瀉12克	丹皮12克	龜板20克	龍牡各20克
遠志7克	石菖蒲7克	魚膘膠60克	螞蟻30克
酸棗仁30克	柏子仁30克	桑椹30克	靈芝30克
枳實30克	百合30克	枸杞30克	合歡皮花10克
製首烏30克	浮小麥30克	阿膠10克	胡黃連12克
玉竹30克	火麻仁30克	黑芝麻30克	焦三仙30克

上味共煎濃汁，文火熬糊，入諸膠及蜂蜜，烊化收膏。早晚以沸水沖飲一小匙。

2013 年 6 月 21 日回訪：眠食俱佳，體質增強，現在難得感冒，頭不出汗了。

按語：易感為氣虛，盜汗是陰虛，納呆責脾弱，髮枯乃腎虧，予參苓白朮散、六味地黃丸加味脾腎同調。陰虛內熱，大便易燥，故用生地、柏子仁、桑椹子、枳實、火麻仁、黑芝麻等滋陰養血，潤腸通便。腑以通為補，以通為用，腐濁之物則瀉，飲食得運，氣血有源，體質增強，陽氣充足，拒邪有力，何懼六淫外感！

第五節・貧　血

◉醫案

吳某　女　15 歲　2013 年 10 月 25 日初診

【主訴】（其母代訴）缺鐵性貧血 4 月。

【病史】重慶某軍區醫院查出缺鐵性貧血 4 月，西藥治療無效。小孩精神越來越差，休學在家。慕名求膏方調理。

刻見：①面白神差，頭暈疲倦，晨起明顯，不能思考。②記憶力差，注意力難集中。③手冷有汗，平時怕熱。④大便偏乾。⑤痛經，經前腹痛，經至痛緩。

【檢查】脈弦細促，尺澀，舌淡胖，苔膩。

【辨證】氣血雙虧，腎虛肝鬱，心神失養。

【治法】大補氣血，固腎疏肝，養心安神。

【處方】十全大補湯、補中益氣湯、右歸丸等化裁。

白人參 30 克　西洋參 60 克　黨參 300 克　上等黃蓍 200 克
丹參 150 克　當歸 60 克　川芎 60 克　二芍各 60 克

二地各 200 克	桃紅各 30 克	升柴各 60 克	棱莪朮各 60 克
枳實殼各 90 克	合歡皮花各 60 克	玫瑰花 60 克	枸杞 120 克
製首烏 120 克	山藥 200 克	山萸 120 克	鹿膠 30 克
鹿心血 15 克	靈芝孢子粉 15 克	阿膠 100 克	龜膠 30 克
海馬 15 克	紫河車 30 克	螞蟻 90 克	檀香 15 克
砂仁 15 克	仙茅 120 克	仙靈脾 120 克	巴戟天 120 克
桑椹子 200 克	大雲 120 克	棗仁 30 克	柏子仁 90 克
龍牡各 200 克	遠志 60 克	石菖蒲 60 克	百合 120 克
湘蓮肉 60 克			

上味共煎濃汁，文火熬糊，入諸膠及蜂蜜，烊化收膏。早晚以沸水沖飲一匙。

2014 年 2 月 5 日回訪（其母告之）：面色已華，食慾增加，精神振作，頭暈及痛經消失（唯經期頭暈稍作），已復學。

2014 年 5 月 27 日回訪（小孩上學經常路過醫館，多次詢問）：精神頗好，面色紅潤，頭暈及痛經消失，醫院查已不貧血。

按語：女子以血為本。患者稟賦不足，氣血素虧，復加經血走洩，查出缺鐵性貧血，嚴重影響生活和學習，家長甚為著急。

西藥治療數月無效，不得已改中藥調理，一藥而癒，實踐證明，中藥對慢性虛弱性疾病有很好的療效！

第二章｜婦　科

第一節・雜　病

⊙醫案 1

黃某　女　49 歲　2014 年 4 月 17 日初診

【主訴】 胸痺多年不癒。

【病史】 回憶 19 年前適逢經期，過度負重並感冒引發胸悶氣緊，呼吸困難，赴醫院急救，診為自發性氣胸並肺大泡破裂。治療緩解後，一直服理氣滋陰清熱中藥湯劑十餘年不癒，近來症狀加重，因求診治。

刻見：①胸緊咽梗，咳嗽不爽。②畏冷易感易汗（厚衣厚褲，穿 4 層衣服仍怕冷，一般人穿一件足矣）。③尿頻灼熱，大便乾燥如羊屎，2～3 天一行。④頭脹痛喜溫喜按（頭頂、太陽穴、額頭及眉棱骨），查有萎縮性鼻炎、鼻竇炎。⑤肢麻身痛，項強腰痛，髖關節脹痛（查有頸椎骨質增生、腰椎滑脫）。⑥口乾苦，牙易出血，唇周易長紅疹，易發口腔潰瘍。⑦經亂帶多。⑧疲倦煩躁，眠差夢多。⑨目霧髮脫。

【檢查】 脈浮滑，尺弱，舌淡胖，苔白膩，舌脈紫。

【辨證】 氣虛外感，痰濕戀肺，肝鬱血瘀。

【治法】 益氣透邪，化痰利濕，疏肝養血。

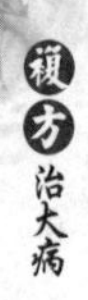

【處方】玉屏風散、小陷胸湯、逍遙散等化裁。

上等黄蓍 60 克　雲防風 15 克　白朮 15 克　全瓜蔞 30 克
半夏麴 15 克　黄芩 15 克　葛根 30 克　柴胡 15 克
枳實 30 克　白芍 15 克　炙甘草 15 克　當歸 12 克
茯苓 15 克　太子參 20 克　棗仁 30 克　火麻仁 15 克
厚朴 30 克

1 劑，水煎內服。

2014 年 4 月 22 日二診：大便變軟，其他如初。

刻見：頭脹痛明顯，影響睡眠，咳喘咯痰，小便灼熱，陰道瘙癢。

查脈弦滑略緊，舌淡胖。繼前方，增加通絡止痛，止咳平喘之力。

雲防風 15 克　白朮 15 克　葛根 30 克　上等黄蓍 60 克
全蟲 3 克　蜈蚣 3 克　田七 3 克，分次沖服
柴胡 15 克　枳殼 30 克　白芍 15 克　炙甘草 15 克
瓜殼 25 克　半夏麴 15 克　黄芩 15 克　杏仁 15 克
白前 25 克　葶藶子 15 克　大棗 3 枚　棗仁 60 克
厚朴 30 克　茯苓 30 克　太子參 30 克　二芽各 30 克

2 劑，水煎內服。

2014 年 4 月 27 日三診：頭痛減三分之一，小便仍熱，大便不爽，鼻塞有涕，遇冷咳喘咯痰。

刻見：稍作寒熱，口不乾，食可。

【檢查】脈弦細緊偏浮，舌淡胖，舌脈紫。

【辨證】風邪犯表，肺衛不和，痰瘀羈留，腎氣素虧。

【治法】益氣透邪，開宣肺衛，化痰通絡，益腎固本。

【處方】玉屏風散、三拗湯、葶藶大棗瀉肺湯、桂枝

加厚朴杏子湯等化裁。

上等黃蓍60克　雲防風15克　白朮15克　麻黃8克
杏仁15克　炙甘草15克　蘇子15克　殭蠶15克
葶藶子15克　大棗3枚　太子參20克　茯苓30克
桂枝15克　白芍15克　生薑12克　厚朴15克
全蟲3克　蜈蚣3克　田七3克　山藥15克
澤瀉15克　棗仁30克

2劑，水煎內服。

2014年5月2四診：前方有效，但藥後疲倦。麻黃及葶藶峻猛，減去不用。更方如下：

上等黃蓍60克　雲防風15克　白朮15克　陳皮20克
冬瓜仁20克　茯苓30克　紫菀25克　冬花25克
枳實30克　厚朴30克　西洋參粉6克，沖服
全蟲3克　蜈蚣3克　田七粉3克，沖服
炙甘草20克　桔梗20克　合歡皮30克　遠志12克
棗仁30克　葛根30克　海浮石20克　澤瀉15克
芡實15克

5劑，水煎內服。

2014年5月15日五診：諸症改善，療效仍不滿意。擬膏方調理。

【主訴】 氣胸伴肺大泡，手術後繼發諸多症狀。

【病史】 19年前適逢經期，過度負重並感冒引發自發性氣胸並肺大泡破裂，手術治療後繼發諸多症狀，身體越來越差，久治不效。

刻見：①胸部悶脹（左側為手術切口，悶脹較甚），咳嗽咯痰不爽。②頭部脹痛（太陽穴、額頭、眉棱骨、枕

部等不定），喜溫喜按，手術後即如此。③胃脹乾嘔；大便墜脹（以前偏乾，服湯藥後轉軟），尿頻、尿急、尿痛，灼熱瘙癢。④腰部脹痛，頸項強痛（查腰椎間盤滑脫、頸椎骨質增生）。⑤畏冷易感，易熱。⑥口淡口膩乏味，食冷則咽痛。⑦月經紊亂，帶多色白味臭，陰道瘙癢。⑧唇周易發炎。⑨眠差夢多。⑩目霧脫髮白髮多。

【檢查】 脈弦略緊，尺弱，舌淡胖。

【辨證】 氣血大虧，氣滯血瘀；濕熱羈留，腎虛肝鬱。

【治法】 大補氣血，疏肝固腎；利濕化瘀，調和氣血。

【處方】 十全大補湯、血府逐瘀湯、六味地黃丸等化裁。

西洋參 100 克　黨參 300 克　丹參 200 克　上等黃蓍 450 克
雲防風 90 克　二朮各 120 克　麥冬 90 克　北五味 90 克
蛤蚧 90 克　桂枝 90 克　茯苓 120 克　青陳皮各 90 克
當歸 120 克　川芎 90 克　白芍 150 克　炒生地 300 克
桃紅各 90 克　合歡皮 300 克　懷牛膝 90 克　升柴各 60 克
桔梗 90 克　紫菀 120 克　冬花 120 克　皂角 90 克
八月瓜 120 克　海浮石 300 克　全瓜蔞 300 克　薤白 120 克
枳朴各 150 克　山藥 300 克　山萸 120 克　澤瀉 120 克
丹皮 90 克　枸杞 200 克　龜膠 60 克　龜板 300 克
苡仁 450 克　赤小豆 450 克　海藻 120 克　昆布 120 克
全蟲 30 克　蜈蚣 30 克　阿膠 200 克　螞蟻 200 克
棗仁 600 克（100 克入膏，500 克入煎）　遠志 90 克　玄胡 150 克
蒲黃 150 克　狗腎 300 克　佛手 300 克　萊菔子 300 克

上味共煎濃汁，文火熬糊，入諸膠及蜂蜜，烊化收膏。早晚以沸水沖飲一匙。

2014 年 6 月 11 日回訪：查脈弦細緩較前有神，舌較前紅活。藥後不上火，胃不脹。平時極易感冒頭痛，故長服傷風膠囊、芬必得等。現在改善有：①咳嗽咯痰及胸部悶脹大減（但手術切口處仍脹痛）。②頭痛微，早就停服西藥鎮痛。③胃部症狀有緩解，但飲食不慎仍乾嘔發脹。囑注意飲食，以清淡為主。④大便轉軟，一天一次。小便除微熱外，其他均已緩解。⑤腰痛減半，但坐久仍痛，項強好許多。囑多活動，多散步。⑥身體較前暖和，特別是感冒極少了。服藥前穿 4 件衣服（常人穿一件），現在和大家一樣，穿一件亦不覺冷了。⑦口仍淡而乏味，口略燥，活動即解，囑多飲溫開水。⑧經帶改變不大，但下身瘙癢好許多。⑨唇周易發炎消失。⑩睡眠安穩。

按語：婦女經期，虛瘀互見，最忌生冷、勞累、生氣、外感等。黃某經期過度負重並感冒——內傷臟腑，外傷營衛，復加手術更耗氣血，雪上加霜，虛瘀更甚，遂全身氣機逆亂。悲其長服理氣滋陰藥，耗氣傷陽（久服理氣藥耗氣，久服滋陰藥傷陽），延久失治誤治，衍生諸症。初以益氣化痰，疏肝養血藥治療一月小效。為何療效不甚滿意？湯劑藥少量小，貴細藥材缺乏，力有不逮也！末診辨為腎虛血虧，濕熱瘀毒互結，以平平常常之十全大補湯、血府逐瘀湯、六味地黃丸化裁製膏服之。膏者，可數病同治，為治疑難雜病最佳選擇！

◉醫案 2

高某　女　56歲　2014 年 3 月 17 日初診

【主訴】 體弱多病，久治不效。

【病史】 長期體弱多病，近一月感冒後諸症加重。

刻見：①鼻塞膿涕，咳嗽痰多，咽癢稍痛。②頭暈脹，全身酸懶，寒熱伴小汗出，口乾苦不思飲。③脘腹時痛，便爛不爽，經常打嗝倒酸。④眠差夢多。

【檢查】 脈弦細軟（沉取顯緊），舌淡苔膩乾。

【辨證】 太陽少陽合病，太陰脾虛。

【治法】 疏邪達表，健脾固本。

【處方】 玉屏風散、柴胡桂枝湯、理中湯等化裁。

黄蓍 45 克	雲防風 15 克	白朮 25 克	柴胡 25 克
黄芩 15 克	桂枝 15 克	白芍 25 克	太子參 15 克
茯苓 30 克	炙甘草 15 克	陳皮 25 克	半夏麴 15 克
竹茹 15 克	枳殼 25 克	大棗 5 枚	乾薑 10 克
杏仁 15 克	白前 25 克	冬瓜仁 25 克	棗仁 25 克
桔梗 15 克	二芽各 25 克		

3 劑，水煎內服。

2014 年 3 月 21 日二診：鼻涕咳嗽，頭暈脹，寒熱身痛俱平。

刻見：腹痛腸鳴，大便爛，打嗝倒酸，嘈雜灼熱，眠差夢多（長期服鎮靜藥），口乾苦不思飲，嗜睡目懶開。

【檢查】 脈弦細（沉取緊），舌淡苔膩厚。

【辨證】 脾腎陽虛，濕阻氣滯，寒熱互結。

【治法】 溫陽建中，理氣化濕，調和寒熱。

【處方】 甘草瀉心湯等化裁。

炙甘草 30 克	半夏麴 20 克	黨參 15 克	乾薑 12 克
生薑 15 克	大棗 5 枚	黄連 10 克	黄芩 12 克
柴胡 15 克	枳殼 30 克	白芍 15 克	苡仁 25 克

木香15克　　焦米20克

3劑，水煎內服。

2014年3月29日三診：腹痛腸鳴大減，大便漸成形。

刻見：肛門墜脹，大便仍爛，眠差夢多，肢軟，打嗝倒酸，胃空虛無物，口乾苦不思飲。

【檢查】 脈弦細（沉取緊），尺弱，舌淡苔膩。

辨證處方同前，稍事變化。

前方加茯苓20克，棗仁20克，浮小麥20克，繼進3劑。

2014年4月5日四診：藥後頗好。準備回南充老家，擬膏方調理。

【主訴】 乳癌術後身體變差。

【病史】 20年前乳癌切除後身體變差，2年前查有直腸炎，貧血及低血糖等。

刻見：①便爛墜脹，夾未消化食物，一天3～5次，甚則10餘次，平時腹痛拒按，嘈雜灼熱，食後稍緩，腸鳴夜甚。②長期頭暈脹痛（偏左固定），緣於3年前外傷出血引發。③疲倦易感，喜嘆氣，不耐寒熱，易熱易汗（甚則烘熱汗出濕髮濕衣）。④尿頻略熱痛（夜尿5次）。⑤肢麻腿冷，腰腿及肩背痠痛，肌肉按之痛，右頰肌肉發緊。⑥口乾苦不思飲，易發口腔潰瘍，牙易出血，有慢性咽炎。⑦眠差夢多，長服鎮靜藥（藥後身痛緩，汗減，睡眠稍安）。⑧目霧而脹，足心夜熱（伸出被外，片刻即冷）。

【檢查】 脈弦滑略帶緊澀，兩尺不應指，舌淡胖，苔白膩。血壓 130/60 毫米汞柱。

【辨證】 肝脾不調，濕熱中阻；氣陰兩虧，脾腎交損。

【治法】 疏肝調脾，消痞止利；益氣養陰，健脾固腎。

【處方】 玉屏風散、生脈散、甘草瀉心湯、參苓白朮散、六味地黃丸等化裁。

黃精 300 克	西洋參 100 克	黨參 300 克	上黨黃耆 450 克
丹參 200 克	太子參 200 克	炒荊防各 60 克	炒二朮各 120 克
二冬各 90 克	五味 90 克	五倍 90 克	炙甘草 120 克
半夏麴 90 克	炮薑 60 克	生薑 60 克	炒芩連各 60 克
炒葛根 300 克	茯苓 120 克	生苡仁 200 克	熟苡仁 200 克
湘蓮肉 60 克	山藥 300 克	烏梅 200 克	刺蝟皮 60 克
厚朴 150 克	枳實殼各 150 克	升柴各 90 克	二芍各 120 克
炒生地 300 克	山萸 120 克	澤瀉 120 克	丹皮 120 克
枸杞 200 克	鹿角霜 120 克	懷牛膝 90 克	龜板 300 克
龜鹿鱉膠各 60 克	血餘炭 200 克	蒲黃 150 克	滑石 150 克
酸棗仁 590 克（500 克入煎，90 克入膏）		螞蟻 120 克	海馬 40 克
阿膠 100 克	龍牡各 300 克	硃砂 30 克	雞內金 500 克
鮮麥芽 500 克	穀芽 500 克	萊菔子 300 克	木瓜 200 克
浮小麥 500 克	穭豆皮 300 克	靈芝 200 克	玄胡 120 克
靈芝孢子粉 30 克			

上味共煎濃汁，文火熬糊，加諸膠及冰糖 250 克收膏。早晚以沸水沖飲一匙。

2014 年 4 月 29 日回訪：大便好些，漸成形，一天 2 次。頭暈痛消失。汗出少些，不像以前怕熱。夜尿 3 次，灼熱消失，腰痛輕些，口不乾苦，睡眠轉安，服膏即停安眠藥。腿冷大減。

2014 年 6 月 1 日回訪：查脈弦細漸緩，尺已應指。舌淡苔膩。大便一天一次，成形。便時墜脹已微，腹按之不痛，頭痛消失，至今未作，神增，汗出烘熱極少，夜尿 1 次。腰痛肩痛減半，右頰肌肉不緊了。口苦口臭消失，咽炎好轉。睡眠安穩，徹底停服安眠藥。

按語：久病不癒，痛苦難耐，以強效安眠藥緩解，治療甚為棘手。諸病不但纏「身」，亦困其「心」。初服湯劑顯效，喜出望外，信心倍增。因求膏方根治。

觀其症狀：便爛腹痛——脾虛及腎，肝木尅土；頭暈頭痛，外傷誘發——血虛夾瘀；尿頻而灼——腎虛陰虧；腰腿冷痛——腎虛風濕；口苦，口腔潰瘍——陰虛內熱；眠差夢多——血不養肝，心腎不交。

總觀諸症，辨為脾腎不足，氣陰虧虛，肝鬱夾風濕也。補氣益陰是重點，健脾固腎是關鍵。特別指出：

1. 方用玉屏風散益氣實衛，生脈散益氣養營，甘草瀉心湯和胃，參苓白朮散健脾，六味地黃丸固腎。

2. 重用烏梅酸斂肝陰，一養肝安魂魄，二助脾土不受侮，三可澀腸止瀉。

3. 重用棗仁，味甘滋潤，入心肝二經，養心陰，益肝血，更能攝津止汗，助眠安神。

◉醫案 3

席某　女　47 歲　2014 年 3 月 23 日初診

【主訴】 術後體弱，久治不效。

【病史】 兩次手術身體變差（14 年前原發性脾大切除，10 年前子宮肌瘤切除）。今年體檢：肝實質回聲密集，肝門部門靜脈海綿樣變。肝囊腫。血清白蛋白比偏低。谷氨醯轉肽酶及鹼性磷酸酶偏高。右腎背側實質減弱，回聲團塊影，考慮陳舊性血腫。尿蛋白異常（3+）。重度貧血（白細胞及血小板增多），左室高電壓心電圖，椎 - 基底動脈痙攣，子宮次全切術後，子宮直腸陷窩積液。

刻見：①長期腰痠背痛，面萎無華。②口舌及鼻腔燥熱灼痛，口燥不飲，牙易出血，目霧乾澀。③眠差難入睡。④心悸怔忡（無誘因，一月突發 1～2 次），平時活動則心悸氣短，肢軟乏力。⑤畏冷易感。⑥大便質爛，溏軟黏稠，小便泡沫難散。⑦偏頭痛（太陽穴、頭頂等處游走不定），平時項強肩痛，膝關節及踝關節脹痛，受涼明顯。⑧耳朵如蒙，聽力下降。

【檢查】 脈弦帶緊，舌胖紅絳，無苔。

【辨證】 陰損及陽，血虛血滯；脾腎不足，固攝失司。

【治法】 滋陰益陽，活血化瘀；健脾固腎，秘精安神。

【處方】 參麥地黃丸、三甲散、十全大補湯等化裁。

西洋參 100 克	黨參 300 克	太子參 200 克	上等黃蓍 450 克
丹參 300 克	麥冬 120 克	北五味 120 克	炒生地 300 克
炒山藥 300 克	山萸 120 克	澤瀉 120 克	茯苓 120 克
丹皮 120 克	枸杞 200 克	阿膠 2000 克	龜鹿鱉膠各 60 克
鱉甲 500 克	龜板 500 克	懷牛膝 90 克	二朮各 120 克
當歸 90 克	赤芍 150 克	蒲黃 150 克	玄參 200 克
牡蠣 500 克	川浙貝各 30 克	茜草 90 克	鬱金 120 克
炮甲 30 克	海藻 150 克	昆布 150 克	炙甘草 60 克
血餘炭 200 克	青鹽 30 克	石蓮子 200 克	湘蓮肉 60 克

芡實60克	金櫻子300克	烏梅200克	炒葛根300克
螞蟻200克	浮小麥300克	酸棗仁60克	雞內金500克
海馬40克	黃精300克	炒苡仁300克	炒扁豆300克

上味共煎濃汁，文火熬糊，入諸膠烊化收膏。早晚以沸水沖飲一匙。

2014年5月17日回訪：查脈弦緊轉緩，舌淡紅。改善有：面有華，腰痛大減，口鼻熱痛微，牙出血少些，睡眠轉安，心悸輕些，足有力，身體轉暖，藥後未感冒，大便成形，小便泡沫減少，頭痛平，耳鳴消失。

按語：先天稟賦不足，復加手術耗傷元氣，以致衍生諸症。此方非治其病，實救其命也。

觀其症狀：腰痠背痛——腎虛；口舌鼻熱——陰虛；眠差夢多——血不養肝；畏冷易感——氣虛；二便不利——脾腎俱虛；偏頭痛——血虛血滯；脈弦而緊——肝鬱血瘀；舌胖紅絳——陰陽兩虛。

特別指出：舌紅無苔，口鼻燥痛，陰虛為著，因重用西洋參、太子參、鱉甲、龜板等潤燥滋陰，黃耆量大，尤有深義。假滋陰忘陽，治療必敗！用藥之妙，此處為高，此案為奇！

⊙醫案 4

吉某　女　50歲　2013年11月18日初診

【主訴】感冒久治不癒。

【病史】感冒半月，服西藥不癒，改中藥治療。

刻見：形胖面白，頭暈身軟，耳鳴眼花，大便欠暢，小便略澀，長期背心發冷。

【檢查】脈弦細偏浮，舌淡略胖。

【辨證】氣虛外感。

【治法】益氣解表。

【處方】桂枝湯、補中益氣湯等化裁。

桂枝 20 克	白芍 20 克	大棗 7 枚	生薑 12 克
炙甘草 15 克	升麻 8 克	柴胡 15 克	黨參 25 克
茯苓 25 克	白朮 15 克	黃蓍 25 克	

3 劑，水煎內服。

2013 年 11 月 26 日二診：背冷減半，小便轉暢，頭暈身酸亦緩，大便如前。查脈較前有神，舌較榮。

宗前方稍事變化。

桂枝 25 克	白芍 25 克	大棗 9 枚	生薑 15 克
炙甘草 15 克	升麻 8 克	柴胡 12 克	枳實 15 克
白朮 15 克	黨參 25 克	黃蓍 25 克	枸杞 20 克
大雲 20 克	柏子仁 15 克		

3 劑，水煎內服。

2013 年 12 月 3 日三診：諸症消失，精神爽快，身體暖和。

近 10 年身體變差，四處治療罔效。此次服湯藥數劑，倍覺對症，因要求膏方調理。

刻見：長期背心冷，手足涼，身酸懶，易疲倦，二便乏力，大便不暢，小便澀脹，頭暈眼花耳鳴，感冒後明顯，血壓偏高，平素汗少，不耐勞累，夢多，牙易出血，脫髮。

【檢查】脈弦細，舌淡。血壓 150/105 毫米汞柱（服降壓藥後）。

【辨證】 氣血雙虧，肝腎精衰。

【治法】 溫補氣血，培補肝腎。

【處方】 十全大補湯、右歸丸等化裁。

肉桂 90 克　桂枝 90 克　附片 90 克　上等黃耆 300 克
白人參 60 克　西洋參 100 克　黨參 300 克　丹參 300 克
茯神 90 克　二朮各 90 克　當歸 90 克　川芎 60 克
二芍各 150 克　二地各 200 克　桃紅各 90 克　香附 90 克
山藥 150 克　山萸 90 克　懷牛膝 120 克　龜板 200 克
龜膠 60 克　枸杞 150 克　菟絲子 150 克　鹿角 90 克
鹿膠 60 克　杜仲 120 克　阿膠 200 克　魚膘膠 150 克
螞蟻 120 克　海馬 30 克　仙茅 120 克　仙靈脾 120 克
巴戟天 120 克　百合 200 克　玉竹 200 克　黃精 200 克
枳實殼各 120 克　棱朮各 120 克　龍牡各 200 克　桑椹 120 克
桑螵蛸 120 克　蠶蛹 120 克　製首烏 150 克　棗仁 60 克
柏子仁 120 克　寄生 120 克　續斷 120 克　合歡皮 120 克
田七 60 克　全蟲 15 克　蜈蚣 15 克　靈芝孢子粉 60 克
山楂 200 克　升柴各 60 克　紅景天 120 克　野天麻 60 克
益母草 120 克

上味共煎濃汁，文火熬糊，加諸膠及蜜蜂 250 克收膏。早晚以沸水沖飲一匙。

2014 年 1 月 19 日回訪：精神增加，身冷減半。大便由 4 天一行轉為 1～2 天一行，小便漸調。頭暈目花消失，耳鳴改善不顯。血壓正常，睡眠安穩。服藥半月口稍乾，繼服消失。空腹服之，胃亦無礙。

2014 年 3 月 7 日回訪：背心轉暖，疲倦身軟不復存在，小便澀脹消失，頭暈耳鳴已瘉，睡眠安穩，藥後口不乾。查脈弦細有神，舌漸榮，血壓125/80毫米汞柱。

按語：患者以前治療輸液為主，越治越沒精神，病情加重，治療失去信心。中藥亦服過四物湯、八珍湯、歸脾湯等，皆無顯效。此次感冒服湯劑不但痊癒，而且身體暖和，神清氣爽。因求膏方根治。

患者身冷，陽氣虛衰。溫陽補陽，以黃蓍、人參、肉桂、桂枝、附片、鹿角、鹿膠等為佳。補陽勿忘陰，須「陰中求陽」，故伍西洋參、龜板、阿膠、桑椹子等。患者陰精虛於下，虛陽亢於上，故有頭暈耳鳴，血壓偏高。予龍牡、靈芝孢子粉、天麻等沉潛安神；血虛精虧易「瘀」，因之增全蟲、蜈蚣、田七等通絡活血。諸藥相伍，復陽以驅寒，固腎添薪，腐熟有權，二便調和，滋陰潛陽以止眩，血壓得降。此為意料之中也！

◉醫案5

李某　女　50歲　2013年11月11日初診

【主訴】平素體弱，近一月症狀加重。

【病史】平素畏冷易感冒，頭身強緊。近一月唇乾苔厚，心悸，眼屎多，眼睛乾澀模糊嚴重。

【檢查】脈浮細弦，舌淡胖，苔厚膩，邊齒印。

【辨證】氣血雙虧，肝鬱兼濕熱。

【治法】益氣養血，疏肝解鬱，清熱利濕。

【處方】玉屏風散、小柴胡湯等化裁。

黃蓍25克	雲防風12克	二朮各12克	柴胡12克
黃芩12克	太子參20克	茯苓20克	陳皮12克
赤小豆20克	苡仁20克	菊花12克	鉤藤12克

夏枯草12克　丹參12克　鬱金12克　葛根30克

3劑，水煎內服。

2013年11月18日二診：諸症減輕。

刻見：胸緊氣喘。

【檢查】脈沉弦緊，舌淡胖，苔膩。

【辨證】氣血雙虧，肝鬱化熱。

【治法】調補氣血，疏肝安神。

【處方】玉屏風散、柴胡陷胸湯等化裁。

黃蓍30克　雲防風12克　二朮各12克　柴胡15克
黃芩12克　太子參20克　茯苓20克　陳皮20克
瓜殼20克　半夏麴15克　鬱金20克　薤白20克
當歸12克　丹參12克　棗仁20克　夜交藤20克
枳殼15克　生薑9克　大棗7枚

3劑，水煎內服。

2013年12月1日三診：諸症暫安。回憶20年前子宮全切（子宮肌瘤），5年前患嚴重盜汗，半年前胃灼熱，經治緩解。年輕時長期接觸冷水和在潮濕環境生活。近6年體質更差，要求膏方調理。醫院查有：腦血管缺血；頸椎病，腰椎骨質增生及膨出，椎管狹窄；乾燥綜合徵。

刻見：①眼睛特別模糊，乾澀脹痛，脫髮嚴重。②心臟不好，晨醒心悸怔忡，持續數分鐘，平時亦經常發作，動則加劇。③頭暈頭脹。④長期背心發涼，腰痠背痛，項強不適，手足指（趾）發脹。⑤大便乾燥，小便熱痛。⑥口鼻燥痛，陰道乾燥（房事疼痛困難），牙鬆易出血，皮膚瘙癢。眠差夢多。

【檢查】脈沉弦細略緊，尺弱，舌淡胖，苔膩，邊齒印。

【辨證】精血交損，寒濕阻絡，陰虛燥熱。

【治法】益氣養血，固腎強精，溫經散寒，滋陰潤燥。

【處方】玉屏風散、生脈散、杞菊地黃丸、二仙湯等化裁。

上等黃耆300克　雲防風90克　二朮各120克　白人參100克
西洋參100克　黨參200克　丹參200克　二冬各120克
北五味90克　枸杞300克　炒菊花120克　生地300克
山藥200克　黃精200克　澤瀉120克　茯苓120克
丹皮90克　草決明200克　茺蔚子120克　阿膠200克
雪蛤油30克　懷牛膝120克　龜板300克　龜膠60克
鹿膠60克　製首烏300克　杜仲90克　當歸90克
肉桂60克　桂枝60克　黃連45克　知柏各60克
葛根200克　川芎90克　二芍各150克　桃紅各90克
玄參150克　魚膘膠120克　螞蟻120克　田七60克
海馬30克　棗仁60克　柏子仁120克　桑椹子200克
黑芝麻200克　火麻仁120克　秋石30克　血餘炭120克
滑石120克　蒲黃120克　穭豆皮200克　浮小麥200克
五穀蟲120克　夜交藤200克　百合200克　三棱120克
文朮120克　枳實150克　合歡皮200克　山楂200克
仙茅120克　仙靈脾120克　寄生120克　續斷120克
石楠藤120克

上味共煎濃汁，文火熬糊，入諸膠及蜂蜜，烊化收膏。早晚沸水沖飲一匙。

2014年1月7日回訪：諸症好轉。

2014 年 3 月 21 日回訪：與前判若兩人。查脈弦細有神，舌漸榮。眼睛清晰，脫髮減少，心悸偶作（以前是稍動則心悸怔忡），頭暈頭脹消失，身體暖和，背心不涼，腰痠背痛不復存在，大便正常，小便暢通，口鼻及陰道乾燥極微，夫妻生活較滿意，睡眠香甜，皮膚紅潤有澤。

按語：患者訴「熱重苔厚長服板藍根沖劑，腰痠背痛長服鈣爾奇，心臟不好長服複方丹參片……」然病情日漸加重，以致後來生活難以自理，脾氣變得古怪暴躁，經常與丈夫拌嘴吵架，同事介紹特來求治。

初診舌淡苔厚，辨為濕熱兼虛夾鬱，予玉屏風散扶正，小柴胡湯解鬱，加苡仁、赤小豆等清熱利濕。二診重點是胸緊氣喘，為邪陷胸中，大氣不轉。仍以玉屏風散扶虛，遣柴胡陷胸湯寬胸理氣，暢達三焦，升清降濁。服湯劑暫效，繼以膏方鞏固根治。然病多症雜，根治談何容易！

觀之目澀，二便秘結，口鼻燥痛，在內陰虛燥熱；查其背心發涼，腰痠背痛，在外寒濕阻絡。內熱外寒，矛盾重重。因寒溫並用，攻補兼施，製膏長服，終獲顯效！

⊙醫案 6

張某　女　44 歲　2014 年 1 月 6 日初診

【主訴】體弱病雜，久治不癒。

【病史】平素體弱，畏冷易感等，近 3 年加重。李某介紹，特來求治。

刻見：①陰道乾澀脹痛，房事腹痛，經少帶涸，查有宮頸囊腫伴糜爛，已手術治療。②返酸打嗝 10 年，咽梗不適 1 年，今年 3 月查出淺表性胃炎及咽炎，吵架生氣後症狀加重。③疲倦眩暈，汗少面萎，畏冷易感，感冒必頭痛。④納差運遲，大便乏力，數日一行，小便可。⑤右脅竄痛，偶小腹隱痛，胸悶心悸。⑥耳鳴脫髮。④口渴思熱飲。⑧眠差夢多，眼睛模糊。

【檢查】 脈沉細小弦，尺弱，舌淡苔膩厚乾，舌脈紫。查咽部輕度充血。血壓 95/70 毫米汞柱，心音弱，心律整。

【辨證】 氣血大虧，腎虛肝鬱，中虛氣陷。

【治法】 大補氣血，固腎強精，疏肝解鬱，建中升清。

【處方】 十全大補湯、左歸丸、四逆散等化裁。

上等黃蓍 450 克	白人參 100 克	西洋參 100 克	黨參 300 克
丹參 200 克	玄參 300 克	茯神 120 克	二朮各 120 克
當歸 90 克	川芎 60 克	二芍各 150 克	二地各 200 克
桃紅各 90 克	合歡皮 200 克	合歡花 90 克	玫瑰花 90 克
佛手 200 克	香附 90 克	八月瓜 200 克	升柴各 90 克
雪蛤油 60 克	阿膠 200 克	山藥 200 克	山萸 120 克
枸杞 300 克	製首烏 300 克	生首烏 200 克	懷牛膝 120 克
龜板 300 克	龜膠 60 克	螞蟻 120 克	海馬 30 克
魚膘膠 200 克	桑椹 200 克	龍牡各 300 克	桑海螵蛸各 200 克
遠志 90 克	石菖蒲 90 克	檀香 25 克	砂仁 25 克
桔梗 90 克	炙甘草 60 克	枳實殼各 150 克	刺蝟皮 60 克
九香蟲 60 克	白及 60 克	大貝 30 克	百合 200 克
硃砂 20 克	磁石 300 克	紫河車 60 克	穞豆皮 200 克
浮小麥 300 克	棗仁 60 克	柏子仁 120 克	靈芝孢子粉 30 克
棱朮各 120 克	雞內金 300 克		

上味共煎濃汁，文火熬糊，入諸膠及蜂蜜，烊化收膏。早晚以沸水沖飲一匙。

2014 年 2 月 18 日回訪：除右脅竄痛減不多外，其他方面有明顯改善：陰道乾澀脹痛緩解，胃部不適好轉，食慾增強，咽梗消失，查咽部正常，精神增加，二便調，睡眠轉安，面漸有華。查脈弦細有神，尺已應指。舌淡苔薄，舌脈紫色漸退。

2014 年 5 月 27 日回訪：查脈弦細有神，舌漸榮，苔薄膩。精神振作，身體轉暖，食慾很好，頭暈消失，口渴減少，陰道乾澀好許多，感冒少了，很少返酸了，右脅竄痛減輕，睡眠安穩。

按語：此為真正疑難病，吾久久思索，結論兩字：虛鬱。以大量血肉有情之品補虛，佐行氣疏肝藥解鬱。執簡馭繁，方可勝　在握。

◎醫案 7

夏某　女　32 歲　2014 年 1 月 26 日初診

【主訴】 術後體弱。

【病史】 3 年前附件囊腫切除後身體變差，中藥湯劑治療無果。慕名求膏方調理。

刻見：①經少，經前腰脹腹痛，經至緩解，平時腰亦脹痛。②陰道乾燥，性慾極差，夫妻生活困難。③畏冷肢麻（以手足、背心冷為甚），汗少易感。④目脹易累，黑眼圈明顯。⑤疲倦心悸，眩暈恍惚，晨起更顯。⑥口臭口渴，特別是房事後口渴更甚。⑦便乾尿頻（夜尿 3 次）。⑧眠差夢多。⑨胃脹納差。⑩乳房平軟脹痛。

【檢查】 脈沉細弦澀略緊，尺弱，舌淡胖，苔薄膩乾。

【辨證】 氣血（陰）不足，脾腎雙虧，肝鬱不舒。

【治法】 調補氣血（陰），健脾固腎，疏肝安神。

【處方】 十全大補湯、六味地黃丸等化裁。

上等黃蓍 450 克　雲防風 90 克　白朮 120 克　白人參 100 克
西洋參 100 克　黨參 300 克　丹參 300 克　二冬各 120 克
北五味 90 克　肉桂 30 克　黃連 60 克　當歸 90 克
川芎 60 克　二芍各 150 克　生地 300 克　桃紅各 60 克
山藥 200 克　黃精 200 克　山萸 120 克　澤瀉 90 克
茯苓 120 克　丹皮 90 克　知柏各 90 克　枸杞 200 克
菊花 90 克　懷牛膝 90 克　龜板 300 克　生製首烏各 200 克
百合 200 克　玄參 300 克　阿膠 200 克　雪蛤油 60 克
棗仁 60 克　柏子仁 120 克　芡實 150 克　靈芝孢子粉 30 克
仙茅 120 克　仙靈脾 150 克　草決明 150 克　升柴各 60 克
枳實殼各 200 克　合歡皮 150 克　浮小麥 300 克　玉竹 200 克

上味共煎濃汁，文火熬糊，入諸膠及蜂蜜，烊化收膏。早晚以沸水沖飲一匙。

2014 年 3 月 20 日回訪：精神振作，面色已華，夫妻生活滿意，黑眼圈不復存在。其他如口渴、畏冷、目脹、腰痛、大便、食慾等均已顯著改善。查脈弦細有神（仍偏沉），舌淡紅欠榮。囑加大藥量服之，以增療效。

按語：夏某胎產頻數，加之囊腫耗傷元氣，體力日漸不支。其症狀頗為複雜，治療數年無果。訴「其他醫生頭痛醫頭，腳痛醫腳，只治標不治本……」以膏方從本治，複方克疑難也！

氣為血之帥，血為氣之母，二者相輔相成。詳察諸症，氣血俱虛也。口渴夜甚，陰虛亦顯，納差胃脹是脾虛，腰痛責腎虧，脈弦多肝鬱。

處方中十全大補湯補氣血，六味地黃丸滋腎陰。草木之品難解久虛大虛之病，故加阿膠、龜板、雪蛤油等血肉有情之物峻補精血。治病貴求本，在內根本得固，在外症狀不治可癒。

◉醫案 8

蔣某　女　25歲　2013年11月22日初診

【主訴】 產後體弱多病，久治不癒。

【病史】 兩年前小產身體變差，輾轉數家醫院檢查無異，治療無果，已心灰意冷。朋友介紹，慕名求診。

刻見：①形瘦面白。②痛經，經前腹痛，經血夾較多瘀塊，平時小腹左側隱痛。③眩暈肢冷，肢麻膚燥，易脫髮。④近半年夜口渴，思熱飲。⑤大便略燥，夜尿一次。⑥查B肝炎帶原，平時易上火，少運動。

【檢查】 脈沉細弦，尺弱，舌淡。

【辨證】 氣血雙虧，腎虛肝鬱。

【治法】 調補氣血，固腎強精，疏肝調經。

【處方】 聖癒湯、左歸丸等化裁。

上等黃耆300克	白人參60克	西洋參100克	黨參300克
丹參150克	當歸90克	二芍各120克	生地200克
蒲黃120克	香附90克	合歡皮200克	山藥200克
山萸120克	懷牛膝120克	龜板200克	龜膠60克
枸杞200克	製首烏200克	鹿膠60克	阿膠200克
螞蟻120克	雪蛤油30克	麥冬90克	北五味90克

湘蓮肉 60 克	紫河車 60 克	海馬 15 克	海狗腎 2 條
棗仁 60 克	柏子仁 120 克	靈芝 120 克	桑椹子 200 克
耳環石斛 60 克	黃精 200 克	百合 200 克	玉竹 200 克
雞血藤膏 60 克	桑螵蛸 120 克	大雲 120 克	升柴各 60 克
枳實 120 克	八月瓜 120 克	五穀蟲 120 克	焦三仙各 90 克
檀香 15 克	砂仁 15 克	穞豆皮 200 克	浮小麥 300 克

上味共煎濃汁，文火熬糊，入諸膠及蜂蜜，烊化收膏。早晚以沸水沖飲一匙。

2013 年 12 月 6 日回訪：口渴好轉，面有華。精神好，小腹痛已癒。食慾見增，睡眠轉好。空腹服藥頭略痛，囑飯後服。

2014 年 1 月 9 日回訪：經血中瘀塊減少，精神增加，口渴減輕，大便正常，睡眠安穩。

2014 年 2 月 19 日回訪：面已華，經血中瘀塊消失，痛經已癒，晚上口不渴，二便正常，眠食俱佳。查脈弦有神，尺已應指，舌淡紅。藥後不上火。唯手略涼。

按語：產後百脈空虛，極易招邪。如果房事不節，痛經囊腫等接踵而至，此案犯之。產後痛經，經血有塊，虛瘀互見。

處方中聖癒湯大補氣血，左歸丸固腎強精，四逆散伍蒲黃、香附、合歡皮、雞血藤膏、八月瓜等疏肝解鬱，活血調經。更有諸膠、雪蛤油、螞蟻、海馬、海狗腎、紫河車等峻補精血，堅固根本，溫暖元陽。眾藥合而發力，邪祛正復，病即告癒。

◉**醫案 9**

王某　女　24歲　2014年3月24日初診

【主訴】 產後體弱。

【病史】 產後未調理，近2年精力變差。

刻見：①畏冷易感，不耐寒熱。②長期頭痛（太陽穴、額頭為主），眠差，感冒及經期頭痛加重，喜溫喜按，查有慢性鼻炎。③月經錯後，量少色烏，經期腰痛肢軟頭暈，經前乳房脹痛。④眠差夢多，難入睡。⑤肩頸強痛（右肩外傷10年）。⑥面白形瘦神差。⑦目霧，肢麻，耳鳴，汗少。

【檢查】 脈沉細，舌淡胖，苔薄膩乾。

【辨證】 氣血大虧，腎虛肝鬱，陰虛陽亢。

【治法】 溫補氣血，固腎疏肝，滋陰潛陽。

【處方】 十全大補湯、六味地黃丸、四逆散等化裁。

上等黃耆450克　雲防風90克　二朮各120克　白人參100克
西洋參100克　黨參300克　丹參300克　茯苓120克
青陳皮各90克　當歸90克　川芎90克　二芍各150克
二地各200克　桃紅各90克　山藥300克　山萸120克
澤瀉120克　丹皮90克　枸杞200克　製首烏200克
懷牛膝90克　龜鹿膠各60克　龜板300克　草決明200克
葛根200克　潼白蒺藜各150克　殭蠶120克　天麻60克
升柴各90克　枳實殼各150克　阿膠300克　魚膘膠200克
螞蟻120克　海馬40克　雪蛤油60克　酸棗仁60克
柏子仁200克　靈芝孢子粉30克　龍牡各300克　合歡皮200克
麥冬90克　北五味90克　百合150克　全蟲20克
蜈蚣20克　雞血藤膏60克　寄生200克　續斷200克

雞內金 500 克　鮮麥芽 500 克　浮小麥 300 克　穭豆皮 200 克

上味共煎濃汁，文火熬糊，加諸膠及蜜蜂 250 克收膏。早晚以沸水沖飲一匙。

2014 年 6 月 1 日回訪：藥後胃不脹不痛，口不乾，精神振作，頭痛消失，月經對時，經量增多，睡眠轉安，二便調。

按語：產後虛瘀互見，其脈沉，更是氣虛腎弱之兆。以黃蓍、海馬等益氣固腎，耳鳴失眠則虛陽躁動，重用龜板等滋陰潛陽，至於川芎、全蟲、蜈蚣、桃紅等是為化瘀而設。處方用藥不統攬全局兼協調各方是難以解決此類疑難病的。

◉醫案 10

曾某　女　34 歲　2013 年 10 月 25 日初診

【主訴】 長期體弱多病。

【病史】 近 10 年體弱多病。

刻見：眠差夢多，畏冷疲倦，頭暈面白，膝關節游走性疼痛，耳鳴脫髮，食可，胃返酸，回憶幼時長期接觸冷水，平素二便可。

【檢查】 脈弦細，舌淡苔膩。

【辨證】 氣血雙虧，腎精不足，心腎不交，心神失養。

【治法】 調補氣血，固腎強精，交通心腎，養心安神。

【處方】 十全大補湯、枕中丹等化裁。

上等黃蓍 200 克　白人參 30 克　西洋參 60 克　黨參 200 克

丹參 90 克　當歸 60 克　川芎 45 克　二芍各 60 克

二地各 200 克　桃紅各 30 克　茯神 60 克　二朮各 90 克

枳實殼各90克	合歡皮花各60克	龍牡各200克	磁石120克
硃砂10克	琥珀10克	龜板90克	龜膠30克
遠志60克	石菖蒲60克	鬱金60克	螞蟻90克
檀香15克	砂仁15克	阿膠100克	鹿心血30克
紫河車30克	海馬15克	雪蛤油15克	田七30克
酸棗仁60克	夜交藤300克	穞豆皮150克	寄生120克
續斷120克	雞血藤膏40克	仙茅120克	仙靈脾120克
巴戟天120克	升柴各60克	五穀蟲90克	九香蟲60克
枸杞120克	製首烏120克	湘蓮肉60克	黃精200克
百合200克	芡實40克	刺蝟皮20克	

上味共煎濃汁，文火熬糊，入諸膠及蜂蜜，烊化收膏。早晚以沸水沖飲一匙。

2014年5月1日回訪：睡眠安穩，頭暈耳鳴消失，食慾增加，膝關節痛不復存在，唯感冒了稍見疲軟。

按語：女子以血為用，曾某10年前胎產失血不復，正氣受伐。精血同源，血虛者精亦餒，腎精不足則極易心腎不交而心神失養也，故養血強精是根本。基礎方十全大補湯調補氣血，枕中丹化裁固腎強精，交通心腎。落實到臟腑，仍以健脾固腎為治療大法。

其中龍牡、磁石雖有安神定志之功，然重用礙胃，切記切記，一般不超過300克為妥。

◉醫案 11

青某　女　60歲　2013年9月9日初診

【主訴】 體弱病雜，久治不癒，近年加重。

【病史】 20年來長期生病，查有慢性胃炎、頸椎及腰椎骨質增生、鼻炎、慢性咽炎、糖尿病等。四處尋醫治療，大多頭痛醫頭，腳痛醫腳，鮮有顯效，近年加重。鄰居介紹，慕名求治。

刻見：①納呆運遲，胃脘脹痛，嘈雜灼熱，拒按不能多食，喜熱食 20 年。②右脅隱痛夜甚，勞累加重 10 年，膽結石術後 3 年，查肝大。③頸椎及腰椎骨質增生，經常項強肩痛，腰脊酸脹，喜按，長期頭暈，枕部偏左脹痛。④手足心發熱夜甚，足喜伸出被外 10 年。⑤便溏尿頻（夜尿 3～4 次）。⑥畏冷易感。⑦失眠，目脹目霧，肢麻髮脫，頭皮癢。

【檢查】 脈弦細澀略緊，尺弱，舌淡苔薄乾，血壓 150/80 毫米汞柱。

【辨證】 肝胃不和，氣陰兩虧，中虛氣滯。

【治法】 疏肝和胃，益氣養陰，建中理氣。

【處方】 四逆散、一貫煎等化裁。

柴胡 15 克	枳殼 30 克	白芍 15 克	炙甘草 15 克
生地炭 30 克	沙參 25 克	麥冬 15 克	枸杞 15 克
當歸 12 克	川楝 15 克	九香蟲 12 克	刺蝟皮 3 克，分沖
合歡皮花各 12 克	棗仁 15 克	夜交藤 20 克	田七粉 3 克，分沖
白及 15 克	菟絲子 15 克	北五味 10 克	焦米引

5 劑，水煎內服。

2013 年 11 月 14 日二診：病無進退。停藥兩月，今日複診，諸症如前。

【檢查】 脈弦細澀（沉取緊），舌淡苔膩，唇暗，面虛浮。

【辨證】 氣滯血瘀，氣血雙虧。

【治法】調和營衛，疏通氣血。

【處方】桂枝加葛根湯、血府逐瘀湯等化裁。

葛根30克	桂枝20克	白芍30克	大棗5枚
生薑10克	炙甘草15克	當歸12克	生地15克
桃紅各8克	懷牛膝15克	川芎12克	枳殼30克
柴胡12克	桔梗15克	棗仁25克	夜交藤25克

5劑，水煎內服。

2013年11月29日三診：諸症減，精神增。查脈弦細漸有神，舌淡苔薄。前方稍事變化，繼進5劑。

葛根45克	桂枝20克	赤芍30克	大棗5枚
生薑10克	炙甘草15克	當歸12克	生地15克
桃紅各8克	懷牛膝15克	川芎12克	枳殼30克
柴胡12克	桔梗15克	棗仁60克	夜交藤30克
合歡皮20克	檀香3克	刺蝟皮3克	田七3克

白及粉各3克，分沖

5劑，水煎內服。

2013年12月18日四診：藥後頗好。近幾天感冒，服西藥不效，仍求中藥治療。

刻見：咳嗽，清涕，偶頭痛頭暈，陣陣發熱，眼睛脹，右足趾痛半年，大便溏，腰痛身強，口乾思熱飲，頭皮癢。

【檢查】脈弦細緊偏浮，舌淡苔膩。

【辨證】風邪犯表，營衛不和；肺衛不利，氣血雙虧。

【治法】疏風宣肺，調和營衛，益氣養血。

【處方】桂枝加葛根湯等化裁。

葛根45克	桂枝15克	白芍15克	大棗3枚

乾薑 6 克	炙甘草 15 克	杏仁 12 克	厚朴 15 克
太子參 15 克	花粉 15 克	浮小麥 30 克	穭豆皮 15 克
夜交藤 30 克			

3 劑，水煎內服。

2013 年 12 月 24 日五診：感冒已癒。要求膏方調理。

刻見：胃脘脹痛減半，嘈雜灼熱好許多。按之不如以前難受，右脅隱痛大減，項強肩痛，腰脊酸脹亦有改善，長期頭暈，枕部偏左脹痛較前好轉，手足心發熱大減，大便墜脹，溏軟如前，夜尿一次，抵抗力差，畏冷易感，食慾較前好些，睡眠轉安，目脹輕些，肢麻好多了，頭皮仍癢，口燥咽乾如前，鼻痛牽及頭脹，不聞香臭。

【檢查】 脈弦細緊漸緩，舌淡苔薄膩乾。

【辨證】 脾腎不足，氣血雙虧，肝鬱土壅。

【治法】 健脾固腎，調補氣血，疏肝和中。

【處方】 十全大補湯、右歸丸、四逆散等化裁。

上等黃蓍 300 克	白人參 60 克	西洋參 100 克	黨參 300 克
太子參 150 克	丹參 300 克	茯神 120 克	二朮各 90 克
青陳皮各 90 克	厚朴 120 克	當歸 90 克	川芎 90 克
二芍各 150 克	炒生地 200 克	桃紅各 90 克	蒲黃 150 克
二冬各 90 克	北五味 90 克	炒葛根 300 克	山藥 300 克
黃精 150 克	桂枝 60 克	海馬 30 克	枸杞 150 克
製首烏 150 克	升柴各 90 克	枳實殼各 150 克	棱朮各 120 克
田七 60 克	檀香 25 克	砂仁 25 克	川貝 30 克
烏賊骨 120 克	刺蝟皮 60 克	九香蟲 60 克	白及 60 克
鬱金 90 克	香附 90 克	佛手 200 克	八月瓜 200 克
合歡皮 200 克	湘蓮肉 60 克	懷牛膝 120 克	龜板 300 克

杜仲 120 克　魚鰾膠 150 克　螞蟻 120 克　阿膠 100 克
棗仁 60 克　靈芝孢子粉 30 克　夜交藤 300 克　穭豆皮 200 克
浮小麥 300 克　潼白蒺藜各 150 克　百合 150 克　殭蠶 120 克
天麻 30

上味共煎濃汁，文火熬糊，加諸膠及木糖醇 250 克收膏。早晚以沸水沖飲一匙。

2014 年 1 月 17 日回訪：精神好些，胃脹輕，右脅痛極微，腰背項痛消失，畏冷改善，睡眠安穩。

2014 年 4 月 29 日回訪：胃脹灼熱消失（晚上偶作），右脅痛、項強、腰痛、頭暈等不復存在（勞累後脅痛頭暈略作），手足心熱已平（晚上足心熱稍見），二便正常，精神振作，不畏冷，感冒極少（服藥至今未感冒），咽炎等亦消失。近兩月來，查血糖一直正常。

按語：患者為吾親戚，初辨證用藥有誤，仍求治於我，「病人是老師」，醫之經驗只能在臨床中才能獲得啊！

沉痾痼疾，20 年不癒，越治越重，何也？辨證不明，用藥不對，醫之誤也。慕名求治，初診見熱清熱，失之遠矣！幸二診深思熟慮，一藥中的。

特別指出，久病成虛，久病多瘀，久病多鬱。

1. 畏冷易感為氣虛，補氣用黃耆、人參、黨參等。

2. 手足熱、胃灼熱、咽乾等為陰虛，滋陰用西洋參、太子參、丹參、生地、二冬、山藥、黃精等。

3. 脅痛、胃脹為肝鬱，舒肝解鬱用青陳皮、厚朴、枳實殼、棱莪、佛手、八月瓜、香附等。

4. 頭暈為氣虛血虧，清陽不舉。清利頭目，升陽舉陷用葛根、升柴、白蒺藜、殭蠶等；養血安神用棗仁、靈芝、夜交藤、浮小麥、穞豆皮、百合、天麻等。

◉醫案 12

唐某　女　33 歲　2014 年 3 月 22 日初診

【主訴】 體弱多病 4 年。

【病史】 近 4 年身體變差，久治不效。慕名求治。

刻見：①月經錯亂，經量極少，一天即淨，腰腹發涼，2 年前小產頻數（兩年內共 4 次）並產後大出血引發，醫院查子宮粘連，已手術治療。②疲倦性冷，畏冷易感，頭悶脹不清晰。③納差易瀉，受涼則顯，大便細軟不爽，夾不消化食物。④心悸氣短，動則加重，肢麻髮脫。⑤帶多味臭。⑥尿頻，味臭偏黃，平素口臭。⑦腰痛足軟，查有腰椎骨質增生。

【檢查】 脈沉弦細，尺弱，舌淡胖，苔薄膩乾。

【辨證】 脾腎陽虛，氣血雙虧；肝鬱不舒，清熱下注。

【治法】 健脾溫腎，調補氣血；疏肝調經，清熱利濕。

【處方】 十全大補湯、參苓白朮散、六味地黃丸、四妙散等化裁。

上等黃蓍 450 克	雲防風 90 克	二朮各 120 克	白人參 100 克
黨參 300 克	茯苓 120 克	炙甘草 60 克	九香蟲 60 克
肉桂 60 克	芩連各 30 克	乾薑 60 克	青陳皮各 90 克
失笑散 240 克	當歸 120 克	川芎 90 克	二芍各 150 克
炒生地 300 克	桃紅各 90 克	山藥 300 克	山萸 150 克
澤瀉 120 克	丹皮 90 克	枸杞 200 克	湘蓮肉 90 克
龜鹿膠各 60 克	懷牛膝 90 克	龜板 300 克	仙茅 90 克
仙靈脾 150 克	巴戟天 90 克	知柏各 90 克	赤小豆 300 克

苡仁 300 克	升柴各 90 克	枳實殼各 200 克	阿膠 300 克
海馬 60 克	狗腎 300 克	雪蛤油 60 克	紫河車 60 克
棗仁 60 克	螞蟻 120 克	刺蝟皮 60 克	芡實 60 克
金櫻子 300 克	益智仁 90 克	雞內金 500 克	鮮麥芽 500 克
山楂 300 克	合歡皮 200 克		

上味共煎濃汁，文火熬糊，加諸膠及蜜蜂 250 克收膏。早晚以沸水沖飲一匙。

2014 年 6 月 1 日回訪：月經對時，3 天淨，量增，帶減轉常。腰腹轉暖，精神增加，感冒少了，畏冷輕些，頭不暈，足已有力。唯食慾欠佳，腰痛減不多。

按語：頻繁胎產最耗女性精血，因重用黃著、狗腎、黨參、阿膠等益氣養血，固腎強精。納差腰痛，為脾腎兩虧之證。患者數病纏身，一藥不難盡癒之。須緩緩調理，使藥物濃度在體內量變積累，以量變促質變。體質改善，疾病方能告癒。藥既中的，勿朝三暮四，須乘勝追擊，繼服膏方鞏固。

◎醫案 13

周某　女　26 歲　2014 年 3 月 24 日初診

【主訴】 胎產頻數，身體變差。

【病史】 胎產頻數，近 2 年身體變差。

刻見：①長期頭痛（太陽穴，額頭如針刺），1 年前頭部外傷，平時頭部喜溫喜按。②帶多味臭。③經量多，6 天淨，夾少量瘀塊。經期腰腹痛而煩躁。④畏冷易汗，肢厥肢麻。⑤大便乾燥如羊屎，3～4 天一行，小便偏黃，口乾思冷飲夜甚。⑥面部烘熱發紅。眼睛跳。性差，脫髮。天氣轉暖易皮膚發癢。

【檢查】 脈沉細略數（右偏弦），舌淡苔膩乾。

【辨證】 氣陰兩虧，腎精不足；濕熱下注，肝鬱不舒。

【治法】 益氣養陰，固腎強精；清熱利濕，疏肝調經。

【處方】 參麥地黃丸、左歸丸、四妙散、四逆散等化裁。

上等黃耆 300 克	西洋參 100 克	黨參 200 克	太子參 200 克
丹參 300 克	玄參 300 克	二冬各 120 克	北五味 90 克
生地 300 克	山藥 200 克	山萸 120 克	澤瀉 120 克
茯苓 120 克	丹皮 120 克	枸杞 200 克	生製首各 200 克
懷牛膝 90 克	龜鱉膠各 60 克	龜板 300 克	當歸 90 克
川芎 90 克	二芍各 200 克	桃紅各 90 克	赤小豆 300 克
苡仁 300 克	二朮各 120 克	知柏各 90 克	全蟲 25 克
蜈蚣 25 克	潼白蒺藜各 120 克	天麻 60 克	鉤藤 120 克
葛根 300 克	草決明 300 克	浮小麥 300 克	穭豆皮 200 克
酸棗仁 60 克	柏子仁 200 克	火麻仁 200 克	黑芝麻 200 克
阿膠 300 克	雪蛤油 60 克	海馬 40 克	螞蟻 120 克
二至丸 300 克	百合 150 克	秋石 20 克	桑椹子 300 克
雞內金 500 克	鮮麥芽 500 克	升柴各 60 克	枳實殼各 150 克
寄生 200 克	續斷 200 克	大雲 200 克	夜交藤 300 克

上味共煎濃汁，文火熬糊，加蜜蜂 250 克收膏。早晚以沸水沖飲一匙。

2014 年 6 月 1 日回訪：藥後胃不脹，不上火。

改善有：頭痛消失，精神增加。經期腰腹痛減半，帶少許多。畏冷消失，汗出減少。面部烘熱發紅不復存在，目動已微。口乾大減。

唯平時不愛喝水，故近身癢有疹。囑多飲水，吃綠豆粥。

按語：胎產房事傷正，此案為陰虛，更有濕熱內蘊，分步治療更佳。

⊙醫案 14

胡某　女　58歲　2012年11月1日初診

【主訴】長期口苦尿赤。

【病史】 8年前查有糖尿病。經常接觸冷水，平時體弱多病。

刻見：①口苦思飲，尿頻而熱（夜尿4次）。②飲食不當易腹瀉，平時大便乾燥。②素有眩暈病，運動汗出更顯。④腰痛足軟。⑤眠差夢多。⑥肢麻目霧，牙易出血，易脫髮。⑦陰道乾燥，足心發熱。

【檢查】脈沉細，舌淡胖。血壓140/65毫米汞柱。

【辨證】陰損及陽，氣化失司，濕瘀互結。

【治法】滋陰益陽，溫陽化氣，除濕化瘀。

【處方】參麥地黃丸、金匱腎氣丸等化裁。

西洋參100克　黨參100克　二冬各30克　北五味30克
炒生地100克　山藥200克　山萸60克　澤瀉30克
茯苓30克　丹皮30克　肉桂15克　懷牛膝30克
芡實60克　金櫻子60克　刺蝟皮100克　酸棗仁60克
靈芝30克　合歡皮花各15克　桑螵蛸30克　龍牡各30克
龜板30克　石菖蒲15克　遠志15克　當歸30克
枸杞30克　製首烏30克　蓮肉30克　海馬30克
耳環石斛60克　沙苑子60克　蓮鬚30克　葛根30克

雞血藤膏 60 克 魚膘膠 150 克 螞蟻 150 克 田七 30 克 丹參 30 克

諸藥烘乾研，水泛為丸，一天 2～3 次，每次 6～12 克，感冒停服。

2013 年 1 月 13 日回訪：除小便仍多外，其他改善明顯。口苦微，大便通暢，睡眠香甜，眼睛不霧了。囑多服羊肉增加藥力。

2013 年 6 月 14 日回訪：夜尿 1 次，血壓正常。其他諸症癒後至今未作。

2014 年 5 月 9 日二診：

【主訴】 停藥一年，諸症復發。

【病史】 糖尿病 10 年，衍生諸多症狀。

刻見：①目霧流淚，脫髮足熱。②疲倦易汗，心悸怔忡。③大便乾燥困難，小便頻澀。④頭昏嗜睡。⑤腰膝痠痛，遇冷加重。⑥陰道乾燥。

【檢查】 脈弦緊偏沉，尺弱，舌淡胖。

【辨證】 肝腎精虧，氣虛血滯。

【治法】 滋肝固腎，益氣養血，活血通絡。

【處方】 參麥地黃丸、左歸丸、桃紅四物湯等化裁。

上等黃蓍 200 克 西洋參 100 克 黨參 300 克 丹參 300 克
太子參 200 克 二冬各 90 克 北五味 90 克 生地 300 克
山藥 500 克 山萸 120 克 澤瀉 90 克 茯苓 120 克
丹皮 90 克 枸杞 200 克 生製首烏各 200 克 龜鱉膠各 90 克
懷牛膝 120 克 龜板 300 克 鱉甲 200 克 當歸 90 克
二芍各 150 克 桃紅各 90 克 仙茅 90 克 仙靈脾 120 克
知柏各 90 克 桑螵蛸 120 克 桑椹 200 克 桑寄生 200 克

續斷 200 克	棗仁 600 克（500 克入煎，100 克入膏）		柏子仁 150 克
靈芝 200 克	靈芝孢子粉 30 克	阿膠 200 克	海馬 40 克
狗腎 150 克	百合 200 克	葛根 200 克	螞蟻 120 克
黑芝麻 150 克	雪蛤油 60 克	夜交藤 300 克	茺蔚子 90 克
雞內金 500 克	萊菔子 300 克	二芽各 300 克	

上味共煎濃汁，文火熬糊，入諸膠及木糖醇，烊化收膏。早晚以沸水沖飲一匙。

2014 年 6 月 12 日回訪：查脈弦緩，舌淡漸榮。眼睛不流淚了，精神增加，頭清晰不昏（以前上午經常頭昏腦脹，不清晰），大便暢通，小便轉常，腰痛減半，睡眠很好，陰道乾燥好許多。

按語：胡某長期處於陰虛狀態，延久不復，陰損及陽，最後陰陽兩虛症狀交織出現，故臨床所見錯綜複雜也。觀其脈證，知犯何逆，隨證治之。

參麥地黃丸滋腎陰，金匱腎氣丸溫腎陽，患者足熱口苦尿赤，陰虛突出，去附片之溫燥。初診顯效，本該乘勝追擊，停藥一年，諸症復發。可見年老根枯，欲健康長壽，須長期保養調理為妥。二診重點仍是陰虛精虧。參麥地黃丸配左歸丸滋陰固本，稍加活血藥化瘀通絡。此病當久久調理，陰平陽秘，精神乃治。

◉醫案 15

楊某　女　46 歲　2014 年 3 月 6 日初診

【主訴】長期體弱病雜。

【病史】26 歲小產大出血未調理，40 歲後身體更差。久治不效，慕名求膏方調理。

刻見：①面部皮膚易過敏，有黧黑斑，手臂長有扁平疣。②腰部右側脹痛，足跟痛。②月經不調，錯後半月或兩月一行，量少。④ 9 年前查有多個子宮肌瘤及卵巢囊腫，小腹脹痛。⑤長期手足厥冷。⑥易感易汗，抵抗力差。⑦大便乾燥，夜尿 4 次。⑧長期頭暈（查腦血管痙攣缺血及血壓偏低）。⑨帶多味臭，陰道乾燥，性差。⑩肢麻耳鳴，目霧發脫，胸悶氣短，眠差夢多，心悸手抖。

【檢查】 脈沉細澀略弦，舌淡苔薄白。

【辨證】 氣血雙虧，腎精不足，肝鬱血瘀。

【治法】 調補氣血，固腎強精，疏肝活血。

【處方】 聖癒湯、左歸丸、四逆散等化裁。

上等黃蓍 450 克	白人參 100 克	西洋參 100 克	黨參 300 克
丹參 300 克	玄參 300 克	當歸 120 克	二芍各 200 克
生地 300 克	桃紅各 90 克	山藥 200 克	山萸 120 克
澤瀉 120 克	茯苓 120 克	丹皮 120 克	枸杞 200 克
龜鹿膠各 60 克	川懷膝各 90 克	龜板 300 克	生製首烏各 200 克
海馬 60 克	狗腎 6 條	螞蟻 120 克	阿膠 300 克
魚膘膠 200 克	雪蛤油 60 克	桑螵蛸 200 克	桑椹子 200 克
桑寄生 200 克	桑菊各 90 克	柏子仁 200 克	酸棗仁 60 克
黑芝麻 300 克	草決明 120 克	赤小豆 300 克	潼白蒺藜各 150 克
苡仁 300 克	升柴各 90 克	枳實殼各 150 克	田七 60 克
雞血藤膏 60 克	香附 90 克	合歡皮 200 克	棱莪朮各 120 克
葛根 300 克	紅景天 120 克	二冬各 120 克	北五味 90 克
牡蠣 500 克	麥芽 500 克	雞內金 500 克	萊菔子 300 克
山楂 300 克			

上味共煎濃汁，文火熬糊，入諸膠及蜂蜜，烊化收

膏。每晨以沸水沖飲一匙。

2014 年 6 月 1 日回訪（丈夫告之）：形豐面華，黑斑消失。腰痛好了，很難感冒了。二便正常，頭不暈，睡眠安穩。婦科病少了。藥後無不適，不上火。

按語：該患者輾轉各地，求治於北京、上海、日本、美國等地，因病雜而不知掛什麼科，找什麼醫生，十年治療無果，信心已失，其友雷某 14 年之痛經在我處治癒，慕名求診。

疑難病難在症狀百出，醫者認識不清，用藥無的。此案是「虛瘀」作祟，根據本人「雜病治療八原則」之第三、四、五條，在主方上加血肉有情之品及用藥動靜結合、消補結合等靈活組方用藥，服 3 月而癒。

◉醫案 16

段某　女　51 歲　2014 年 4 月 9 日初診

【主訴】 頑固性失眠。

【病史】 長期失眠，近兩年加重，且出現諸多不良症狀。

醫院查有：神經衰弱，缺鉀，低血壓，頸椎鈣化，右脅鈣化（12 年前外傷折斷），下肢靜脈曲張（已手術切除）。

刻見：①失眠夢多，難入睡，易驚醒。②面白少華，畏冷易感易汗。③腰痠背痛，足略腫，疲倦氣短，全身有游走性刺痛。④耳鳴目霧，心悸怔忡。⑤右脅強滯如束。⑥牙易出血。

【檢查】 脈弦細小緊，尺弱，舌淡苔膩厚。

【辨證】氣血雙虧，腎虛肝鬱，濕瘀互結。

【治法】調補氣血，固腎疏肝，利濕化瘀。

【處方】十全大補湯、六味地黃丸、四逆散等化裁。

上等黃蓍 450 克　雲防風 90 克　二朮各 90 克　白人參 100 克
西洋參 100 克　黨參 300 克　丹參 200 克　二冬各 90 克
北五味 90 克　茯苓 120 克　當歸 90 克　川芎 90 克
二芍各 150 克　炒生地 300 克　桃紅各 90 克　青陳皮各 90 克
山藥 200 克　山萸 120 克　澤瀉蘭各 120 克　丹皮 90 克
枸杞 200 克　製首烏 200 克　龜鹿膠各 60 克　懷牛膝 90 克
龜板 500 克　龍牡各 300 克　磁石 300 克　硃砂 30 克
靈芝 200 克　遠志 60 克　石菖蒲 60 克　靈芝孢子粉 30 克
酸棗仁 560 克（500 克入煎，60 克入膏）　柏子仁 200 克　浮小麥 500 克
穭豆皮 300 克　夜交藤 500 克　紅景天 120 克　合歡皮 300 克
升柴各 90 克　枳實殼各 150 克　海藻 150 克　昆布 150 克
阿膠 200 克　海馬 60 克　雪蛤油 90 克　螞蟻 120 克
田七 60 克　雞內金 500 克　麥芽 500 克　棱莪朮各 150 克
佛手 150 克　八月瓜 150 克　青木香 90 克

上味共煎濃汁，文火熬糊，入諸膠及蜂蜜，烊化收膏。早晚以沸水沖飲一匙。

2014 年 5 月 21 日回訪：睡眠漸安，每晚可睡 5 小時。面有華，精神振作，頭腦清晰，腰痠背痛緩解，牙不出血了。唯藥量稍多則胃脹，囑勿突然加大藥量，平時加少量鮮麥芽煮飯吃。

按語：段某因頑固失眠而求治，就診時痛苦面容歷歷在目。慕名求治。病人之十分盼望，是醫者之百倍壓力。「此病可以一藥而癒嗎」？我自問。

仔細思考，毅然以「雜病八原則」之一、五、七條為主，製膏服一月即顯效。

◉醫案 17

何某　女　59歲　2012年9月3日初診

【主訴】 多年胃病不癒。

【病史】 素有胃病，久治不癒，近10天諸症加重。

刻見：①陣陣發熱微汗，頭痛腰疼，面白口乾苦。②打嗝倒酸，腸鳴腹瀉，胃脹嘔吐。

【檢查】 脈沉弦細小緊，舌淡苔白膩。

【辨證】 肝胃不和，脾腎素虧，表邪未盡。

【治法】 疏肝和胃，行氣導滯，建中扶正。

【處方】 四逆散、香砂六君子湯等化裁。

柴胡25克	枳實30克	白芍15克	炙甘草12克
砂仁15克	木香15克	黨參25克	茯苓25克
白朮15克	黃芩12克	陳皮15克	半夏麴12克
生薑5克	大棗3枚		

3劑，水煎內服。

2012年9月14日二診：頭痛大減，腰痛好些，嘔止，腸鳴腹瀉減不多，打嗝倒酸未盡癒，烘熱汗出消失，口苦微。今日赴醫院檢查，慢性淺表性胃炎，十二指腸炎，HP（+），糖尿病8年。

刻見：夜尿頻。腦血管缺血8年，長期頭暈頭脹頭沉。晨起口苦口乾不思飲。睡眠差，腰軟痛。有膽結石史，經常右脅脹痛不適。面白少華，大便可，食可。

【檢查】 脈沉弦細滑，舌淡苔薄膩。

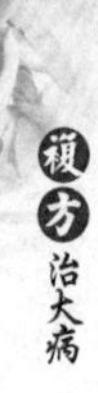

【辨證】肝胃不和，脾腎素虧。

【治法】疏肝和胃，行氣導滯，益氣固中。

【處方】四逆散、香砂六君子湯等化裁。

柴胡 15 克	枳殼 25 克	白芍 15 克	炙甘草 12 克
砂仁 15 克	木香 15 克	黨參 25 克	茯苓 25 克
白朮 15 克	黃芩 12 克	陳皮 15 克	半夏麴 12 克
生薑 5 克	大棗 3 枚	檀香 3 克	刺蝟皮粉 3 克

3 劑，水煎內服。

2012 年 9 月 20 日三診：腹瀉止，腸鳴消失，打嗝倒酸微，眠可，腰痛減。

刻見：大便晨起 2 次，尚成形。消化欠佳。

查：脈弦細，舌淡苔薄膩。仿前用藥。

柴胡 15 克	枳殼 25 克	白芍 15 克	炙甘草 12 克
砂仁 15 克	木香 15 克	黨參 30 克	茯苓 25 克
白朮 15 克	黃芩 12 克	陳皮 15 克	半夏麴 12 克
生薑 5 克	大棗 3 枚	檀香 3 克	刺蝟皮粉 3 克

3 劑，水煎內服。

2012 年 9 月 26 日四診：胃舒服，打嗝倒酸更少更輕，腰痛已微，小便仍頻。

刻見：心悸，面白，失眠，煩熱，口臭，尿頻，陣發性頭暈重。脈沉弦細小緊，舌淡苔薄膩。屬肝胃不和，脾腎虧虛，心神失養。前方化裁。

柴胡 15 克	枳殼 15 克	白芍 15 克	炙甘草 12 克
砂仁 15 克	木香 15 克	黨參 30 克	茯苓 25 克
白朮 15 克	黃芩 12 克	陳皮 15 克	半夏麴 12 克
生薑 5 克	大棗 3 枚	檀香 3 克	刺蝟皮粉 3 克

棗仁20克　　枸杞15克

3劑，水煎內服。

2012年10月3日五診：諸症繼減。要求丸劑調理。

刻見：胃脹倒酸，長期煩躁，受涼、食冷或食蔬菜則易腹瀉，口酸口臭，面白頭暈，眠差夢多，尿頻、目霧、脫髮。

【檢查】 脈沉弦細小緊（右偏澀），舌淡略胖苔膩。

【辨證】 脾腎氣虛，肝胃不和，心神失養。

【治法】 健脾固腎，調和肝胃，養心安神。

【處方】 歸脾湯、四逆散等化裁。

黃耆30克	人參30克	黨參30克	龍眼肉15克
當歸15克	酸棗仁30克	白朮30克	木香15克
炙甘草15克	遠志12克	乾薑10克	茯苓30克
柴胡30克	黃芩15克	枳殼30克	白芍30克
刺蝟皮30克	九香蟲15克	青木香15克	丹參30克
檀香30克	砂仁30克	川芎15克	芡實30克
金櫻子30克	合歡皮花各15克	枸杞30克	黃精30克
海馬15克	螞蟻60克	魚膘膠60克	北五味15克
益智仁15克	菟絲子15克	補骨脂15克	苡仁30克
蓮肉30克	山藥60克	扁豆30克	靈芝30克

諸藥烘乾研粉，水泛為丸，一天2～3次，每次6～12克，感冒停服。

2012年11月6日回訪：胃脹減，口中和，睡眠轉安，神增，小便減少，面有華。

2012年12月15日回訪：藥後無不適。腹瀉及胃脹倒酸消失，睡眠安穩，口酸口臭不復存在，頭暈消失，面已華。查脈弦細有神，舌漸榮。

2014 年 3 月 5 日六診：

【主訴】 停藥一年，胃病癒後未發。繼出現其他問題。

【病史】 年輕時長住潮濕環境和產後及經期生冷未忌。近 30 年來長期患病，查有胃炎、膝關節骨質增生、高血壓、糖尿病（血糖及血壓波動較大，現血糖控制在正常範圍，血壓偏高，服藥後 150/80 毫米汞柱）。於當地服中西藥不效，特來求膏方調理。

刻見：①畏冷易感，頭部冷痛（額頭為顯），呈游走性刺痛暈痛，平時頭不清晰。②腰腿脹痛，痛處固定。足掌刺痛，不紅不腫。左腿皮膚發涼。雙手臂痠痛，揉按則舒。③眠差夢多。④易上火，易煩躁發熱，面部烘熱。⑤夜尿頻（4～5 次），耳背足麻，眼睛模糊澀痛。⑥經常肝鬱不快。

【檢查】 脈弦細小緊（右緊更顯），尺弱，舌淡苔薄。

【辨證】 年老根枯，腎陽不足，精血雙虧，肝鬱血瘀。

【治法】 溫腎壯陽，益精養血，疏肝活絡。

【處方】 玉屏風散、生脈散、右歸丸、桑螵蛸等化裁。

上等黃耆 600 克	荊防各 90 克	二朮各 120 克	白人參 100 克
西洋參 100 克	黨參 300 克	丹參 300 克	二冬各 120 克
北五味 90 克	全蟲 45 克	蜈蚣 45 克	鹿角 90 克
田七 90 克	蒲黃 150 克	山楂 150 克	煨葛根 300 克
熟附片 90 克	桂枝 90 克	肉桂 90 克	炒生地 300 克

山藥300克　山萸120克　澤瀉90克　茯苓120克
丹皮90克　枸杞200克　製首烏200克　龜鹿膠各60克
川懷膝各120克　龜板300克　杜仲120克　當歸120克
川芎120克　二芍各200克　桑螵蛸200克　桑椹子200克
桑寄生200克　龍牡各300克　遠志90克　石菖蒲90克
酸棗仁60克　柏子仁200克　硃砂30克　靈芝孢子粉30克
海馬60克　狗腎10條　阿膠200克　螞蟻120克
雪蛤油40克　雞血藤膏60克　草決明120克　浮小麥300克
穭豆皮200克　夜交藤300克　枳實殼各150克　升柴各90克
百合200克　女貞200克　麥芽500克　雞內金300克
萊菔子300克

上味共煎濃汁，文火熬糊，入諸膠及木糖醇，烊化收膏。早晚以沸水沖飲一匙。

2014年4月29日回訪：畏冷感冒少了，頭痛消失，腰不痛，手臂痛減半，睡眠安穩，夜尿由4次減為2次，且尿量增多，有力些，眼睛乾澀大減。

2014年6月5日回訪：勞累後腰痛偶作，其他症狀不復存在。

按語：老人多病責腎虛血虧，久病不癒，肝鬱不快，由氣及血，氣滯血瘀使然。患者全身多處冷痛，陽氣不足，寒凝血瘀也，腰痛尿頻，尺脈乏力，腎虛之象。

重用黃蓍甘溫補氣，氣旺以生血，血盛則暢，全蟲、蜈蚣、田七、蒲黃通絡化瘀，海馬、狗腎甘溫壯陽，補腎強精。此為處方亮點。

◉醫案 18

雷某　女　32歲　2013年9月14日初診

【主訴】 腰痛3月。

【病史】 經常彎腰和接觸冷水，3月前出現腰痛（偏左）。平素經少帶多，眠差夢亂，面白少華，小腹略脹。食可，二便可。多方治療無效。經人介紹，特來求診。

【檢查】 脈沉弦細，舌淡苔膩。

【辨證】 腎虛肝鬱，濕濁下注。

【治法】 疏肝固腎，利濕安神。

【處方】 四逆散、四妙散等化裁。

柴胡15克	枳實25克	白芍15克	炙甘草15克
蒼朮15克	白朮20克	黃柏15克	苡仁25克
懷牛膝25克	木瓜25克	豨薟草20克	石楠藤15克
寄生25克	續斷25克	芡實25克	杜仲25克
夜交藤30克	茯神30克	合歡皮15克	當歸12克

3劑，水煎內服。

2013年9月22日二診：腰痛大減，睡眠轉安。查脈弦細漸緩，舌淡苔退。前方加黨參20克，棗仁30克，繼服3劑。

2013年10月26日三診：腰痛消失，睡眠安穩。至今未反覆，求膏方調理。

刻見：①近10年多病，特別是5年前小產出血過多並感冒高熱，納呆食少，自此身體變差。②痛經14年。經前乳房及小腹脹痛，腹部喜溫喜按，頭暈厭油，大便墜脹。去年因輸卵管粘連及卵巢囊腫，已做手術。平時帶多色黃味臭，經少色暗。經期口渴。③畏冷汗少10年。④

夢多嗜睡，疲倦易累 7 年。⑤易眩暈，手足易麻，易脫髮，身有紫瘢。⑥小便頻（夜尿 4 次）。⑦有慢性咽炎，經常呃逆。

【檢查】 脈弦細，尺弱，舌淡苔膩。

【辨證】 氣血雙虧，肝鬱血瘀。

【治法】 益氣養血，疏肝化瘀。

【處方】 聖癒湯、四逆散、失笑散等化裁。

上等黃蓍 200 克	白人參 60 克	西洋參 100 克	黨參 300 克
丹參 120 克	當歸 120 克	川芎 90 克	白芍 150 克
二地各 200 克	柴胡 90 克	枳實 150 克	炙甘草 90 克
蒲黃 90 克	五靈脂 90 克	川楝 90 克	玄胡 90 克
肉桂 30 克	艾葉 30 克	紫石英 120 克	九香蟲 60 克
海馬 15 克	知柏各 60 克	赤小豆 300 克	苡仁 300 克
敗醬草 90 克	阿膠 150 克	魚膘膠 200 克	螞蟻 100 克
棗仁 60 克	夜交藤 300 克	龜板 150 克	龍牡各 300 克
遠志 60 克	石菖蒲 60 克	檀香 15 克	砂仁 15 克
雞血藤膏 40 克	合歡皮花各 60 克	玫瑰花 60 克	雪蛤油 30 克
穭豆皮 200 克	浮小麥 300 克	澤瀉 90 克	丹皮 60 克
硃砂 10 克	湘蓮肉 60 克		

上味共煎濃汁，文火熬糊，入諸膠及蜂蜜，烊化收膏。早晚以沸水沖飲一匙。

2013 年 12 月 7 日回訪：痛經大減（本月 3 號來），乳痛輕些，嗜睡少了，夢仍多，藥後口稍燥，大便欠暢。囑加黑芝麻，蜜蜂兌入膏中服可也。

2014 年 6 月 17 日回訪：痛經數月未發，頭暈消失，睡眠安穩。

按語：產後體弱，復加感冒高熱，雪上加霜，失治誤治，漸次加重，終成痼疾。14 年之頑疾折磨，其痛苦可想而知！吾以一劑養血活血膏方解決，非醫術高超，實得益於複方善治疑難之理也。若以湯劑療之，小效尚可，顯效乃至痊癒難也！

◉醫案 19

羅某　女　43 歲　2010 年 5 月 23 日初診

【主訴】膝關節痠痛 5 年，久治不癒。

【病史】右膝外側半月板前角變性，前方小囊腫，髕上囊內積液。

平時服西藥暫時止痛，擔心癱瘓，求中醫治療。

刻見：①足痛，久坐起立痛加劇，不能下蹲。②長年患高血壓、冠心病及甲低，停經數年。③胸悶、心悸、心累。④失眠煩躁，耳鳴目澀，尿頻易感。⑤飲食不慎則胃脹打呃。⑥經常呵欠嗜睡。

【檢查】脈弦細略緊（右沉），尺弱，舌淡胖，舌脈紫。

【辨證】肝腎不足，血虛血滯。

【治法】培補肝腎，調和氣血。

【處方】八珍湯、歸芍地黃丸加味。

黃蓍 100 克	人參 45 克	黨參 90 克	當歸 60 克
川芎 30 克	二芍各 20 克	大熟地 30 克	茯苓 60 克
白朮 30 克	山藥 60 克	山萸 30 克	澤瀉 25 克
丹皮 25 克	枸杞 60 克	菟絲子 30 克	補骨脂 30 克
製首烏 30 克	雞血藤膠 30 克	寄生 30 克	烏蛇 30 克
地鱉蟲 25 克	螞蟻 30 克	全蟲 20 克	蜈蚣 20 克

蘇木 25 克	玄胡 25 克	香附 25 克	田七 30 克
狗骨 120 克	龜板 25 克	石菖蒲 15 克	遠志 15 克
龍骨 25 克	靈芝 60 克	阿膠 60 克	

諸藥烘乾研粉，煉蜜為丸，一天 2～3 次，每次 6～12 克，感冒停服。

2011 年 3 月 6 日回訪：服一月能隨意活動，關節痛減半。現在可以登山旅遊了。「別人說我至少年輕 5 歲……」

按語：患者是生意人，整天像一台機器高速運轉，生活休息不定，焉不生病？多種疾病纏身，元氣必損。治療想當然，擅自服一些保健品，訴「每個月的保健品要花掉五六千」！這是有錢人的生活！然而越吃越糟糕，可悲可嘆！改中藥治療，終獲大效！

八珍湯由當歸、川芎、白芍、熟地、人參、白朮、茯苓、炙甘草組成。治療氣血兩虛之面色蒼白或萎黃，頭暈目眩，四肢倦怠，氣短懶言，心悸怔忡，飲食減少等症效果良好。本方係四君子湯合四物湯而成，統治氣血兩虛之多種病證。

歸芍地黃丸用於治療肝腎兩虧，陰虛血少，頭暈目眩，耳鳴咽乾，午後潮熱，腰腿痠痛，腳跟疼痛等症。方中狗骨治風濕關節疼痛，腰腿無力，可代替虎骨之用。

2013 年 11 月 15 日二診：

【主訴】 停經過早，諸病纏身，久治不效。

【病史】 停經過早（38 歲）而疾病纏身。查有慢性胃竇炎伴糜爛，脂肪肝，外周動脈硬化，基底動脈供血不足，心室間隔增厚，竇性心律不整，甲低，高血壓。寒冬之際，予溫藥固本，擬膏方調理。

刻見：①胃病，多食或受涼等則消化不良，乾嘔打嗝。初為胃竇炎，近查伴糜爛（因飲食失調和服用各種藥物所致）。②多夢，記憶差，精力不濟，易疲倦。③枕部血管脹痛，拒按。④髮脫，耳鳴口苦。⑤臀部發涼如水澆，膝關節痠痛。⑥大便不爽，小便頻數。

【檢查】 脈沉細（左較弱），舌淡胖，舌脈紫。

【辨證】 氣血雙虧，脾腎不足，肝胃不和，氣滯血瘀。

【治法】 調補氣血，健脾固腎，疏肝和胃。

【處方】 十全大補湯、歸脾湯、丹參飲等化裁。

上等黃蓍 300 克	紅參 60 克	西洋參 100 克	黨參 300 克
丹參 200 克	茯神 150 克	二朮各 90 克	青陳皮各 90 克
當歸 90 克	川芎 60 克	二芍各 150 克	二地各 200 克
蒲黃 120 克	桃紅各 90 克	香附 90 克	合歡皮 200 克
佛手 200 克	半夏麴 90 克	檀香 20 克	砂仁 20 克
刺蝟皮 60 克	田七 60 克	白及 60 克	三棱 120 克
文朮 120 克	海馬 20 克	螞蟻 120 克	阿膠 150 克
龍眼肉 150 克	棗仁 60 克	柏子仁 120 克	遠志 90 克
龍牡各 200 克	磁石 200 克	硃砂 10 克	仙茅 120 克
仙靈脾 120 克	枸杞 200 克	製首烏 200 克	懷牛膝 120 克
龜板 200 克	菟絲子 120 克	鹿膠 60 克	杜仲 120 克
草決明 300 克	浮小麥 300 克	雪蛤油 15 克	雞血藤膏 60 克
升柴各 60 克	麥冬 90 克	北五味 90 克	百合 200 克
苡仁 200 克	五穀蟲 120 克	天麻 30 克	焦三仙各 90 克

上味共煎濃汁，文火熬糊，入諸膠及蜂蜜，烊化收膏。早晚以沸水各沖飲一匙。

2013 年 12 月 12 日回訪：藥服五分之一，胃好許多，睡眠安穩，夜尿一次。頭痛，耳鳴及口苦大減。臀部不冷，膝關節略痛。藥後口不乾，胃不脹。

2014 年 2 月 24 日回訪：精神大振，難得感冒，枕部疼痛消失，膝關節不痛有力，晚上已不起夜。

按語：月經應期而至，氣血調和也。停經過早，於健康極為不利。經血不出，瘀濁內留。「瘀血不去，新血不生」，瘀毒羈留，極易產生癥瘕腫塊。況月經與卵巢密切相關，經血涸而卵巢衰也！月經不調亦影響情志活動。總之，停經過早，則衍生多種疾病。

◎醫案 20

白某　女　50 歲　2013 年 9 月 20 日初診

【主訴】 年半百，體弱病多。

【病史】 年輕胎產頻數（共 8 次），一年前閉經，身體出現諸多問題。

刻見：①心悸怔忡，查心肌缺血。②平時夢多。③陰道乾燥，房事疼痛困難。

【檢查】 脈沉細（右略弦），尺弱，舌淡。

【辨證】 腎虛血弱。

【治法】 補腎養血。

【處方】 十全大補湯、六味地黃丸等化裁。

上等黃蓍 60 克　白人參 30 克　西洋參 60 克　黨參 200 克
當歸 45 克　川芎 45 克　二芍各 60 克　二地各 120 克
桃紅各 25 克　山藥 120 克　山萸 60 克　澤瀉 45 克
茯神 120 克　丹皮 30 克　龜膠 45 克　龍牡各 300 克

遠志 45 克	石菖蒲 45 克	麥冬 60 克	北五味 60 克
丹參 120 克	檀香 10 克	砂仁 10 克	棗仁 30 克
夜交藤 200 克	合歡皮花各 45 克	海馬 15 克	雪蛤油 30 克
枸杞 90 克	製首烏 90 克	桑椹子 90 克	田七 25 克
龍眼肉 45 克	阿膠 120 克	大雲 60 克	玉竹 90 克
淫羊藿 60 克	寄生 60 克	續斷 60 克	穭豆皮 200 克
浮小麥 200 克	磁石 10 克	硃砂 10 克	靈芝 60 克
黄精 200 克	螞蟻 120 克	木香 30 克	焦三仙各 60 克

上味共煎濃汁，文火熬糊，入諸膠及蜂蜜，烊化收膏。早晚以沸水沖飲一匙。

2014 年 2 月 3 日回訪：醫院查心電圖正常。睡眠安穩，夢極少。夫妻生活滿意。精神好，別人都說「變年輕了，面色紅潤，像化了妝一樣……」

按語：半百而衰，此乃自然規律。白某胎產頻數，過耗精血，加重了其衰老的速度和程度。因心臟不好和夫妻生活差就診。

方選十全大補湯補血，六味地黃丸強精，更加阿膠、龜膠、雪蛤油、海馬等峻補精血，滋陰溫陽。根本得固，身體安康！

◉醫案 21

王某　女　38 歲　2013 年 11 月 5 日初診

【主訴】 產後眩暈肢冷 4 年，久治不效。

【病史】 4 年前產後體弱，以眩暈肢冷為甚，久治不癒，同事介紹，慕名求診。

刻見：①畏冷肢厥，頭目眩暈，經期加重。平時腰腹冷痛。②經少尿頻，髮脫眠差，眼睛模糊。③易發口腔潰瘍。咽乾夜甚，喜溫飲。④查有腦血管痙攣，乳腺增生。⑤帶多味臭。

【檢查】 脈弦細略緊，舌淡，苔薄膩乾，舌脈略紫。

【辨證】 腎陽不足（陰損及陽），氣血雙虧，肝鬱不舒。

【治法】 溫腎強腰，調補氣血，疏肝解鬱。

【處方】 金匱腎氣丸、十全大補湯等化裁。

上等黃著300克	白人參60克	黨參300克	太子參150克
丹參150克	二地各200克	山藥200克	山萸120克
澤瀉90克	茯苓120克	丹皮90克	枸杞200克
鹿膠60克	菟絲子90克	杜仲120克	當歸90克
桂枝45克	肉桂45克	熟附片45克	懷牛膝120克
龜板200克	龜膠60克	阿膠100克	雞血藤膏60克
海馬15克	螞蟻120克	續斷200克	寄生200克
仙茅120克	仙靈脾120克	巴戟天120克	知柏各90克
百合200克	玉竹200克	製首烏200克	田七30克
合歡皮200克	棗仁30克	升柴各60克	枳實殼各120克
二朮各90克	川芎60克	香附60克	湘蓮肉30克
二冬各90克	北五味90克	女貞子120克	浮小麥300克
刺蝟皮15克	九香蟲60克		

上味共煎濃汁，文火熬糊，入諸膠及蜂蜜，烊化收膏。早晚以沸水沖飲一匙。

2013 年 11 月 29 日回訪：藥後不上火。精神振，走路有力，眼睛明亮，頭暈微，腰痛消失，睡眠轉好，咽乾渴飲消失，帶減，口腔潰瘍未作。查脈弦細緩有神，舌淡榮。

2014 年 3 月 21 日回訪（介紹朋友周某求治婦科雜病）：頭暈、腰痛、口腔潰瘍俱已消失，小便正常，睡眠香甜，眼睛不霧，咽不乾，面已華，帶轉常，唯經血偏少。查脈弦細有神，舌淡紅，舌脈紫色已退。

按語：患者肢冷、腰冷、經少、尿頻等辨為腎陽不足，復有咽乾、口腔潰瘍等陰虛表現，看似矛盾，實是病變過程中陰虛失治，陰損及陽也。

處方中金匱腎氣丸滋陰益陽，加龜板、龜膠、阿膠、玉竹、二冬、女貞等增強滋陰之力，伍海馬、仙茅、仙靈脾、巴戟天等更添溫陽之功。陰平陽秘，精神乃治。

◉醫案 22

卿某　女　50 歲　2014 年 5 月 8 日初診

【主訴】 體弱多病。

【病史】 胎產頻數，近 10 年身體變差。

刻見：①面少華，胸悶氣緊，眩暈心悸，暈厥頻發。②腰部痠痛，經後加重。③畏冷易感。④納呆運遲，受涼及飲食不當易腹瀉。平時大便稀溏不成形，一天 1～3 次，尿頻（夜尿 4 次）。⑤經血淋瀝難淨，帶少。經前小腹及乳房脹痛。⑥眠差夢多，目霧，手足轉筋，易發口腔潰瘍，口燥不飲。

【檢查】 脈弦細弱（左偏浮），尺弱，舌淡胖，苔薄乾。

【辨證】 氣血大虧，脾腎不足，肝鬱不舒。

【治法】 大補氣血，健脾固腎，疏肝安神。

【處方】 補中益氣湯、參苓白朮散、六味地黃丸、四逆散等化裁。

上等黄蓍300克	雲防風60克	白朮120克	白人參60克
西洋參100克	黨參300克	丹參200克	麥冬90克
北五味60克	升柴各60克	當歸90克	炙甘草60克
川芎60克	白芍120克	炒生地200克	桃紅各60克
茯苓120克	青陳皮各60克	檀香15克	砂仁60克
香附60克	炒苡仁200克	湘蓮肉60克	蓮米300克
山藥300克	扁豆200克	桔梗60克	玉蝴蝶60克
棗仁600克（100克入膏，500克入煎）		夜交藤300克	浮小麥300克
穭豆皮200克	硃砂30克	山萸120克	澤瀉90克
丹皮90克	枸杞200克	龜膠60克	龜板300克
懷牛膝90克	海馬30克	螞蟻120克	狗腎150克
阿膠100克	雪蛤油60克	紫河車60克	百合150克
五穀蟲120克	合歡皮200克	枳殼200克	紅景天120克
雞內金500克	萊菔300克	二芽各300克	楂麴各150克

上味共煎濃汁，文火熬糊，加諸膠及冰糖250克收膏。早晚以沸水沖飲一匙。

2014年6月12日回訪：查脈弦細有神，尺已應指，舌漸榮。說「藥後胃暖身熱約10分鐘，飲水即解，人特舒服」。藥後口不乾，胃不脹無不適。除睡眠改善不顯外，其他好許多。精神振作，胸緊心悸減半，腰痛及畏冷輕些。食慾增加，大便較前稍乾，仍不成形，一天2次，囑服少量焦米可澀腸止瀉。夜尿一次。經血3天淨，經期小腹及乳房不痛了。眼睛明亮些，手足轉筋消失，口腔潰瘍未出現。

按語：患者離異，貧病交加，延久失治，近年加重，暈厥頻作，不得不治。觀其諸症，氣血虛脾腎虛是根本，如何恢復，健脾昇陽、補腎強精為治療大法。患者訴藥後「胃中暖和發熱……」此中陽生、陽氣復之吉兆也！藥已中的，緩緩服之，定湊大效！

◉醫案 23

李某　女　41歲　2014年4月13日初診

【主訴】 頭痛身癢5年，久治不癒。

【病史】 近5年來，崩漏耗血，加之產後失血甚多，延至現在出現諸多症狀，久治不癒。經人介紹，慕名求治。

刻見：①面蒼色暗有斑，身癢有疹，全身泛發（甚則陰道亦癢，4年前查有白色念珠菌陰道炎）。②頭痛4年（隱痛如刺，白天多見，一天2～3次），伴陣發性眩暈恍惚，不能思考。平時腰痠背痛。③經多有塊，經期小腹及乳房脹痛，平時小腹按之亦痛。④經常肝鬱不快，打嗝打屁稍舒。查有淺表性胃炎。⑤肢麻目霧，脫髮。記憶力差。

【檢查】 脈弦細略緊（右偏浮），尺弱，舌淡苔白膩。

【辨證】 氣陰不足，腎虛肝鬱，濕鬱化熱，氣滯血瘀。

【治法】 益氣養陰，固腎疏肝，利濕涼血，調和氣血。

【處方】 參麥地黃丸、聖癒湯、四逆散等化裁。

上等黃蓍200克	西洋參100克	黨參200克	丹參200克
玄參200克	苦參120克	二冬各90克	生地300克
山藥200克	山萸120克	澤瀉90克	土苓90克
丹皮90克	枸杞200克	生製首烏各200克	龜鱉膠各60克

懷牛膝90克　龜板500克　鱉甲300克　當歸90克
川芎60克　二芍各150克　桃紅各90克　升柴各60克
枳實殼各150克　生熟苡仁各300克　綠豆300克　赤小豆300克
敗醬草120克　白蘞120克　紅藤120克　全蟲30克
蜈蚣30克　酸棗仁360克（300克入煎，60克入膏）　柏子仁200克
夜交藤300克　浮小麥300克　雪蛤油60克　靈芝孢子粉30克
阿膠300克　螞蟻120克　露蜂房90克　二至丸400克
田七30克　寄生150克　續斷150克　葛根200克
合歡皮200克　五穀蟲120克　雞內金500克　棱莪朮各120克
知柏各90克

上味共煎濃汁，文火熬糊，入諸膠及蜂蜜，烊化收膏。早晚以沸水沖飲一匙。

2014年6月12日回訪：面漸華，斑變淡。身癢減三分之一，紅疹少許多。囑以冰片、芒硝、白礬等量兑水洗澡止癢。服藥一月頭痛若失，眩暈輕多了，腰痛已緩。經量較前少些，接近正常，瘀塊極少。乳房及小腹已經不痛。

空腹服藥胃稍不適，飯後服用無礙，肢麻消失，眼睛清晰，記憶好些。二便正常，藥後口不乾。

按語：女子以血為本，李某失血過多，血虛易熱；素有胃病，經常肝鬱，脾土受伐，脾虛易濕；濕熱鬱久成毒，淫溢肌膚而瘙癢有疹；虛瘀羈留，故頭痛長期不癒。症狀錯綜複雜，治療頗難。不滋陰養血，身癢難癒；不行氣活血，頭痛面斑難消。醫理明了，有是症用是藥，標本兼顧，難病不難治！

◉醫案 24

張某　女　47 歲　2013 年 3 月 18 日初診

【主訴】 腦響耳鳴半月。

【病史】 半月前突發大腦暈痛，繼腦響耳鳴，安靜更顯。回憶 20 年前膽囊切除，6 年前乳腺腫塊切除，有高血壓家族史。

查有脂肪肝，腦供血不足，血糖偏高。平時畏冷易感，形胖面萎。食可，二便可，口乾思熱飲。眠差夢多，少運動，白髮多。月經量偏多，經期達 10 天方淨。

【檢查】 脈浮弦細略數，舌淡胖，舌脈紫。

【辨證】 陰陽兩虛，氣血不足；氣滯血瘀，復感外邪。

【治法】 益氣養血，滋陰潛陽，行氣活血。

【處方】 十全大補湯等化裁。

上等黃耆 60 克　雲防風 15 克　白朮 30 克　西洋參 60 克
黨參 60 克　當歸 25 克　川芎 15 克　赤芍 30 克
生地 30 克　桃紅各 15 克　懷牛膝 30 克　枸杞 30 克
製首烏 30 克　女貞子 30 克　旱蓮草 30 克　穭豆皮 60 克
浮小麥 30 克　湘蓮肉 30 克　棗仁 30 克　柏子仁 30 克
靈芝 30 克　龜板 30 克　龍牡各 20 克　遠志 10 克
石菖蒲 10 克　磁石 20 克　山藥 30 克　山萸 30 克
澤瀉 15 克　茯苓 30 克　丹皮 15 克　雪蛤油 30 克
海馬 15 克　魚膘膠 60 克　螞蟻 60 克　阿膠 60 克
鬱金 30 克　葛根 30 克　田七 30 克　天麻 30 克
鉤藤 30 克　蟲退 30 克　殭蠶 30 克　丹參 30 克
寄生 30 克　淫羊藿 30 克　白蒺藜 30 克　潼蒺藜 30 克

諸藥烘乾研粉，水泛為丸，一天 2～3 次，每次 6～

12克，感冒及經期停服。

2013年12月22日二診：身有力，面有華，耳鳴消失。停藥數月，諸症復作，為求根治，改膏方調理。

刻見：①大腦鳴響，目霧，迎風流淚，晨起為著。②眠差夢多。③心悸怔忡，心律不整（90～100次）。④高血壓（180/115毫米汞柱，服降壓藥後165/95毫米汞柱）。⑤常眩暈欲仆，醫院查重度貧血。

【檢查】 脈弦細滑，舌淡胖。

【辨證】 氣血雙虧，陰虛陽亢，肝鬱血瘀。

【治法】 調補氣血，滋陰潛陽，疏肝調經。

【處方】 耳聾左慈丸、枕中丹、左歸丸、桃紅四物湯等化裁。

上等黃蓍300克	白人參100克	西洋參100克	黨參300克
丹參200克	葛根300克	山藥300克	磁石300克
龍牡各300克	琥珀300克	硃砂25克	珍珠300克
穞豆皮300克	浮小麥300克	夜交藤300克	棗仁60克
柏子仁120克	靈芝孢子粉30克	龜板300克	龜膠60克
遠志90克	石菖蒲90克	二冬各90克	北五味90克
田七60克	紅景天120克	二地各200克	山萸120克
枸杞300克	製首烏300克	女貞子200克	鹿膠60克
懷牛膝90克	杜仲90克	當歸90克	川芎90克
二芍各120克	桃紅各60克	佛手90克	八月瓜90克
合歡皮120克	螞蟻120克	阿膠200克	海馬30克
野天麻30克	桑螵蛸120克	桑寄生120克	桑椹子120克
桑菊各60克	茺蔚子90克	山楂150克	蒲黃150克
魚膘膠200克	百合150克	枳實殼各120克	棱朮各120克

雪蛤油 30 克　白蒺藜 150 克　潼蒺藜 150 克　草決明 300 克

上味共煎濃汁，文火熬糊，入諸膠，烊化收膏。早晚以沸水沖飲一匙。

2014 年 6 月 12 日回訪：藥後胃不脹，口不乾。大腦偶響和輕微迎風流淚外，其他明顯改善：查脈弦細有神，舌淡紅。面華如妝，身有力不如以前臃腫（以前上三樓很困難，現在上七層樓亦不費勁），睡眠轉安，大便稍軟，一天 1～2 次查血壓 120/70 毫米汞柱，心率 75 次／次（自己買了一個血壓器，天天檢查，完全正常）。

按語： 腦響耳鳴是標，腎虛血虧是本。初以十全大補湯加減調補氣血，正氣漸復，根本得固。

二診重點是心悸怔忡、心律不整和血壓偏高。重用益氣養血藥以保護心臟，更伍活血化瘀藥理氣活血，疏通氣血以助降壓。實踐證明，膏者較丸藥更力大效宏，只要有條件，多擇膏方調理。

◉醫案 25

吉某　女　42 歲　2014 年 1 月 6 日初診

【主訴】 長期便秘尿頻，頭悶乾嘔 7 天。

【病史】 近一星期頭悶乾嘔。長期大便乾燥如羊屎，10 天一行，尿頻（夜尿 8～10 次）。下巴紅疹一月，不痛不癢，嚴重時化膿有白色分泌物。兩月前咽癢胸悶咳嗽，咯痰不爽，偶痰中帶血。平素眠差夢多。月經紊亂。

【檢查】 脈沉細，舌淡胖，苔膩，舌脈紫。

【辨證】 血虛臟燥，濕熱內蘊。

【治法】 養血通便，清熱利濕。

【處方】 增液承氣湯等化裁。

玄參25克	麥冬25克	生地25克	銀翹各15克
野菊花15克	赤小豆30克	苡仁30克	大黃8克
藕節30克	冬瓜仁30克	酸棗仁30克	柏子仁15克
枳實30克	厚朴30克	火麻仁15克	

3劑，水煎內服。

2014年1月13日二診：諸症大減。近6年體弱多病，要求膏方調理。主要表現：長期大便乾燥如羊屎，10天左右一行。尿頻（夜尿8～10次），量多清長。眠差夢多，亂夢連連。長期頭暈頭痛（太陽穴及額頭，冷熱或生氣等均可誘發）。畏冷易感，感冒後久久難癒，輸液方解。經量極少，經期乳脹。

【檢查】 脈沉細弱，尺難尋。舌淡胖，苔膩厚白乾，舌脈紫。

【辨證】 氣血大虧，肝鬱腎弱；氣化失司，臟燥腑滯。

【治法】 大補氣血，疏肝固腎；溫陽化氣，通腑瀉濁。

【處方】 玉屏風散、參麥地黃丸、桑螵蛸散、增液承氣湯等化裁。

上等黃蓍450克	雲防風90克	白朮120克	白人參100克
西洋參100克	黨參300克	丹參300克	玄參300克
二冬各120克	二地各200克	北五味90克	山藥300克
山萸120克	澤瀉90克	茯神120克	丹皮90克
火麻仁300克	柏子仁450克	黑芝麻300克	生首烏300克
大雲200克	枳實殼各150克	厚朴120克	萊菔子120克
桑螵蛸300克	龍牡各300克	龜板300克	龜鹿膠各60克
當歸90克	遠志90克	石菖蒲90克	鬱金90克

百合 200 克	芡實 300 克	金櫻子 300 克	刺蝟皮 60 克
海馬 60 克	阿膠 300 克	魚膘膠 200 克	螞蟻 120 克
棗仁 60 克	穭豆皮 150 克	浮小麥 300 克	升柴各 90 克
合歡皮 200 克	佛手 200 克	香附 90 克	白蒺藜 150 克
潼蒺藜 150 克	草決明 300 克	雪蛤油 60 克	桑椹子 300 克
枸杞 200 克	製首烏 200 克	紅景天 120 克	硃砂 25 克
肉桂 60 克	黃連 60 克	胡桃肉 120 克	山楂 300 克
雞內金 300 克			

上味共煎濃汁，文火熬糊，入諸膠及蜂蜜，烊化收膏。早晚以沸水沖飲一匙。

2014 年 6 月 19 日回訪：大便變軟，3 天一行，囑加服少量黑芝麻。夜尿一次，尿量正常。睡眠安穩。頭暈痛消失。感冒偶作，難得感冒了，服藥到現在小感冒兩次。

按語：腎司二便，便秘尿頻，責之腎弱；腎精虧虛，陰損及陽，陽不化氣則尿頻；陰不濡腸則便秘；心腎不交則失眠；頭痛責之氣血虧虛，肝鬱血瘀；畏冷易感乃元陽表陽不足也；經少乳脹是血虛肝鬱；脈沉細弱，尺不應指為氣虛腎弱之極也；便秘濁腐不祛，上泛則苔厚膩；心脈不暢，氣血不和則舌脈色紫。

治以玉屏風散固表實衛，外風不得入內；參麥地黃丸伍桑螵蛸散滋陰溫陽，固腎秘精，安神縮尿；厚朴、枳實協諸滋陰潤腸藥有承氣湯義，以通腑瀉濁；龍牡、芡實、刺蝟皮等固腎澀精縮尿；草決明有四用：平肝止頭痛，清熱制他藥溫燥，瀉熱通便，清熱安眠；肉桂配黃連為交泰丸，溫腎清心，睡眠可安。

沉痾痼疾，治療何難！一膏之力，能克之乎。驗之臨床，療效是最好的證明！

◉醫案 26

楊某　女　42 歲　2014 年 4 月 14 日初診

【主訴】 烘熱面赤 3 年。

【病史】 胎產頻數（共 8 次），產後未調理。3 年前身體更差，烘熱汗出等，近來出現諸多病狀，久治無效。朋友介紹，慕名求治。

刻見：①停經兩月。②滿臉通紅半年。③烘熱汗出，動則更甚。④性差，陰道乾燥，小腹墜脹久立加重。⑤口苦口臭。⑥足軟髮脫，目霧膚燥。⑦手足掌發紅脫屑 3 年。

【檢查】 脈弦細，尺弱，舌淡，尖邊有瘀點。

【辨證】 氣陰兩虧，腎虛肝鬱。

【治法】 益氣養陰，固腎強精，疏肝調經。

【處方】 參麥地黃丸、左歸丸、桃紅四物湯等化裁。

西洋參 100 克　黨參 200 克　丹參 200 克　上等黃耆 300 克
玄參 200 克　二冬各 90 克　炒生地 300 克　山藥 300 克
山萸 120 克　澤瀉 120 克　茯苓 120 克　丹皮 120 克
枸杞 300 克　製首烏 300 克　龜鱉膠各 60 克　懷牛膝 90 克
龜板 500 克　鱉甲 300 克　炮甲 15 克　桃紅各 90 克
失笑散 150 克　益母草 90 克　當歸 90 克　二芍各 150 克
浮小麥 500 克　糯稻根 200 克　阿膠 300 克　肉桂 30 克
黃連 60 克　知柏各 90 克　雪蛤油 60 克　螞蟻 120 克
赤小豆 300 克　苡仁 300 克　綠豆 300 克　魚膘膠 200 克
二至丸 400 克　合歡皮 200 克　草決明 200 克　玉竹 200 克

百合200克　黃精200克　升柴各60克　枳實殼各150克
雞內金500克　麥芽500克　五穀蟲120克　棱莪朮各90克
仙茅90克　酸棗仁260克（200克入煎，60克入膏）
仙靈脾120克　巴戟天90克

上味共煎濃汁，文火熬糊，入諸膠及蜂蜜，烊化收膏。早晚以沸水沖飲一匙。

2014年6月1日回訪：精神好許多。藥後胃不脹，口不乾，無不適。為加強溫經活血，引火下行之力，增肉桂粉入膏中服（每次0.3克）。

2014年7月3日回訪：除口苦口臭減不多（晨起口乾顯，但較原來好許多，可能與自己無飲水習慣有關，囑多飲溫開水即可）。其他改善明顯：月經已至，經行不暢，量極少（此次月經6月25日～6月27日）。面紅減大半。烘熱消失，汗出停止。陰道乾燥有改善，夫妻生活較前好許多，小腹已不墜脹。手掌不紅不脫屑了，腰腿有力。

按語：脈細尺弱，舌淡乃陰血虧虛之證；舌瘀是血滯之兆。陰虛內熱，陰不斂陽，故面赤如妝，烘熱汗出；腎陰不足，宮胎失養，則陰道乾燥；陰虛血熱，則手掌發紅脫屑。脈弦，舌瘀，肝鬱血滯也，此為經停，小腹墜脹之因。

治以參麥地黃丸、左歸丸、桃紅四物湯化裁，滋陰活血。因血得溫則行，故加服肉桂粉助其調經，果效，藥後經至，然畢竟屬溫燥之品，所以口苦口臭減不多，權衡利弊，中病即止，不可多用。

◉醫案 27

喬某　女　57歲　2010年11月28日

【主訴】 長期體弱多病，久治不癒。

【病史】 婚後帶多，至今30餘年，四處尋醫問藥少效，近年加重。鄰居介紹，特來求治。

刻見： ①帶多色黃，天天換內褲，腥臭難聞，瘙癢難耐。②胃脘窒悶，嘆氣則舒（生氣後多見）。③大便偏燥，3～5天一行。④雙膝關節痠軟發涼，如蟻行20餘年。⑤春秋季手足接觸冷水後發癢，搔之變紅數分鐘，繼自行消失，即西醫謂之「雷諾氏徵」。⑥眼目動。

【檢查】 脈沉弦細澀，舌淡，苔膩淺黃。

【辨證】 肝腎精虧，肝胃不和，濕熱內蘊。

【治法】 調和肝胃，健脾利濕清熱。

【處方】 四逆散、二妙散加味。

柴胡15克　枳殼25克　白芍15克　炙甘草10克
赤小豆15克　苡仁25克　鬱金15克　芡實15克
黃柏12克　土苓12克　茯苓20克　豨薟草15克
製首烏15克　枸杞15克　黃精15克

5劑，水煎內服。

2010年12月8日二診：此次治療婦科病改善最顯，為30年來效果最好一次，帶減癢輕，可以不用天天換內褲了。

查脈沉弦細，尺弱，舌如前，苔稍退。

由此觀之，濕熱內蘊為最，當先解決之，通腑瀉濁可助濕熱下出。

醋柴胡12克　枳實30克　白芍15克　生甘草6克

蒼朮 12 克	黃柏 12 克	苡仁 20 克	懷牛膝 15 克
赤小豆 15 克	豨薟草 15 克	澤瀉 12 克	升麻 12 克
萆薢 12 克	防己 12 克	芡實 25 克	芒硝 10 克（分次沖服）

5 劑，水煎內服。

2012 年 3 月 26 日三診：婦科病及胃病已癒，至今未發，轉治他病。

刻見：①雙膝關節如蟻行，軟弱無力，嚴重時不敢行走近 20 年。回憶以前長住底樓（特別潮濕），平素較畏冷，冬天背心涼甚。②平時手心微汗，易上火，眼睛動，冬天口乾明顯，指甲白，結膜白。食可，二便正常。

【檢查】 脈弦細，尺弱，舌淡苔薄，舌前有裂紋。

【辨證】 肝腎不足，氣陰（血）虧虛，筋脈失養。

【治法】 補肝腎，益氣陰（血），強筋骨。

【處方】 十全大補湯、六味地黃丸等化裁。

黃耆 90 克	海馬 30 克	西洋參 100 克	黨參 100 克
茯苓 30 克	白朮 30 克	當歸 30 克	川芎 20 克
白芍 30 克	二地各 40 克	桃紅各 15 克	香附 25 克
石斛 40 克	枸杞 40 克	木瓜 30 克	合歡皮花各 25 克
山藥 90 克	山萸 30 克	澤瀉 20 克	丹皮 20 克
懷牛膝 30 克	製首烏 40 克	黑芝麻 40 克	二冬各 30 克
北五味 25 克	靈芝 40 克	棗仁 40 克	柏子仁 30 克
龜板 40 克	鱉甲 40 克	龍骨 30 克	石菖蒲 15 克
遠志 15 克	丹參 30 克	檀香 30 克	砂仁 25 克
阿膠 100 克	螞蟻 30 克	海狗腎 2 條	鹿筋 30 克
青鹽 30 克	杜仲 30 克	補骨脂 30 克	胡桃肉 30 克
黃精 40 克	玉竹 30 克	雞血藤膏 40 克	枳實 30 克

苡仁30克　　芡實30克　　茺蔚子30克　豹骨30克
焦三仙30克

諸藥烘乾研粉，煉蜜為丸，一天2～3次，每次6～9克，感冒停服。

2012年9月23日回訪：膝關節蟻行感消失，仍軟弱乏力。畏冷及背心冷消失。眼睛動不復存在。

2014年5月12日四診：

【主訴】 雙膝關節痠軟乏力20餘年。

【病史】 年老腎虛血虧，足軟難癒，近半月加重。

刻見：①雙膝關節痠軟，撫之膚冷20餘年。服前丸藥後膝關節如蟻行之感消失。②大便偏乾，2～4天一行。小便頻數（夜尿2～5次），近一星期尿急尿熱。③較前畏冷，牙易出血。

【檢查】 脈沉細（重按左略緊而偏滑），尺弱，舌體瘦，舌淡苔薄膩。

【辨證】 肝腎精虧，風濕阻絡。

【治法】 滋肝固腎，益精養血；活血通絡，疏風除濕。

【處方】 金匱腎氣丸、左歸丸、桃紅四物湯、二仙湯等化裁。

上等黃耆300克　黃精200克　西洋參100克　黨參300克
丹參200克　生地300克　山藥200克　山萸120克
澤瀉90克　茯苓120克　丹皮90克　附片45克
肉桂45克　枸杞200克　懷牛膝90克　生製首烏各200克
龜鹿膠各60克　龜板450克　鹿角90克　杜仲120克
當歸90克　桃紅各90克　川芎90克　二芍各120克
狗脊120克　桑螵蛸120克　桑寄生120克　桑椹子200克

續斷 120 克　雞血藤膏 60 克　海馬 40 克　狗腎 300 克
阿膠 100 克　螞蟻 200 克　田七 60 克　大雲 90 克
仙茅 90 克　仙靈脾 150 克　知柏各 90 克　萊菔子 200 克
雞內金 500 克　二芽各 300 克　五穀蟲 120 克　刺蝟皮 60 克
枳實 150 克

上味共煎濃汁，文火熬糊，入諸膠及蜂蜜，烊化收膏。早晚以沸水沖飲一匙。

2014 年 7 月 3 日回訪：膝關節冷酸大減。大便正常，1～2 天一行。夜尿 1 次。食可，眠可。

2014 年 8 月 4 日回訪：查脈弦細有神，舌淡紅。膝關節酸冷較前好許多；精神增加，背心不冷了（以前冬天常用烤火器烤背，以致經常將衣服烤爛，夏天背心亦冷）。以前怕冷不怕熱，現在怕熱不怕冷了。大便完全正常，1~2 天一行，小便清亮。食慾大增。

2014 年 9 月 8 日回訪：足膝酸冷已微，二便調，全身及足轉暖。極少感冒了。脈沉弦細有神，舌淡紅榮。

按語：數診療效證明，膏方遠勝丸藥及湯劑。故疑難重症非膏不癒，特別是年高體弱，腎虧血衰，久久難復之症，膏方更是首選必選。

◉醫案 28

潘某　女　43 歲　2013 年 6 月 23 日初診

【主訴】 便秘、黑斑、脫髮 10 年。

【病史】 胎產頻數（共 9 次），身體變差 10 年。服藥不效，慕名求診。

刻見：大便乾燥，10 天左右一行（服大黃後 3～5

天），黑斑，脫髮，經少，口乾，晨起更著，飲水略解。

【檢查】 脈弦細，舌淡苔膩。

【辨證】 氣血雙虧，血不濡腸。

【治法】 益氣養血，疏肝活血，潤腸通便。

【處方】 聖癒湯、六味地黃丸、左歸丸等化裁。

上等黃蓍 200 克	西洋參 100 克	黨參 200 克	玄參 200 克
丹參 200 克	當歸 90 克	赤芍 120 克	生地 300 克
桃紅各 90 克	山藥 200 克	黃精 200 克	澤瀉蘭各 90 克
茯苓 120 克	丹皮 90 克	枸杞 200 克	生首烏 200 克
龜膠 60 克	龜板 300 克	狗腎 120 克	懷牛膝 90 克
麥冬 200 克	火麻仁 200 克	黑芝麻 300 克	桑椹子 300 克
柏子仁 200 克	玉竹 200 克	枳朴各 120 克	棱莪朮各 120 克
草決明 150 克	雪蛤油 40 克	黃明膠 300 克	阿膠 150 克
螞蟻 120 克	益母草 90 克	青皮 90 克	杏仁 90 克
五穀蟲 120 克	萊菔子 200 克	雞內金 300 克	二芽各 300 克

上味共煎濃汁，文火熬糊，入諸膠及蜂蜜，烊化收膏。早晚以沸水沖飲一匙。

2014 年 2 月 16 日回訪（介紹親戚求診）：大便一天一次，黑斑消失，面華如妝。月經 4 天淨，量較前增多。口乾不復存在。

按語：血屬陰，有濡養功能。胎產耗血，陰血虧虛，腸燥失濡，大便燥結難下，即「無水舟停」。「無水」即「無血」也，此乃「不大便」的關鍵所在，故治宜增水補血行舟之法。心主血脈，心之華在面，心血不足，血虛血滯，則兩頰黑斑。便秘燥熱不祛，亦可加重黑斑形成。髮為血之餘，血虛則髮脫。婦女肝血不足，衝任虛損則經少。

聖癒湯益氣養血；六味地黃丸伍左歸丸滋腎陰；黃蓍、狗腎、螞蟻等溫陽助腎增強腸道動力；桃紅、澤蘭、益母草等活血消斑；枳朴、棱莪朮、青皮、五穀蟲、萊菔子、雞內金等消食化積，推陳致新；便秘是重點，更加生首烏、火麻仁、黑芝麻、柏子仁、桑椹子等滋陰潤腸，通腑瀉濁之品；方中草決明甘苦微寒，質重沉降，可清肝養肝，清利頭目，亦可入大腸，有清熱潤腸通便之效，高血壓、高血脂等因肝火上亢者多用之；雪蛤油、黃明膠、阿膠能滋陰補液，峻補精血，以黃明膠為最，為滋陰通便聖物；因肺與大腸相表裏，借杏仁一物，降肺氣，增全方通腑瀉濁之功，且其富含油脂，能潤腸通便，一藥兩用，一箭雙鵰！

◉醫案 29

蔣某　女　42 歲　2014 年 7 月 3 日初診

【主訴】 尿頻 2 年。

【病史】 平素體弱，胎產頻數（共 6 次），2 年前尿頻、尿急 1 月，醫院診為尿路感染，中西藥結合治療 1 月尿急緩解，尿頻終未瘥，遍尋醫藥，至今不癒，心情鬱悶。經人介紹，慕名求診。

刻見：①尿頻，無灼熱感，夜尿 5 次。大便正常。②畏冷易感易汗。③面白少華，易眩暈，經血少，疲倦肢麻。④小腹發涼，喜溫喜按。⑤腰部酸脹疼痛，查有腰椎間盤突出，腰椎骨質增生。⑥帶多色黃，味臭。⑦眠差夢多。

【檢查】 脈沉細弦，尺弱，舌淡苔膩，邊齒印。

【辨證】 腎陽不足，氣血雙虧，濕熱下注。

【治法】 溫陽固腎，益氣養血，清利濕熱。

【處方】 右歸丸、六味地黃丸、八珍湯、二妙散等化裁。

上等黃耆 200 克　肉桂 30 克　烏藥 60 克　生地 300 克
山藥 300 克　山萸 150 克　澤瀉 90 克　茯苓 120 克
丹皮 90 克　枸杞 200 克　製首烏 200 克　龜鹿膠各 60 克
鹿鞭 200 克　龜板 450 克　狗腎 200 克　西洋參 100 克
黨參 300 克　丹參 200 克　當歸 90 克　白芍 150 克
桃紅各 90 克　赤小豆 300 克　苡仁 300 克　豨薟草 150 克
蛇床子 90 克　地膚子 90 克　雞冠花 90 克　桑螵蛸 200 克
桑椹子 200 克　龍牡各 200 克　芡實 560 克（500 克入煎，60 克入膏）
金櫻子 500 克　棗仁 360 克（300 克入煎，60 克入膏）
刺蝟皮 90 克　湘蓮肉 560 克（500 克入煎，60 克入膏）
覆盆子 120 克　北五味 90 克　阿膠 200 克　黃明膠 200 克
魚膘膠 200 克　螞蟻 150 克　仙茅 90 克　仙靈脾 120 克
二至丸 300 克　雞內金 500 克

上味共煎濃汁，文火熬糊，入諸膠及蜂蜜，烊化收膏。早晚以沸水沖飲一匙。

2014 年 7 月 22 日回訪：小便症狀較前好些，夜尿 2 次，睡眠漸安，黃帶減少，腰痛好轉，精神漸振。

按語：初尿頻、尿急，診為尿路感染，予清熱利濕藥治療一月，藥過病所，正氣受伐，故尿頻難瘥，應中病即止，方為上策。尿頻，無灼熱感，兼見腰脹腹涼，面白畏冷，脈沉細尺弱，舌淡，顯為腎陽虧虛也，然帶多色黃，味臭，苔膩，此為濕濁內蘊，鬱而化熱下注。證屬虛實夾雜，治應扶正祛邪。

1. 溫腎陽，利濕濁，右歸丸伍六味地黃丸與二妙散。

2. 補氣血，八珍湯良。

3. 加強溫陽——重用黃蓍、鹿膠、鹿鞭、狗腎、螞蟻、桑螵蛸、仙茅、仙靈脾、覆盆子等。

4. 加強滋陰——須伍龜板、西洋參、桑椹子、二至丸等。

5. 加強固攝——須配龍牡、芡實、金櫻子、湘蓮肉、刺蝟皮等。

6. 加強利濕止帶——須用豨薟草、蛇床子、地膚子、雞冠花、赤小豆、苡仁等。

7. 女子以血為本，故更加阿膠、魚膘膠、黃明膠等滋陰養血。

8. 正虛神不寧，故重用棗仁、湘蓮肉等養血安神。

久病緩治，以膏長服，滋陰溫陽，補氣養血，利濕瀉濁。

藥物緩慢在體內積聚，以量變促質變。多數情況，一藥而癒！

◉醫案 30

汪某　女　54歲　2014年6月17日初診

【主訴】 長期烘熱汗出，頭脹痛，喜閉目。

【病史】 體弱多病，久治不癒，黃某介紹，特來求診。

刻見：①長期烘熱小汗出，頭脹痛，喜閉目，近2月加重。②畏冷易感，雙足厥冷，痠軟乏力。③胸部隱痛，晚上更顯。④失眠，肢麻，脫髮，項強。⑤晨起乾嘔打嗝，口稍乾。⑥食可，二便可。

【檢查】 脈沉細澀，舌淡胖。

【辨證】 陰陽交損，腎虛肝鬱。

【治法】 滋陰益陽，固腎疏肝。

【處方】 二仙湯、血府逐瘀湯等化裁。

仙茅 15 克	仙靈脾 15 克	巴戟天 15 克	知柏各 18 克
當歸 12 克	懷牛膝 15 克	殭蠶 15 克	天麻 15 克
生地 15 克	桃紅各 12 克	枳殼 20 克	柴胡 12 克
赤芍 15 克	桔梗 15 克	棗仁 40 克	太子參 20 克
合歡皮 20 克			

7 劑，水煎內服。

2014 年 6 月 21 日回訪：烘熱汗出減，胸痛亦緩。

2014 年 7 月 6 日二診：諸症緩解，要求膏方根治。

【主訴】 長期額頭脹痛，足軟乏力，胸窒悶痛。

【病史】 先天稟賦不足，婚後 3 年患重度肺結核，兼長期肝鬱不快，氣結於胸，過度勞累等致身體弱不禁風，瘦羸如材。14 年前因子宮肌瘤和疝氣致崩漏出血達一年之久，不得已而手術治療。12 年前查有腰椎滑脫、頸椎骨質增生、高血壓及腦梗塞，5 年前查有胃竇炎，2 年前其子意外死亡後諸症加重。服湯緩解，擬膏從本治。

刻見：①額頭脹痛，項強不適，胸窒悶痛 2 年。②肢麻，足軟乏力 6 年。③畏冷易感，烘熱汗出 14 年。④口乾苦，思冷飲，納呆胃脹。⑤夜尿 3 次，大便尚可。⑥腰脹，勞動後加重。

【檢查】 脈沉細澀（右更弱），尺弱；舌淡胖，苔膩，邊齒印，尖略紅；血壓 145/95 毫米汞柱。

【辨證】 氣陰雙虧，腎精不足，肝鬱血瘀。

【治法】 益氣養陰，固腎強精，疏肝活血。

【處方】 參麥地黃丸、左歸丸、聖癒湯、四逆散等化裁。

上等黃蓍 200 克	西洋參 100 克	黨參 300 克	丹參 200 克
玄參 200 克	絞股藍 120 克	紅景天 120 克	二冬各 90 克
北五味 90 克	生地 300 克	山藥 200 克	山萸 120 克
澤瀉 90 克	茯苓 120 克	丹皮 90 克	枸杞 200 克
製首烏 200 克	龜膠 60 克	龜板 500 克	鱉甲 200 克
懷牛膝 90 克	當歸 90 克	川芎 90 克	二芍各 150 克
桃紅各 90 克	柴胡 90 克	枳實 200 克	合歡皮 300 克
全蟲 20 克	蜈蚣 20 克	地鱉蟲 60 克	田七 60 克
螞蟻 90 克	葛根 200 克	荷葉 120 克	天麻 60 克
鉤藤 150 克	草決明 200 克	黃明膠 200 克	阿膠 200 克
魚膘膠 200 克	狗腎 200 克	鹿筋 200 克	柏子仁 150 克
棗仁 600 克（500 克入煎，100 克入膏）		湘蓮肉 360 克（300 克入煎，60 克入膏）	
浮小麥 300 克	穭豆皮 200 克	刺蝟皮 60 克	棱莪朮各 120 克
雪蛤油 60 克	潼白蒺藜各 150 克	玉蝴蝶 90 克	知柏各 90 克
雞內金 300 克			

上味共煎濃汁，文火熬糊，入諸膠及蜂蜜，烊化收膏。早晚以沸水沖飲一匙。

2014 年 7 月 30 日回訪：諸症改善：頭痛減半，早上起床頭腦清晰，胸悶好些，呼吸暢通了。較前有精神，腰腿有力，勞動後或走遠一點也不像以前那麼疲憊。烘熱汗出大減，不如以前煩躁。口乾苦消失，食慾增加，胃不脹了。夜尿一次。

2014 年 8 月 30 日回訪：藥後口不乾，胃不脹。二便正常，夜尿極少了。睡眠安穩，頭痛消失（稍微脹而已）。感冒極少了，不畏冷，汗不出了。口苦口臭大減，胸悶痛減大半。唯足痠軟改善不顯，囑晚上熱水泡足。

按語：病久傷正，陰陽交損。陰虛生熱則烘熱汗出；陽虛生寒則畏冷足厥；頭脹痛為陰虛陽亢，虛風上擾清空；喜閉目為陽虛神倦；胸部隱痛乃陽虛寒凝，血失溫運和肝鬱氣滯二因，病及血分，故胸痛夜甚。

初診予二仙湯滋陰益陽，血府逐瘀湯理氣活血，加殭蠶、天麻平肝息風止眩，重用棗仁養血安神，太子參有益氣滋陰固本之用，合歡皮疏肝解鬱，活血化瘀。

病雜體弱，湯劑顯效，可喜可賀！欲圖根治，其路漫漫也，醫患當同心協力，或可有望。

複診治本，症狀詳解如下：

1. 氣虛——疲倦易感，尿頻，脈沉尺弱，舌淡胖。

2. 陰虛——烘熱汗出，口乾苦，脈細。

3. 精虧——肢麻，腰腿乏力，脈澀，尺弱。

4. 肝鬱——胸悶，胃脹。

5. 血瘀——胸痛，頭痛，脈澀，查有腦梗塞。

處方用藥詳解如下：

1. 參麥地黃丸伍左歸丸益氣滋陰，加黃蓍、西洋參、黨參、丹參、玄參、絞股藍、紅景天、鱉甲益氣養血，滋陰涼血，活血通脈。

2. 聖癒湯益氣養血，加桃紅、全蟲、蜈蚣、地鱉蟲、田七、螞蟻、棱莪朮增強活血化瘀。

3. 四逆散、合歡皮疏肝解鬱。

4. 葛根、荷葉、天麻、鉤藤、草決明疏經透熱，清利頭目，有降血壓、止眩暈之效。

5. 黃明膠、阿膠、魚膘膠、狗腎、鹿筋、雪蛤油滋陰養血，固腎強精。

6. 棗仁、柏子仁、浮小麥、穭豆皮、湘蓮肉養血安神。

7. 刺蝟皮固腎精，行胃滯。

8. 潼白蒺藜清竅固腎，對腎虛肝旺型高血壓有效。

9. 玉蝴蝶、知柏利咽除熱（因口乾苦，舌尖紅）。

10. 雞內金消食化滯。

◉醫案 31

卿某　女　42 歲　2014 年 6 月 29 日初診

【主訴】 長期哮喘，頭暈痛欲仆。

【病史】 幼患哮喘，經治近癒。產後復發（19 歲結婚，23 歲生產），至今 20 餘年不解，長服平喘藥（包括氨茶鹼、強的松和一些感冒藥、抗生素等）暫緩。12 年前查有慢性胃炎，平時胃脘脹痛。3 年前頭暈痛欲仆，查腦供血不足。去年 6 月突發嘔瀉便血，搶救脫離危險。

今年 5 月醫院確診：原發性高血壓；骨質疏鬆症；慢性胃炎；出血性紫癜；脂肪肝。

聽診心率 102 次/分，血壓 145/95 毫米汞柱。

現在數病纏身，雜服各種藥物（自行購買外地私人製造的一些中西藥合成的藥粉，包括有平喘藥、激素藥、鎮痛藥、消炎藥、感冒藥等）數年，身體越來越差，出現諸多不良症狀，黃某介紹，特來求診。

刻見：頭暈痛欲仆，哮喘，疲倦嗜睡，怕熱汗多，易感冒，尿頻（夜尿 4～5 次），項強痛，身痠痛，目霧肢麻脫髮，夢多耳鳴耳背，口渴思熱飲。

【檢查】 脈沉細澀略數，舌淡胖，苔白膩。唇暗，全身臃腫，水牛背，滿月臉（西醫謂柯興氏綜合徵，即長服強的松等而致）。

【辨證】 陰陽交損，氣虛血滯；精血虧虛，濕瘀互結。

【治法】 滋陰益陽，補氣通脈；峻補精血，利濕化瘀。

【處方】 十全大補湯、左歸丸、右歸丸、三甲散等化裁。

雲防風 90 克　白朮 150 克　白人參 100 克　上等黃耆 300 克
西洋參 100 克　黨參 300 克　丹參 200 克　二冬各 90 克
北五味 90 克　檀香 30 克　沉香 30 克　砂仁 60 克
當歸 90 克　川芎 90 克　白芍 150 克　生地 300 克
桃紅各 90 克　合歡皮 300 克　蒲黃 150 克　全蟲 20 克
蜈蚣 20 克　田七 60 克　炮甲 30 克　龜板 300 克
鱉甲 200 克　棗仁 600 克　湘蓮肉各 600 克（100 克入膏，500 克入煎）
柏子仁 200 克　靈芝孢子粉 30 克　靈芝 200 克　紅景天 150 克
山藥 300 克　山萸 150 克　澤瀉 90 克　茯苓 120 克
丹皮 90 克　磁石 300 克　蛤蚧 90 克　胡桃肉 120 克
紫河車 60 克　海馬 60 克　雪蛤油 90 克　狗腎 200 克
鹿筋 200 克　螞蟻 90 克　刺蝟皮 60 克　白及 60 克
枳朴各 120 克　杏 120 克　魚膘膠 200 克　阿膠 200 克
草決明 200 克　茺蔚子 120 克

上味共煎濃汁，文火熬糊，入諸膠及蜂蜜，烊化收膏。早晚以沸水沖飲一匙。

2014 年 7 月 2 日回訪：藥後口不乾，胃不脹，頭暈痛稍減，夜尿 2 次，身痠痛好些，睡眠漸安。平喘之強的松粉自行減量，囑以氨茶鹼代替可也。

2014 年 7 月 28 日回訪：腰圍減三分之一（**訴腹部有小血絲浮現，此乃腹部血管收縮變小，吉兆也**），頭身痛減輕，哮喘已平，「心裏不緊了」，夜尿 2 次，食便尚可，空腹服無礙，平喘之強的松等繼減。

按語：因病誤治，藥物雜進，中土受伐，氣血告乏。幸食慾尚可，月事通暢，年歲未老，否則食廢經亂，氣衰血涸，虛損重積，生機難復也！若病因不明，必重蹈前醫覆轍。

查激素藥強的松有平喘、消炎、鎮痛、緩解過敏症狀等作用，驗患者所服西藥，果有此藥（味苦帶甜），其副作用為保鈉排鉀誘發高血壓、骨質疏鬆症、胃潰瘍胃出血等，使人體脂肪異常分佈而形成水牛背、面月臉等。藥之害，猛於虎也！

如何找一個較好的治療方案，開出一個自己滿意的處方呢？中醫之優勢是「辨證」施治，有時亦可「辨症」，如傷寒大家劉渡舟診病常以「辨症」巧治疑難病。仔細分析：

1. 疲倦嗜睡，尿頻，脈沉乏力，舌淡胖——陽虛也。
2. 怕熱，汗多，面紅，口渴，脈細而數——陰虛也。
3. 頭暈——氣虛氣陷也。
4. 頭痛，身痛，脈澀——血滯絡阻也。

5. 身痛，查骨質疏鬆症——精血虧虛，筋骨失養也。

6. 身腫，脂肪肝，苔膩——濕瘀互結也。

7. 久喘——肺腎氣虛也。

綜合之辨為陰陽交損，氣虛血滯，精血虧虛，濕瘀互結。

治以十全大補湯等調氣血，益陰陰：

1. 玉屏風散疏風固表實衛。

2. 生脈散益氣生津養營。

3. 丹參飲養胃化瘀，調理三焦氣機。

4. 右歸丸協左歸丸陰陽同補。

5. 三甲散滋陰活血。

6. 頭暈為血虛，重用黃著、人參、西洋參、黨參、龜板、阿膠、紫河車等益氣養血。

7. 頭痛是瘀阻脈絡，故在桃紅四物湯的基礎上加合歡皮、蒲黃、全蟲、蜈蚣、田七、炮甲、茺蔚子等通絡化瘀止痛。

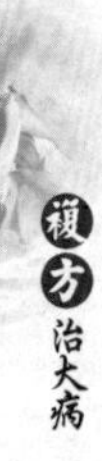

8. 久喘責之肺腎氣虛，因遣磁石、蛤蚧、胡桃肉、紫河車、海馬、雪蛤油、沉香、五味等滋肺固腎，納氣平喘。

9. 查有高血壓，乃氣虛血滯，陰虛陽亢，失眠神亂所為，故伍黃著、人參等益氣，全蟲、蜈蚣、蒲黃、桃紅等活血，龜板、鱉甲、靈芝草、決明、磁石等滋陰潛陽。

重用大量血肉有情之品益精固本，以本案大虛久虛也，捨此不效！

◉醫案 32

楊某　女　14歲　2013年3月21日初診

【主訴】 長期口腔潰瘍及痛經。

【病史】 自幼體弱，感冒後多肺熱咽痛。初潮較早（11 歲月經至）及食飲不當，出現諸多問題，求中藥調理。

刻見：①形單面白，個子偏矮。②口腔潰瘍 3 年，一月 5 次以上發作，無任何誘因。③納差，偏食。④痛經，經前腹痛。⑤大便可，小便頻數，易眩暈，夢多。

【檢查】 脈弦細，舌淡胖，舌脈紫。

【辨證】 氣血（陰）不足，脾腎虧虛，因虛致瘀。

【治法】 益氣養血（陰），健脾固腎，疏肝調經。

【處方】 參麥地黃丸、左歸丸、四逆散等化裁。

西洋參 45 克	黨參 45 克	玄參 60 克	丹參 30 克
麥冬 45 克	百合 25 克	生地 60 克	山藥 60 克
山萸 30 克	澤瀉 25 克	茯苓 45 克	丹皮 25 克
知柏各 15 克	青鹽 10 克	枸杞 45 克	製首烏 45 克
懷牛膝 25 克	龜板 60 克	阿膠 60 克	雪蛤油 20 克
海馬 15 克	螞蟻 30 克	當歸 25 克	白芍 45 克
桃紅各 15 克	失笑散 50 克	柴胡 25 克	枳實 45 克
雞內金 60 克	鮮麥芽 60 克	山楂 60 克	五穀蟲 30 克

諸藥烘乾研粉，一天 2~3 次，每次 4~8 克，感冒及經期停服。

按語：補氣養血與活血調經同步進行，補氣血必兼滋陰，參麥地黃丸偏重滋腎陰，加左歸丸力量增加。且補中有瀉，動靜結合，切合此案病情。因口腔潰瘍，故加玄參、百合、知柏、青鹽等清熱涼血；加阿膠、龜板、雪蛤油等滋陰養血；痛經乃肝鬱氣滯血瘀使然，故加四逆散伍失笑散疏肝解鬱，調和氣血，活血化瘀。為丸緩服，藥量緩慢積蓄，以量變促質變，體質改變，疾病自癒。

2014年8月11日二診

【主訴】 先天稟賦不足。

【病史】 一年前口腔潰瘍及痛經治癒。平素體弱較差，要求膏方調理。

刻見：食慾欠佳，身體偏矮，小便較頻，面色少華，記憶力差。

【檢查】 脈弦細，尺弱，舌略淡胖，舌脈紫。

【辨證】 氣血雙虧，脾腎不足。據其面少華，脈細舌淡可知氣血雙虧；食少為脾虛；個子矮，尿頻，脈細尺弱，舌淡胖為腎虛。

【治法】 益氣養血，健脾固腎。

【處方】 八珍湯、六味地黃丸、左歸丸等化裁。

黨參200克　丹參120克　茯苓90克　西洋參60克（另煎）
白朮90克　枳實殼各90克　當歸45克　白芍90克
生地150克　桃紅各30克　合歡皮120克　山藥200克
湘蓮肉360克　棗仁360克　芡實各360克（300克入煎，60克入膏）
黃精200克　青陳皮各45克　大棗60克　浮小麥200克
山萸75克　澤瀉75克　丹皮75克　枸杞150克
製首烏150克　龜板200克　龜膠45克　阿膠120克
雪蛤油25克　海馬15克　螞蟻60克　桑椹子150克
魚膘膠150克　狗腎90克　女貞子150克　玉竹150克
鮮石斛90克　絞股藍60克　靈芝120克　百合150克
五穀蟲150克　香附60克　佛手60克　雞內金300克
二芽各300克　楂麴各120克　萊菔子120克　苡仁200克

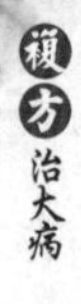

上味共煎濃汁，文火熬糊，入諸膠及蜜蜂，烊化收膏。早晚以沸水沖飲一匙。

2014 年 9 月 6 日回訪：食慾增加，面已有華，小便減少。藥後胃不脹，口不渴。

按語：益氣血，八珍湯良，固腎六味地黃丸伍左歸丸佳，健脾用了參苓白朮散化裁。加大量血肉有情之品增加補益作功效，以助增高。慮口腔潰瘍及痛經復發，因用西洋參、龜板、阿膠、雪蛤油、黃精、桑椹子、石斛、絞股蘭等滋陰清熱，加丹參、桃紅、合歡皮等活血化瘀。

第二節・心繫疾病

◉醫案 1

卿某　女　71 歲　2013 年 12 月 6 日初診

【主訴】 體弱多病，久治不效。

【病史】 平素體弱多病。醫院查有：心臟病，心臟聽診有較多雜音，心率 52 次／分；腰椎骨質增生，腰椎間盤突出，頸椎病。

刻見：①心悸怔忡，稍動更顯。②面白神差，疲倦易累。③右腿坐骨神經痛，足軟乏力，不良於行。

【檢查】 脈沉細（右略弦），舌淡苔薄，舌脈紫。

【辨證】 氣血雙虧，腎精虛衰；心失所養，心脈痺阻，風濕滯絡。

【治法】 溫補氣血，固腎強精，養心安神，除濕通絡。

【處方】 十全大補湯、右歸丸、桂甘龍牡湯等化裁。

白人參 100 克　西洋參 100 克　黨參 300 克　上等黃蓍 45 克

丹參300克　二冬各90克　北五味90克　海馬30克
阿膠200克　螞蟻120克　紅景天150克　茯神90克
二朮各90克　桂枝60克　炙甘草60克　龍牡各200克
當歸90克　川芎60克　二芍各150克　二地各200克
桃紅各90克　合歡皮200克　香附90克　青皮90克
佛手90克　失笑散240克　乳沒各90克　田七60克
地鱉蟲90克　水蛭90克　山楂200克　龜板200克
龜膠60克　山藥120克　山萸120克　懷牛膝120克
枸杞300克　製首烏300克　鹿角90克　鹿膠60克
仙茅120克　仙靈脾120克　巴戟天120克　知柏各60克
紫河車60克　百合200克　玉竹200克　靈芝孢子粉30克
棗仁60克　柏子仁120克　全蟲20克　蜈蚣20克
雞血藤膏60克　石楠藤120克　夜交藤200克　穭豆皮200克
浮小麥300克　大棗150克

上味共煎濃汁，文火熬糊，入諸膠及蜂蜜，烊化收膏。早晚沸水沖飲一匙。

2014 年 3 月 9 日回訪：訴「別人說我只有 50 多歲……」精神振作，面色已華，腰腿有力，疼痛十去八九，心悸偶作，已無雜音，心率 74 次／分。查脈弦細有神，舌漸榮，舌脈紫色漸退。

按語：患者為餐飲業老闆，曾赴北京、上海、美國求治心臟病，因心率太慢，建議安裝心臟起搏器，患者拒絕，透過電視台記者找到我，要求用膏方一試。

經過詳細辨證，我發現關鍵在於患者是否堅持服藥（以前皆頭痛醫頭，腳痛醫腳，服中藥湯劑十天半月，長則一月而止）。患者虛證突出，重在補虛，稍兼活血。於是製膏緩服，務必使藥力接續，日積月累，由量變到質變，氣血充沛，心臟得養，心悸等症自可消除！

◉醫案 2

向某　女　48 歲　2013 年 9 月 29 日初診

【主訴】 心動過速 1 年半。

【病史】 心悸顫抖，多方求治，花費數十萬元無效。慕名求治。

刻見：①一年半前突發全身顫抖（說話更顯），伴心悸怔忡，氣短不足以息，心律不整，有雜音，心率 98 次/分。②頭痛嗜睡。③平時性子急，眼睛霧，易脫髮，煩躁。④性差，夢多。

【檢查】 脈沉細小弦，尺弱，舌淡苔膩，舌脈紫。

【辨證】 氣血大衰，心失所養。

【治法】 益氣養血，強心復脈。

【處方】 炙甘草湯。

炙甘草 60 克　火麻仁 30 克　麥冬 30 克　生地 250 克
桂枝 45 克　生薑 45 克　阿膠 30 克　大棗 30 枚
白人參 30 克

1 劑，酒（即醪醩水）水各半煎藥。

2013 年 10 月 2 日二診：脈弦有力，舌淡榮。藥後大便正常，胃無礙。繼前方，服 3 劑。

2013 年 10 月 12 日三診：近幾天復感。右肩痠痛，頭稍脹痛。前方加麻黃 15 克取 1 劑。

2013 年 10 月 19 日四診：藥後未出汗，肩關節及頭痛消失。藥後大便偏乾乏力，其他諸症復作。

刻見：心率 90/分。查脈弦，尺弱，舌較前榮。初診方加上等黃蓍 100 克，當歸 30 克，北五味 30 克，磁石 30 克，酒減半。取 1 劑。

2013 年 10 月 23 日五診：心率 75 次/分。查脈弦，尺弱，舌較前榮。初診方加上等黃蓍 120 克，當歸 30 克，北五味 30 克，磁石 30 克，鹿膠 15 克，酒減半。取 1 劑。

2013 年 11 月 3 日六診：症狀有改善，擬膏方根治。

【檢查】 脈弦細滑較前有神（尺仍弱），舌淡紅少華，苔薄，舌脈紫。

【辨證】 氣血大虧，腎精不足，心失所養。

【治法】 大補氣血，固腎秘精，養心安神。

【處方】 聖癒湯、桂枝甘草龍骨牡蠣湯等化裁。

上等黃蓍 450 克　白人參 100 克　西洋參 100 克　黨參 300 克
丹參 200 克　當歸 150 克　川芎 120 克　二芍各 150 克
二地各 200 克　炙甘草 90 克　桂枝 90 克　阿膠 200 克
北五味 90 克　二冬各 90 克　升柴各 60 克　黃芩 60 克
龍牡各 300 克　磁石 300 克　茯神 120 克　魚膘膠 200 克
螞蟻 120 克　海馬 30 克　雪蛤油 30 克　田七 30 克
棗仁 60 克　柏子仁 120 克　紫河車 60 克　浮小麥 300 克
百合 200 克　枸杞 120 克　失笑散 180 克　龜板 120 克
龜膠 60 克　鹿膠 60 克　枳實 120 克　枳殼 120 克
雞血藤膏 60 克　合歡皮花各 90 克　佛手 120 克　桃紅各 60 克
仙茅 120 克　仙靈脾 120 克　澤蘭 120 克　降香 120 克
夜交藤 300 克　海狗腎 2 條　蓮米 200 克

上味共煎濃汁，文火熬糊，入諸膠及蜂蜜，烊化收

膏。早晚以沸水沖飲一匙

2014 年 2 月 7 日七診：查脈弦細滑有神，尺嫌弱，舌淡紅，苔薄膩。舌脈轉常。心率 78 次/分，顫抖極少時間發作，心悸怔忡偶見。藥後不上火，精神振作。

加強補血養心、固腎益精之力，如法製膏鞏固。

上等黃蓍 450 克　白人參 100 克　西洋參 100 克　黨參 300 克
丹參 300 克　當歸 150 克　川芎 120 克　二芍各 150 克
二地各 200 克　炙甘草 90 克　桂枝 120 克　阿膠 500 克
北五味 90 克　二冬各 90 克　升柴各 60 克　黃芩 60 克
龍牡各 500 克　磁石 300 克　茯神 120 克　魚膘膠 200 克
螞蟻 120 克　海馬 60 克　雪蛤油 30 克　田七 60 克
棗仁 60 克　柏子仁 120 克　紫河車 100 克　浮小麥 300 克
百合 200 克　枸杞 200 克　失笑散 180 克　龜板 200 克
龜膠 60 克　鹿膠 60 克　紅景天 150 克　枳實 150 克
枳殼 150 克　雞血藤膏 60 克　合歡皮 200 克　佛手 200 克
桃紅各 60 克　仙茅 120 克　仙靈脾 150 克　澤蘭 120 克
降香 120 克　海狗腎 4 條　龍眼肉 200 克　製首烏 200 克
夜交藤 300 克　桑椹子 200 克　山楂 200 克　萊菔子 120 克
雞內金 300 克

上味共煎濃汁，文火熬糊，入諸膠及蜂蜜，烊化收膏。早晚以沸水沖飲一匙。

2014 年 3 月 23 日回訪：藥後口不乾，胃不脹。聽診心音 78 次／分，律整無雜音。面色如妝，紅潤動人，精神極好。月經尚暢，經量正常。睡眠香甜。查脈弦緩有神，舌淡紅，舌脈紫色完全消失。

按語：心悸怔忡良久，輾轉數家醫院，國家級心臟病專家會診多次，花費幾十萬元，終無果。此為血不養心也，西藥治療，南轅北轍，方向不對，任你折騰，鮮有寸功！

醫聖仲景曰：「心動悸，脈結代，炙甘草湯主之。」該案切合此條經文，原方原量服之，效若浮鼓！湯劑建功，易膏調理，信心倍增！

膏者，澤之，沃之，潤之，補其不足，攻其有餘，大方複方克疑難也。處方中聖癒湯補氣血，桂枝甘草龍骨牡蠣湯養心安神。心主血而藏神，加阿膠、海馬、海狗腎、魚膘膠、螞蟻、雪蛤油、紫河車、龜鹿膠等峻補精血；增棗仁、柏子仁、夜交藤等安神定悸；心力不繼，心氣大虛，重用黃蓍、人參、黨參、桂枝等益氣溫陽，以助心之動力；心為五臟六腑之大主，腎寄元陰元陽，溫腎陽可助心陽，故予仙茅、仙靈脾等溫腎壯陽，實助心陽。

此案理法方藥一線貫通，用藥絲絲入扣，療效不凡！一劑知，再劑癒。事實證明，沉痾痼疾，非複方膏劑不能克之！

第三節・久　咳

◉醫案

文某　女　43歲　2014年1月25日初診

【主訴】 咳嗽3月。

【病史】 3月前感冒咳嗽失治，延久宿咳難解。輸液一月，病情反覆。醫院查：慢性肺部感染。改中藥治療。

刻見：①咽喉不利，咳嗽痰多，痰中夾血。②咳嗽胸痛（隱隱作痛），日夜不休。③面浮神萎，月經量少。

【檢查】 脈弦細小緊，舌淡胖，苔膩。

【辨證】 痰濁壅肺，氣機不利，久病傷正。

【治法】 豁痰瀉濁，理氣活絡，扶正固本。

【處方】 三子養親湯、葶藶大棗瀉肺湯、止嗽散、四君子湯等化裁。

蘇子 90 克	萊菔子 150 克	白芥子 60 克	葶藶子 60 克
大棗 60 克	當歸 90 克	大熟地 200 克	陳皮 90 克
薑半夏 90 克	茯苓 120 克	苡仁 200 克	厚朴 90 克
杏仁 90 克	桔梗 90 克	枳實殼各 120 克	紫菀 90 克
冬花 90 克	白前 120 克	百部 120 克	佛手 120 克
絲瓜絡 100 克	枇杷葉 200 克	海浮石 300 克	海蛤殼 300 克
冬瓜仁 300 克	膽南星 90 克	白朮 90 克	山藥 200 克
湘蓮肉 90 克	棗仁 90 克	黨參 300 克	阿膠 200 克
北五味 60 克	米殼 60 克	烏梅 90 克	訶子 90 克
合歡皮 120 克	桃紅各 60 克	柴前各 60 克	白芍 90 克
玄胡 120 克（90 克入煎，30 克入膏）		甘草 60 克	田七 30 克
瓜殼 90 克	薤白 90 克	桂枝 30 克	川貝 60 克
雪蛤油 30 克			

上味共煎濃汁，文火熬糊，入諸膠及蜂蜜，烊化收膏。早晚以沸水沖飲一匙。

2014 年 6 月 10 日回訪：服半月，諸症若失，至今未反覆，且眠食俱佳。

按語： 此為作者夫人病案。俗話「醫不自治」，意思是醫生難治自己和家人的病。初感冒咳嗽，服藥癒而復作。適逢家母仙逝，勞心費神，疏於治療，延一月病加重，赴重慶某軍區醫院治療一月暫效，回家復發。

我靜心思考，妻子咯痰不利是關鍵，訴「痰吐出後稍舒」，於是以豁痰瀉濁為治療大法，基本方乃三子養親湯、葶藶大棗瀉肺湯、止嗽散，加海浮石、海蛤殼等化頑痰，加黨參、阿膠等扶正固本。

一般見「肺炎」「氣管炎」「肺部感染」，特別是痰中帶血者，多以清熱之黃芩、茅根、石膏等施治。夫人胸痛，痰中帶血，再結合面浮神萎，月經量少，脈細舌淡胖，果斷辨為「虛瘀」作祟，以桂枝溫陽，玄胡田七通絡，服半月而癒，意料之外也。醫能自治，關鍵在於「打鐵還需自身硬」！

第四節・不孕症

◎醫案 1

劉某　女　29 歲　2012 年 9 月 20 日初診

【主訴】 婚後 7 年不孕。

【病史】 結婚 7 年不孕。形單體弱，未老先衰，身體諸多問題，久治不癒。親戚介紹，特來求治。

刻見：①小便淋瀝刺痛。月經不調。經前腹痛，量少有塊。帶多味臭。查有黴菌性陰道炎。②形瘦面白，頭暈恍惚，疲倦易累。③畏冷易感。④舌尖邊紅點熱痛。⑤眠差夢多。⑥脫髮。

【檢查】 脈沉細（右略弦），舌淡邊尖紅，苔薄膩乾。

【辨證】 氣陰（血）不足，腎虛肝鬱，濕熱內蘊。

【處方】 丹梔逍遙散等化裁。

黃蓍 15 克	太子參 15 克	丹皮 8 克	梔子 8 克，打碎
生地 20 克	大熟地 12 克	當歸 12 克	白芍 15 克
柴胡 8 克	茯苓 12 克	白朮 8 克	炙甘草 12 克
阿膠 6 克	龜膠 6 克	合歡皮 12 克	香附 12 克
二芽各 20 克			

3 劑，水煎內服。

2012 年 9 月 25 日二診：頭暈輕，精神增，眠轉安，舌尖邊紅點減少，小便灼熱漸緩，大便軟，一天一次。查脈弦細，舌如前。

生地炭 30 克	丹皮 12 克	炒梔子 12 克	當歸 12 克
白芍 15 克	柴胡 8 克	茯神 25 克	白朮 12 克
炙甘草 12 克	黃蓍 15 克	太子參 15 克	阿膠 6 克
龜膠 6 克	棗仁 15 克	合歡皮 12 克	香附 12 克
升麻 3 克	二芽各 20 克		

3 劑，水煎內服。

2012 年 10 月 1 日三診：諸症改善，現在重點是小便灼痛。

前方加苡仁 25 克，敗醬草 15 克，枳殼 15 克，黃柏 8 克，棗仁增至 25 克，繼服 3 劑。

2012 年 10 月 9 日四診：諸症更好。小便灼痛減輕（但夜尿 3～4 次）。要求根治，先服湯劑 3 劑，再製膏鞏固。

生地炭 30 克	丹皮 12 克	黃柏 8 克	當歸 12 克
白芍 15 克	柴胡 8 克	茯神 25 克	白朮 12 克
炙甘草 12 克	黃蓍 30 克	黨參 30 克	阿膠 6 克
龜膠 6 克	棗仁 45 克	合歡皮 12 克	香附 12 克

升麻 7 克　二芽各 20 克　芡實 30 克　苡仁 25 克
敗醬草 15 克　枳殼 15 克　炒黃梔子 12 克（打碎）

3 劑，水煎內服。

刻見：①查有黴菌性陰道炎，經常尿頻尿急，尿痛灼熱，帶多味臭。②口燥，舌邊尖紅點熱痛，月經不調，經前腹痛，量少有塊，形瘦面白，頭暈恍惚，畏冷易感冒，疲倦易累，眠差夢多，脫髮耳鳴，胃脹消化不良。

【檢查】 脈弦細，舌淡紅少華，苔薄膩（根部較膩）。

【辨證】 濕熱內蘊，氣陰兩虧；腎虛肝鬱，氣滯血瘀。

【治法】 清熱利濕，益氣養陰；強腎疏肝，調和氣血。

【處方】 知柏地黃湯等化裁。

知柏各 90 克　生地 300 克　山藥 200 克　山萸 120 克
澤瀉 120 克　土茯苓 150 克　苦參 150 克　丹皮 90 克
苡仁 300 克　赤小豆 300 克　懷牛膝 120 克　蒲黃 90 克
五靈脂 90 克　敗醬草 120 克　血餘炭 120 克　滑石 90 克
炙甘草 90 克　桃紅各 60 克　當歸 60 克　丹參 120 克
刺蝟皮 30 克　九香蟲 60 克　升柴 60 克　枳實 60 克
二芍各 120 克　川芎 60 克　上等黃蓍 300 克　白人參 60 克
西洋參 60 克　太子參 150 克　黨參 300 克　雪蛤油 30 克
阿膠 100 克　龜膠 60 克　鱉甲膠 60 克　棗仁 60 克
浮小麥 300 克　寄生 150 克　仙茅 150 克　仙靈脾 150 克
巴戟天 150 克　芡實 150 克　金櫻子 150 克　蛇床子 120 克
硃砂 10 克　秋石 10 克

上味共煎濃汁，文火熬糊，入諸膠及蜂蜜 250 克收膏。早晚以沸水沖飲一匙。

2013 年 1 月 25 日回訪：小便完全正常，月經可，經量較前增多，瘀塊消失，面有華，頭暈止，畏冷感冒大減，睡眠轉安，胃好了，舌尖碎痛消失。查脈弦細有神，舌榮。

2013 年 3 月 18 日回訪：尿道感染、舌尖碎痛、頭暈等俱已消失，月經正常，感冒減少，睡眠香甜，消化增強。查脈弦細有神，舌淡紅苔薄。

2014 年 5 月 27 日回訪（介紹朋友盧某求治不孕症）：去年 9 月產一健康女嬰。

按語：此案為體虛夾濕熱。補虛易助濕生熱，利濕熱易傷正氣，治療頗為棘手，故前醫久治少效。余以逍遙散化裁，疏肝解鬱，清熱利濕，初戰告捷，予膏方根治。

方中知柏地黃丸滋陰利濕清熱，加苡仁、赤小豆、滑石等增強利濕洩熱力量；桃紅四物湯、失笑散與四逆散配伍治血虛血滯之月經不調有良效；久虛不復，更加黃蓍、人參、西洋參、黨參、雪蛤油、阿膠、龜膠、鱉甲膠等益精養血，以固根本；眩暈恍惚，眠差夢多，加棗仁、浮小麥、硃砂等安神定志；胃脹運遲，遣刺蝟皮、九香蟲、枳實等理氣養胃，消食化滯。複方克疑難，世上只有「不知」之病，沒有「不治」之病。此膏服 100 天，諸症消失，以辨證用藥準確故也！

◉醫案 2

王某　女　27 歲　2014 年 1 月 5 日初診

【主訴】 婚後 5 年不孕。

【病史】 婚前小產（孕 2 月，超音波檢查胎萎不長），身體變差，5 年前結婚至今不孕。慕名求膏方調理。

刻見：①陰道瘙癢，帶多如豆腐渣。查有黴菌性陰道炎。②畏冷面白，足冷較顯。不耐勞累（上課後異常疲倦）③易眩暈，易心悸怔忡。④月經錯後一星期，5～7天淨，量少。

【檢查】 脈沉細偏弱，尺不應指，舌淡苔薄膩，舌脈略紫。

【辨證】 氣血雙虧，腎虛濕盛。

【治法】 調補氣血，固腎利濕。

【處方】 十全大補湯、六味地黃丸等化裁。

上等黃耆300克 白人參100克 西洋參100克 黨參300克
土茯苓90克 白朮120克 當歸90克 川芎60克
二芍各120克 二地各200克 赤小豆300克 苡仁300克
苦參90克 山藥200克 山萸120克 澤瀉90克
丹皮90克 海馬30克 螞蟻120克 阿膠300克
魚膘膠200克 枸杞300克 製首烏300克 龜板200克
龜膠60克 刺蝟皮30克 棗仁60克 柏子仁120克
芡實200克 紫河車60克 湘蓮肉60克 蛇床子90克
黃精200克 百合200克 仙茅90克 仙靈脾120克
佛手120克 合歡皮120克 香附90克 山楂200克
五穀蟲120克

上味共煎濃汁，文火熬糊，入諸膠及蜂蜜，烊化收膏。早晚以沸水沖飲一匙。

2014年2月24日回訪：脈弦細有神，舌漸榮。藥後無不適。

2014年4月19日回訪：形豐面華，精神增加，上課不疲倦了。脈沉細有神，尺已應指。舌淡紅苔薄膩。藥後不上火。

2014 年 5 月 25 日回訪：孕一月。形體較前豐滿，面有華。脈沉細滑，舌榮。膏方送朋友謝某（3 年未孕）吃一瓶，亦孕。

按語：孕 2 月，胎萎不長而流產，腎虛血弱也。用黃著、人參、西洋參、黨參、海馬、紫河車、阿膠等峻補精血以扶正固本；帶多瘙癢是濕盛，以土茯苓、苦參、赤小豆、苡仁、澤瀉等清熱利濕治標。

◉醫案 3

何某　女　28 歲　2013 年 10 月 23 日初診

【主訴】 婚後 8 年不孕。

【病史】 平素體弱，精力不濟，不能工作。8 年前小產兩次，繼發子宮內膜異位和輸卵管粘連而不孕。擬膏方澤之，沃之，扶正助孕。

刻見：①面白有斑。②畏冷易感，汗少疲倦易累。③大便不爽，乾稀不調。尿頻、尿急、尿痛（經期前後更顯）。④頭暈腰痠痛，易脫髮，偶耳鳴。⑤口渴思熱飲，易發口腔潰瘍。⑥煩躁，眠差夢多。⑦小腹痛，有痛經史。⑧多年 B 肝炎帶原。平時少運動，下午偶足腫。

【檢查】 脈沉細弦，尺弱，舌淡苔膩，舌脈瘀。

【辨證】 氣血雙虧，腎精不足，肝鬱血瘀。

【治法】 益氣養血，固腎秘精，疏肝活血。

【處方】 十全大補湯、六味地黃丸等化裁。

上等黃著 200 克　白人參 30 克　西洋參 45 克　太子參 90 克

黨參 90 克　當歸 60 克　川芎 30 克　二芍各 45 克
二地各 90 克　桃紅各 25 克　失笑散 90 克　血餘炭 90 克
滑石 90 克　炙甘草 60 克　赤小豆 90 克　苡仁 90 克
懷牛膝 90 克　黃柏 60 克　敗醬草 90 克　茯苓 120 克
白朮 60 克　青陳皮各 45 克　香附 45 克　合歡皮花各 45 克
玫瑰花 45 克　山藥 120 克　山萸 90 克　澤瀉 90 克
丹皮 90 克　阿膠 60 克　龜膠 60 克　龜板 90 克
雪蛤油 20 克　海馬 15 克　螞蟻 60 克　刺蝟皮 20 克
九香蟲 30 克　枸杞 90 克　製首烏 90 克　芡實 30 克
百合 90 克　金櫻子 90 克　湘蓮肉 60 克　棗仁 60 克
夜交藤 120 克　桂枝 30 克　黃連 30 克　升柴 60 克
枳實 60 克　田七 30 克　浮小麥 300 克

上味共煎濃汁，文火熬糊，入諸膠及冰糖烊化收膏。早晚以沸水沖飲一匙。

2013 年 12 月 2 日回訪：精神增加，頭暈、腰痛消失，睡眠轉安，小便澀痛已微。

2014 年 3 月 13 日回訪：孕 50 天。

按語：不孕之因，有虛有實，純虛純實較少，虛實夾雜多見。

此案平素體弱，復加小產傷血，表現為腎虛宮寒，血虛血瘀，孕育難矣！

處方中十全大補湯調補氣血，六味地黃丸固腎秘精，加桃紅、失笑散、香附、青陳皮、田七、九香蟲等疏肝調經，更有海馬、阿膠、龜膠、雪蛤油等峻補精血，氣充血足，陰平陽秘，子嗣有望！

◉醫案 4

張某　女　26歲　2011年11月21日初診

【主訴】 病後體弱，不孕5年。

【病史】 8年前患結核性腹膜炎，時盜汗，消瘦，停經，納呆等，抗結核治療一年漸解。5年前婚後痛經致雙側輸卵管梗阻，至今不孕。醫院建議手術治療，本人拒絕。慕名求中藥調理。

刻見：經血夾塊，肢冷膚黃，唇淡面萎，眠差夢多，易發口腔潰瘍，易脫髮，小便乏力，大便偏燥，感冒後久久難癒。

【檢查】 脈沉細，尺弱，舌淡。

【辨證】 氣血雙虧，腎虛肝鬱。

【處方】 十全大補湯、右歸丸、四逆散等化裁。

上等黃耆300克	白人參60克	西洋參100克	太子參200克
黨參300克	丹參200克	茯苓120克	當歸90克
二芍各120克	二地各200克	桃紅各90克	合歡皮200克
山藥200克	山萸120克	澤瀉90克	丹皮90克
懷牛膝120克	龜板200克	龜膠60克	枸杞300克
鹿膠60克	紫河車60克	大雲120克	製生首烏各200克
桑椹子200克	柏子仁120克	棗仁60克	靈芝孢子粉30克
阿膠200克	海馬15克	海狗腎2條	螞蟻200克
雪蛤油30克	升柴各60克	枳實150克	八月瓜120克
雞血藤膏60克	失笑散180克	棱術各90克	二至丸150克
百合150克	玉竹150克	山楂200克	蜜蜂250克

上味共煎濃汁，文火熬糊，入諸膠及蜂蜜，烊化收膏。早晚以沸水沖飲一匙。

2012 年 1 月 26 日回訪：面有華，睡眠轉安。脈弦細有神，尺應指，舌仍淡。

2012 年 2 月 27 日回訪（其母求治告之）：藥服到一半時出現「經淨後幾天尚來少量瘀血，瘀血出來人感輕鬆，否則胸悶煩躁」等等。此乃下焦胞宮瘀血外洩，吉兆也！睡眠、二便等均已正常。感冒少了，面色紅潤。月經準時。

2014 年 5 月 21 日回訪（介紹親戚王某求治）：去年 8 月產一男嬰。

按語：婚後男女之事耗傷腎精元氣，復因婚前腹腔粘連，虛瘀互見，孕子難矣！不扶虛逐瘀，不但嗣子無望，自身或漸入癥瘕積聚之困境。予十全大補湯補氣血，右歸丸固腎精，四逆散理氣，失笑散化瘀。藥後下血排瘀，此乃舊血祛，新血生之吉兆。

第五節・腦梗塞

◎醫案

伍某　女　48 歲　2013 年 1 月 7 日初診

【主訴】 體弱病雜 3 年。

【病史】 3 年前肩背瘆痛，雙手痛服中藥治療一年好轉。去年頭暈初服龍膽瀉肝片有效，繼過量服之傷正（10 餘瓶）。以前長住潮濕房屋，因此身體諸多不適。女兒李某產後眩暈經我治癒，慕名求診。

刻見：①頭暈不清晰，腰瘆痛 3 年。②小腹間歇性隱痛 2 年。③畏冷易感易汗，感冒則手麻。④消化不良，大便不調，2～4 天一行，質軟不成形，尿頻而黃（夜尿 3 次）。⑤經少不暢。⑥眠差夢多。⑦耳鳴，目霧，髮脫，易發紫癜，身面浮腫，查有脾大。

【檢查】 脈弦細小緊，尺弱，舌淡苔薄。舌脈紫。

【辨證】 脾腎虧虛，氣血大衰，肝鬱夾濕。

【治法】 健脾固腎，溫補氣血，疏肝利濕。

【處方】 玉屏風散、十全大補湯等。

黃蓍 100 克	雲防風 25 克	白朮 30 克	人參 100 克
西洋參 100 克	茯苓皮 60 克	炙甘草 15 克	當歸 30 克
川芎 25 克	白芍 30 克	炒生地 60 克	桃紅各 15 克
山藥 100 克	山萸 60 克	澤瀉 60 克	丹皮 25 克
枸杞 30 克	製首烏 30 克	柴胡 30 克	枳殼 60 克
蓮肉 30 克	芡實 30 克	金櫻子 30 克	棗仁 30 克
靈芝 30 克	猴頭菇 100 克	合歡皮花各 25 克	阿膠 100 克
魚膘膠 200 克	螞蟻 90 克	海馬 30 克	海狗腎 2 條
丹參 30 克	檀香 30 克	砂仁 30 克	雞血藤膏 60 克
失笑散 40 克	肉桂 15 克	雪蛤油 25 克	秋石 25 克
澤蘭 30 克	大腹皮 30 克	五加皮 30 克	香附 30 克
野天麻 60 克	鉤藤 30 克	珍珠 30 克	琥珀 30 克

諸藥烘乾研粉，煉蜜為丸，一天 2～3 次，每次 6～12 克，感冒停服。

2013 年 5 月 3 日回訪：脈弦細有神，舌漸榮。頭暈消失，腰痛已微，小腹不痛，畏冷好了，感冒極少，食慾增強，大便漸成形，小便正常，夜尿 2 次，睡眠安穩。

2014 年 4 月 20 日二診：

【主訴】 腦梗塞半年。

【病史】 丸藥服後頗好。頭暈、小腹痛、胃病、脾大等均已好轉或消失。平時血壓偏高，未重視。年輕時長住潮濕房屋達 20 年之久。回憶半年前右腿腹股溝處驟然扯痛數分鐘。一月後某晚看電視時，突發右半身麻木伴眩暈片刻（時一人在家），當晚平靜。翌日起床幹活，前症復發加重。急電話通知家人，送當地醫院檢查（自行前往，意識清楚）。

某醫院 CT （電腦斷層掃描）檢查，診斷提示：多發腔隙性腦梗塞。

服地龍膠囊、血栓通片、阿司匹林腸溶片一月有效，停藥復發。2014 年 2 月 20 日赴重慶某醫學院作頭顱 MRI 檢查，意見：雙側額葉、側腦室體旁、基底節區多發缺血灶；雙側腦室周圍腦白質脫髓鞘改變；部分空蝶鞍；雙側篩竇及上頜竇炎。

另膽固醇偏高，腦動脈順應性下降。

服地龍片、扎沖十三味丸、立普安片 3 月有效，停藥復作。

後自行服藥 20 天少效（服歸脾丸血壓下降，服六味地黃丸腰痛減輕，服明目地黃丸頭暈緩解，服大活絡丸腿麻好轉）。去年於我處服丸藥療效頗好，因來複診。

刻見：①長期頭暈不清晰，眠差，項強脹痛（半月前自行拔罐項強脹痛加重）。②右大腿麻木乏力（麻木為間歇性）。③近半月右手腕關節疼痛。④帶多清稀如蛋清，無臭無味。⑤偶烘熱汗出，口膩澀燥。⑥大便偏稀，小便偏黃（夜尿 3 次）。⑦耳鳴目霧。

【檢查】 脈沉細弦緊，舌淡苔薄膩乾，舌脈紫。

【辨證】 氣血雙虧，腎虛血滯，濕瘀互結。

【治法】 調補氣血，固腎通絡，除濕化瘀。

【處方】 十全大補湯、六味地黃丸、左歸丸、二仙湯等化裁。

上等黃耆200克 西洋參100克 黨參300克 丹參200克
葛根200克 茯苓120克 二朮各120克 當歸90克
川芎90克 二芍各150克 生地200克 桃紅各90克
山藥300克 山萸120克 澤瀉120克 丹皮90克
枸杞200克 川懷牛膝各90克 龜板300克 龜膠60克
阿膠200克 雞血藤膏60克 海馬40克 寄生200克
續斷200克 仙茅90克 仙靈脾120克 知柏各90克
螞蟻150克 烏蛇120克 地鱉蟲60克 水蛭60克
荷葉90克 升柴各60克 枳殼150克 芡實150克
湘蓮肉600克（500克入煎，100克入膏）
棗仁600克（500克入煎，100克入膏）
狗腎200克 紅景天120克 山楂200克 全蟲蜈蚣各30克
雞內金300克 二芽各300克 青皮90克 佛手200克
五穀蟲120克 夜交藤300克

上味共煎濃汁，文火熬糊，入諸膠及冰糖250克，烊化收膏。早晚以沸水沖飲一匙。

2014年5月15回訪（介紹蔣某求治）：項強已微，睡眠安穩，頭暈少時間出現，右腿有力量，精神好許多。

2014年9月20日三診：膏藥服完半月，病漸向癒。

改善有：①感冒極少了，頭暈好大半，睡眠安穩，項強脹痛偶作。②右大腿麻木消失。③右手腕不痛了。④帶減趨於正常。⑤烘熱汗出好許多。⑥大便轉常成形，小便不黃了，夜尿一次。⑦耳鳴消失。⑧藥後胃好，食慾振，精神增。

刻見：①目霧如前。②小腹悸動。③陰道乾燥。

【檢查】 脈弦細略緊有神（右偏沉），舌淡苔薄，舌脈紫色漸退。血壓130/85毫米汞柱。

【辨證】 治法處方如前，稍事化裁。

西洋參100克　黨參300克　丹參200克　上等黃耆200克
葛根200克　茯苓120克　二朮各120克　當歸90克
川芎90克　二芍各150克　生地200克　桃紅各90克
山藥300克　山萸120克　澤瀉90克　丹皮90克
枸杞200克　川懷牛膝各90克　龜板300克　龜膠60克
阿膠200克　雞血藤膏60克　海馬40克　寄生200克
川斷仲各150克　仙茅90克　仙靈脾120克　知柏各90克
螞蟻150克　烏蛇120克　地鱉蟲60克　水蛭60克
荷葉90克　升柴各60克　枳殼150克　穭豆皮200克
湘蓮肉600克　棗仁600克（500克入煎，100克入膏）　芡實300克
狗腎200克　紅景天120克　山楂200克　全蟲30克
雞內金300克　二芽各300克　青皮90克　佛手200克
五穀蟲120克　夜交藤300克　熟田七30克　蒲黃120克（包）
蜈蚣30克

上味共煎濃汁，文火熬糊，入諸膠及冰糖250克，烊化收膏。早晚以沸水沖飲一匙。

按語：農村婦女，長年勞作，復因胎產耗血，居住潮濕，半百而虛損，量變積累，最終病發一處：腦絡阻而腦梗作矣。

千里之堤，潰於蟻穴。伍某病起於數年前，調攝不

當，數病纏身。病發之因和暴發之由，我認為與長年居住潮濕環境極為有關。濕盛陽微，虛處留邪，氣血不運。腦絡受阻，輕則頭暈，重則腦梗；腿麻責之濕阻血瘀；帶多清稀，無臭無味，乃脾腎陽虛，濕濁下注也；偶烘熱汗出是氣虛，口膩澀燥無非血虛津虧；二便不利為脾腎虧虛；至於耳鳴目霧乃腎虛肝旺也。腦梗是關鍵，其他乃兼證，分清主次，用藥有的。

脈沉為腎虛，細乃血弱，弦為氣滯，緊是寒凝，予十全大補湯調補氣血，六味地黃丸協左歸丸固腎精，二仙湯溫腎燥濕，散寒清熱；頭暈絡阻是重點，故加葛根、荷葉、升柴、全蟲、蜈蚣清利頭目，疏經活絡，昇陽舉陷；腿麻責之腎虛濕阻，遣枸杞、龜板、阿膠、海馬、寄生、續斷、仙茅、仙靈脾、螞蟻、狗腎等固腎強精，祛風除濕；腦絡不通，更加地鱉蟲、水蛭、烏蛇以加強通絡之力；本虛神浮，眩暈不寧，重用蓮米、棗仁養氣血，健脾腎，安精神。

調理此類疑難病，非複方不效。因為患者數病纏身，一病多因，虛實夾雜，寒熱互見，小方力單效薄，恐病重藥輕，反而僨事。非吾好膏，實病之需，情之急也！

第三章｜男　科

第一節・雜　病

◎醫案 1

羅某　男　56 歲　2014 年 4 月 3 日初診

【主訴】 胃切除後身體變差 20 年。

【病史】 數十年騎摩托車上班，長住潮濕環境。20 年前胃潰瘍切除後身體變差，近年精力難濟。妻子李某心臟病於我處服膏治癒，特來求診。

刻見：①畏冷疲倦，背心發涼。左肩胛酸脹而冷，腰痠脹。②下身盜汗瘙癢，肛門瘙癢，痛苦難耐。手足夜熱有汗。③口臭，口渴思熱飲夜甚。易發口腔潰瘍，牙易出血。④眼睛霧，白髮過半（20 餘歲即有），記憶力、思維力等下降，偶發心悸怔忡，血壓偏低（100/60 毫米汞柱）。

【檢查】 脈弦緊，尺弱，舌淡苔膩。

【辨證】 腎精不足，陰損及陽，氣血失和；寒濕阻絡，濕熱下注。

【治法】 固腎強精，滋陰益陽，調和氣血；除濕通絡，清利濕熱。

【處方】 右歸丸、參麥地黃丸、二仙湯、桃紅四物

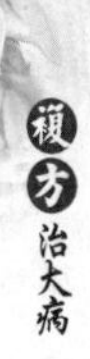

湯、四妙散等化裁。

上等黄蓍 450 克	西洋參 100 克	黨參 300 克	丹參 200 克
二冬各 120 克	北五味 90 克	附片 60 克	肉桂 60 克
桂枝 60 克	生地 300 克	山藥 200 克	山萸 120 克
澤瀉 120 克	茯苓 120 克	丹皮 120 克	知柏各 90 克
枸杞 200 克	製首烏 200 克	龜鹿鱉膠各 60 克	懷牛膝 90 克
龜板 500 克	鱉甲 300 克	龍牡各 300 克	仙茅 90 克
仙靈脾 150 克	巴戟天 90 克	當歸 90 克	川芎 90 克
二芍各 150 克	桃紅各 90 克	蒲黄 150 克	赤小豆 300 克
苡仁 300 克	二朮各 90 克	蛇床子	露蜂房各 90 克
豨薟草 150 克	百合 200 克	玉竹 200 克	黄精 200 克
酸棗仁 60 克	柏子仁 200 克	糯稻根 200 克	二至丸 400 克
海馬 40 克	狗腎 300 克	阿膠 200 克	螞蟻 120 克
田七 60 克	青鹽 30 克	葛根 300 克	浮小麥 300 克
雞內金 500 克	麥芽 500 克	雪蛤油 60 克	

上味共煎濃汁，文火熬糊，加諸膠及冰糖 250 克收膏。早晚以沸水沖飲一匙。

2014 年 5 月 17 日回訪：身有力，背心不冷了，盜汗及肛門瘙癢大減，腰痠脹好轉。唯足軟乏力，肩痛未盡癒。

囑晚上熱水泡腳半小時，艾灸足三里及肩部阿是穴。

2014 年 6 月 27 日回訪：查脈弦漸緩，舌淡漸榮。背心冷，腰痛肩酸，下身盜汗瘙癢俱已消失。口渴微，口腔潰瘍未出現，牙不出血了。面有華，足有力，眼睛明亮，血壓 110/70 毫米汞柱。

按語：此案病因有三：

1. 歲月催人老，年過半百，精血衰半。

2. 年輕時胃潰瘍切除，後天之脾胃根本受伐，氣血告乏。

3. 騎車吹風淋雨，復加居住潮濕環境，寒濕浸淫。

陰虛生內熱，陽虛生外寒。患者初陰虛，繼陽衰，陰損及陽。腰肩酸冷，脈弦緊，舌淡苔膩，陽虛寒濕之兆。治以滋陰益陽，調和氣血，重在滋陰。

處方中右歸丸協二仙湯固腎陽，參麥地黃丸滋腎陰，桃紅四物湯調氣血，四妙散利濕熱。重用西洋參、丹參、二冬、龜板、鱉甲、玉竹等滋陰增液，以陰中求陽也；遣附片、肉桂、桂枝、仙茅、仙靈脾、巴戟天等溫陽益火，以陽中求陰；更用海馬、狗腎、阿膠、螞蟻等血肉有情之品峻補精血，添精益髓；輔以青鹽涼血止口苦口臭；葛根清熱生津，昇陽疏經止腰背痛；赤小豆、苡仁、豨薟草清利濕熱。陰平陽秘，氣血調和，健康復至！

◎醫案 2

代某　男　28 歲　2013 年 12 月 22 日初診

【主訴】 誤治致痿 5 年，生活不能自理。

【病史】 18 歲早婚，縱慾過度，腎精枯竭。5 年前打工在外，初眼睛充血，視力模糊赴數家醫院檢查，結果不一：或視神經炎，或視網膜水腫。西藥治療加重。半年後繼發小便自遺，足軟乏力，進一步檢查亦未有定論：或脊髓腫瘤，或脊髓炎。治療多用激素，漸入險境。改中藥湯劑及針灸治療數月，均告罔效，延至現在幾近殘廢，生活難以自理。聞鄰居歐某癱瘓病在我處治癒，慕名求診。

刻見：①足冷過膝，撫之如冰，雙足肌肉萎縮，軟弱如癱，不能站立，足之皮膚掐之尚有知覺（上肢無礙，思維正常）。②小便自遺，尿時澀痛，夜尿 6 次。大便 5 天一行，細軟乏力。③平素畏冷易感。④痰多喜唾，皮膚油膩。⑤腰部酸弱，難負身重。⑥氣短眠差，極易口腔潰瘍。

【檢查】 脈弦芤，尺不應指，舌淡苔膩厚，舌脈粗暗。

【辨證】 腎陽大虧，精血虛衰；寒凝血瘀，經脈失養。

【治法】 溫腎壯陽，峻補精血，強筋壯骨；溫經散寒，調和氣血。

【處方】 四逆湯、右歸丸、當歸四逆湯等化裁。

熟附片 120 克　乾薑 120 克　白人參 100 克　西洋參 100 克
二朮各 120 克　上等黃蓍 450 克　雲防風 90 克　麥冬 90 克
北五味 90 克　黨參 200 克　丹參 200 克　肉桂 120 克
桂枝 120 克　大熟地 200 克　山藥 200 克　山萸 120 克
澤瀉 120 克　茯苓 120 克　丹皮 90 克　枸杞 120 克
鹿角 120 克　鹿茸 20 克　鹿膠 60 克　菟絲子 120 克
懷牛膝 120 克　龜板 200 克　龜膠 60 克　杜仲 200 克
當歸 120 克　川芎 120 克　二芍各 120 克　桃紅各 90 克
仙茅 200 克　仙靈脾 200 克　巴戟天 200 克　海馬 60 克
螞蟻 200 克　紫河車 100 克　阿膠 200 克　全蟲 20 克
蜈蚣 20 克　炮甲 20 克　北細辛 20 克　地鱉蟲 90 克
水蛭 90 克　王不留 90 克　玄胡 90 克　香附 90 克
烏藥 90 克　益智仁 90 克　龍牡各 300 克　遠志 90 克
石菖蒲 90 克　桑螵蛸 200 克　覆盆子 200 克　生製首烏各 200 克
桑椹子 200 克　大雲 200 克　萊菔子 120 克　薑半夏 120 克
天竺黃 90 克　青皮 90 克　稜術各 120 克　蒲黃 200 克

烏蛇 120 克	馬錢子 120 克	雞血藤膏 100 克	田七 100 克
皂莢 90 克	白芥子 90 克	大貝 60 克	地龍 90 克
滑石 120 克	血餘炭 200 克	苡仁 300 克	琥珀 300 克

上味共煎濃汁，文火熬糊，入諸膠及蜂蜜，烊化收膏。早晚以沸水沖飲一匙。

2014 年 1 月 9 日回訪：足冷見減，藥後咽不適略燥，胃無礙。

2014 年 3 月 21 日回訪：身體轉暖，足冷減半，現在可站立片刻，痰極少了，口腔潰瘍消失，睡眠安穩較前好（以前身冷如冰，輾轉難眠），夜尿減至 3 次，大便 3 天一行。服藥初口燥上火，半月後適應無此反應。

按語：肝開竅於目，五臟六腑精華上注於目。患者早婚縱慾而目霧，繼小便自遺，足軟乏力。病由肝及腎，由血及精，虛象始顯，醫者不識。久虛不復，積虛成損，治療一誤再誤。延至半年足厥而萎，幾成殘人，生活不能自理，方意識到問題嚴重！

經人介紹，慕名求治，吾深感責任重大，不能再誤人性命！細究諸症，四診合參：足厥如冰，陽虛重證；尿澀而痛，陰虛使然；氣不化津，津聚為痰；陰陽兩虛，氣血失和，經絡失養，肌肉萎縮也；表衛不固，溫煦失司，畏冷易感也；腰為腎之府，腎虛腰絡失養，故腰軟難立；腎司二便，腎不用則二便不利，大便或溏或秘，小便或頻或澀。

病因探明，治法處方呼之即出。中醫治病，特別是疑難病，不能越級而為，理法方藥缺一不可。辨為陽虛則溫陽，辨為陰虛即滋陰，辨為血虛當補血，辨為寒凝則散寒，辨為血瘀則活血……合理組方用藥，全在醫者之膽識、經驗，甚至靈感！

處方中四逆湯合右歸丸溫腎陽，壯元陽，當歸四逆湯溫經散寒，桃紅四物湯調和氣血，大虛久虛非鹿茸、海馬、螞蟻、紫河車、阿膠等血肉有情之品不能復也！其他諸藥皆為兼證而設，有是證用是藥。大方複方，用藥仍應遵循君臣佐使原則，溫陽勿傷陰，滋陰不礙陽，補虛不忘攻邪，逐邪不宜傷正，合理用藥，方能獲得滿意效果！

◉醫案 3

吳某　男　44歲　2013年8月25日初診

【主訴】 體弱多病10年，近來更加不適。

【病史】 近10年人感不適。

刻見：長期眠差夢多，頭暈疲倦，不耐勞累，便結尿頻，易上火，目霧髮白，性差，足冷痛。

【檢查】 脈弦細，尺弱，舌淡苔膩。

【辨證】 氣血雙虧，腎精不足，清竅失養。

【治法】 調補氣血，固腎秘精，清利頭目。

【處方】 歸脾湯、六味地黃丸、補中益氣湯等化裁。

上等黃蓍120克　西洋參100克　黨參120克　丹參120克
龍眼肉90克　當歸60克　酸棗仁600克（500克入煎，100克入膏）
白朮90克　青木香60克　炙甘草60克　遠志60克
大棗90克　茯神150克　生地300克　山藥200克
山萸90克　澤瀉60克　茯苓120克　丹皮60克
川芎75克　白芍90克　升柴各90克　枳實殼各150克
浮小麥300克　百合200克　合歡皮120克　柏子仁200克

枸杞150克　生製首烏各200克　龜板300克　魚鰾膠200克
阿膠300克　螞蟻100克　雪蛤油60克　靈芝孢子粉30克
靈芝200克　紫河車60克　女貞子200克　旱蓮草200克
夜交藤300克　穞豆皮200克　雞內金500克　二芽各500克
萊菔子300克　五穀蟲120克　棱莪朮各90克　黑芝麻300克
蓮米360克（300克入煎，60克入膏）

上味共煎濃汁，文火熬糊，入諸膠及蜂蜜，烊化收膏。早晚以沸水沖飲一匙。

2014年1月22日二診：睡眠安穩，頭腦清晰，大便暢通，隔日一行。夫妻生活欠滿意。唯服膏後不能大魚大肉，否則消化不良，引發睡眠不穩。另足冷痛改善不大，擬膏鞏固。

沙參300克　西洋參100克　黨參300克　丹參200克
玄參200克　北五味90克　遠志90克　二冬各90克
生地300克　桔梗90克　茯苓120克　當歸90克
棗仁600克（500克入煎，100克入膏）　柏子仁300克　硃砂30克
竹葉90克　二朮各150克　枳朴各150克　青陳皮各120克
山藥200克　黃精200克　澤瀉90克　丹皮90克
仙茅120克　仙靈脾150克　苡仁300克　知柏各90克
黃明膠300克　枸杞200克　生首烏200克　龜板500克
龜膠60克　狗腎300克　鹿筋300克　二至丸600克
雪蛤油90克　紅景天150克　螞蟻200克　蜈蚣45克
露蜂房120克　桃仁120克　合歡皮200克　續斷200克
刺蝟皮60克　鬱金150克　雞內金500克　羊胎盤150克
寄生200克　湘蓮肉360克（300克入煎，60克入膏）

上味共煎濃汁，文火熬糊，入諸膠及蜂蜜，烊化收

膏。早晚以沸水沖飲一匙。囑清淡飲食，勿膏粱厚味。

2014 年 6 月 8 日回訪：二診療效更好，精神慧爽，睡眠香甜，精力旺盛，身體暖和，足痛消失（服一月足痛若失）。

按語：頭暈眠差，此為清陽不升，清竅失養也。補虛昇陽為正治。考二便不利，性差，髮白，尺脈弱，年過四旬，腎精虧虛也。然精血同源，精虧者血亦不足。故用酸棗仁味甘滋潤，入心、肝二經，養血安神，重用功效卓著，且無任何弊端，寐安有助眩止。便燥為陰虧，故以生首烏、龜板、阿膠、雪蛤油、百合、黑芝麻等滋陰潤燥，瀉熱通便。陰精充盈，陽不妄動。陰平陽秘，五臟調和，睡眠自安。並且腑氣得通，有助於清陽上升也。

至於大魚大肉後服膏藥而睡眠不安，是因「胃不和則夜不寧」，非膏之弊，實食之害也！

◉醫案 4

付某　男　35 歲　2013 年 10 月 8 日初診

【主訴】 肝炎誤治變證 16 年。

【病史】 16 年前患急性黃疸性肝炎，服寒涼藥半年，黃疸解後遺留諸多症狀，近 5 年加重。肝血管瘤（11mm×11mm，門靜脈內徑 10mm）；左肝囊腫；膽囊息肉；肝功（—），已產生抗體。四處治療至今不癒，親戚介紹，慕名求治。

刻見：①面蒼青黃不澤，氣短畏冷疲倦，全身酸懶，腰腿冷甚。②臍周發涼，小腹不適。③黎明作瀉，腹瀉腸鳴，一天 3～5 次。肛門瘙癢墜脹（偶脫肛）。④睡眠不穩，失眠多夢。⑤頭暈目霧。⑥性差。⑦晚上口苦口臭，平素易上火。偶肝區不適。⑧病前體質尚可，嗜菸酒。小便尚可，食可。

【檢查】 脈弦略芤，舌淡少華，苔膩。

【辨證】 脾腎陽虛，氣血雙虧，肝鬱濕滯。

【治法】 健脾強腎，調補氣血，疏肝利濕。

【處方】 湯劑以參苓白朮散化裁。

上等黃耆15克	黨參15克	茯苓25克	白朮15克
炙甘草25克	炒苡仁25克	湘蓮肉25克	山藥25克
扁豆25克	砂仁12克	陳皮15克	大棗3枚
柴胡15克	升麻8克	棗仁20克	夜交藤20克
酒芩連各8克	木香12克	半夏麴12克	

肉桂粉2克，分次沖服

5劑，水煎內服。

【效果】 精神稍振，其他如初，改膏方調理。

【處方】 十全大補湯、四神丸、四逆散、補中益氣湯等化裁。

上等黃耆300克	玉竹120克	黃精120克	二朮各90克
海馬30克	熟附片30克	桂枝30克	肉桂30克
白人參30克	黨參300克	茯神90克	炙甘草90克
當歸60克	川芎60克	白芍60克	炒二地各200克
補骨脂120克	吳萸45克	炮薑45克	刺蝟皮30克
九香蟲60克	芩連各30克	去油肉蔻60克	北五味90克
菟絲子120克	芡實60克	金櫻子120克	枳實殼60克
升柴各60克	紫河車60克	螞蟻120克	仙茅120克
仙靈脾120克	巴戟天120克	阿膠60克	鹿膠60克

湘蓮肉 60 克　靈芝孢子粉 30 克　棗仁 60 克　五穀蟲 90 克
硃砂 15 克　海狗腎 1 條　夜交藤 200 克

上味共煎濃汁，文火熬糊，入諸膠及蜂蜜，烊化收膏。早晚以沸水沖飲一匙

2013 年 12 月 7 日回訪：除腹瀉稍作外（一天 2～3 次），其他方面均有好轉。睡眠好些，頭暈及目霧輕了，晚上口苦口臭已微，腰腿及臍周冷感減半，藥後稍有口渴，囑以淡鹽開水送服膏藥。

按語：急性黃疸性肝炎誤治半年，寒傷中陽，久久不復，真陽受累，腎根動搖矣。幸年輕且食慾未敗，雖痼疾纏身，尚可堅持工作生活，完成結婚生子。然遷延良久，病漸惡化。因虛生寒，因虛致瘀，因虛留邪，積聚癥瘕等漸次產生，即西醫謂之囊腫息肉一說。細審病狀，脾陽傷及腎陽是重點，所以溫脾暖腎，強壯根本是關鍵。查脈弦帶芤，弦芤皆為陰脈，難治也。處方以十全大補湯大補氣血，加海馬、阿膠、鹿膠、紫河車、九香蟲、螞蟻峻補精血，溫陽益氣；因脾陽虛而寒凝中宮，故加四神丸、附子理中湯等溫脾暖腎，散寒除濕；長期腹瀉而脫肛，加柴胡、升麻升提下陷之脾氣；伍水陸二仙丹（芡實、金櫻子）加強秘精澀腸，固腎止瀉之力；配仙茅、仙靈脾、巴戟天溫腎壯陽，散寒燥濕，是為腰膝冷痛而設。

特別指出，患者嗜酒而口苦，顯為中焦濕熱，加少量黃芩、黃連，一可健脾開胃（少用健脾胃，多用損脾胃），二可制約桂附、參薑等諸藥之溫燥。真可謂一箭雙鵰！況且「痞堅之處有伏陽」。

此案不用芩連，恐服後口傷赤爛，前功盡棄也！20

年前作者初出茅廬，曾有此誤，切記切記！

◉醫案 5

謝某　男　23 歲　2012 年 12 月 13 日初診

【主訴】 體弱病雜，久治不效。

【病史】 3 年前經常鼻衄（查鼻腔充血），1 年前患腰肌勞損，嗜食辛辣厚味（羊肉，雞肉等），平時少運動。未婚而體弱病雜，要求膏方調理。

刻見：①形瘦膚萎，納呆運遲。②大便困難，乾燥難出，7 天一行。小便黃赤。③畏冷肢厥，平素汗少。

【檢查】 脈沉細，舌淡（尖邊略紅），苔膩。

【辨證】 脾腎氣虛，精血兩虧，腸燥腑滯。

【治法】 健脾固腎，益精養血，潤燥化滯。

【處方】 參苓白朮散、左歸丸、枳朮丸等化裁。

上等黃蓍 300 克	白人參 100 克	西洋參 100 克	黨參 300 克
阿膠 200 克	紫河車 100 克	海馬 30 克	海狗腎 2 條
雪蛤油 30 克	螞蟻 120 克	棱朮各 120 克	枳實殼各 120 克
厚朴 120 克	檀香 20 克	砂仁 20 克	香附 90 克
青皮 90 克	山楂 200 克	萊菔子 200 克	二芽各 200 克
神麴 200 克	雞內金 120 克	大雲 90 克	白朮 300 克
柏子仁 300 克	火麻仁 300 克	桑椹子 300 克	桑螵蛸 120 克
桑寄生 120 克	黑芝麻 300 克	二地各 200 克	山藥 200 克
黃精 200 克	澤瀉 90 克	茯苓 90 克	丹皮 90 克
懷牛膝 120 克	龜板 300 克	龜膠 60 克	鹿膠 60 克
枸杞 300 克	生製首烏各 300 克	當歸 90 克	百合 200 克
玉竹 200 克	湘蓮肉 60 克	苡仁 300 克	赤小豆 300 克

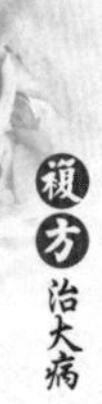

仙茅120克　　仙靈脾120克　五穀蟲120克　青木香90克
魚膘膠120克　佛手90克　　合歡皮90克

上味共煎濃汁，文火熬糊，入諸膠及蜂蜜，烊化收膏。早晚以沸水沖飲一匙。

2.013年5月9日回訪：一天服2次大便稍軟，服一次則正常，小便淡黃如常，食慾增加，精神振作，形體漸豐，畏冷消失，身體轉暖，睡眠安穩。藥後口不乾，胃不脹。

按語：此為婚前調理案。年輕即體弱多病，恐婚後不育。患者其內大便燥結，其外畏冷肢厥，陰陽交損。不通其便，燥熱傷陰，陰虛日甚；不散其寒，寒傷元陽，陽氣更虛。患者舌淡邊紅，舌淡為陽虛有寒，邊紅為陰虛內熱。此為辨證關鍵！病機辨明，方藥用對，焉不取效！

◉醫案 6

杜某　男　21歲　2013年5月11初診

【主訴】 長期體弱多病，不能堅持學習。

【病史】 長期手淫，近來學習繁重，體力不支。服藥半年無果，慕名求診。

刻見：①面白少華，疲倦易累。大腦不耐思考，眼睛不能久視，稍勞則胸悶氣短。額頭昏脹，項強不適。②口渴思熱飲，易發口腔潰瘍（數天一次，此起彼伏，反覆發作）。③大便乾燥，5天左右一行。小便可。④耳鳴目霧，脫髮足軟。⑤全身有游走性刺痛。

【檢查】 脈弦帶緊（右較弱），尺弱，舌淡略胖，苔膩乾。血壓90/60毫米汞柱。

【辨證】 氣陰兩虧，腎虛肝旺，肝鬱不舒。

【治法】 益氣養陰，固腎強精，養血平肝，疏肝安神。

【處方】 參麥地黃丸、左歸丸、枕中丹等化裁。

上等黃蓍300克 西洋參100克 黨參300克 太子參200克
丹參200克 玄參200克 二冬各120克 北五味90克
生地300克 山藥300克 山萸120克 澤瀉90克
茯苓120克 丹皮90克 枸杞200克 生製首烏各200克
龜鹿鱉膠各60克 懷牛膝90克 龜板500克 龍牡各300克
磁石300克 遠志60克 石菖蒲60克 阿膠300克
魚膘膠100克 螞蟻100克 葛根300克 浮小麥300克
穞豆皮200克 當歸90克 紅景天120克 二芍各150克
草決明200克 柏子仁200克 棗仁360克（300克入煎，60克入膏）
靈芝孢子粉30克 桑螵蛸90克 桑椹子200克 桑寄生200克
二至丸400克 海馬40克 雪蛤油60克 百合300克
黃精200克 潼白蒺藜各150克 升柴各60克 枳實殼各150克
合歡皮200克 雞內金500克 麥芽500克 桃紅各75克
陳皮90克 楮實子200克

上味共煎濃汁，文火熬糊，入諸膠及蜂蜜，烊化收膏。早晚以沸水沖飲。

2013年8月1日回訪：精神振作，可堅持學習。口腔潰瘍癒後未出現，足軟消失。藥後胃不脹。

2014年5月12日回訪：平時堅持鍛鍊，身體恢復正常。現攻讀研究生半年矣。

按語：手淫傷腎精，憂愁傷肝血，故此案出現腎虛肝旺之象。參麥地黃丸加左歸丸固腎秘精，平肝有龍牡、磁

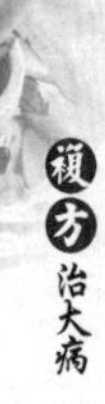

石、白蒺藜、草決明、酸棗仁、柏子仁等。全身游走性刺痛乃肝鬱氣滯血瘀使然。明此理，治不誤！

◉醫案 7

李某　男　34 歲　2014 年 2 月 7 日初診

【主訴】 未老先衰，體弱多病。

【病史】 長年勞心，未老先衰，近來體質更差，出現諸多病症。

刻見：①面蒼少華。②長期胸悶聲嘶咽痛，頸部淋巴腫大如桃核數枚。③腰痠盜汗，夜尿 3 次。脫髮，白髮多。④口苦口臭，牙易出血，晨起乾嘔。⑤冬天手足有汗。

【檢查】 脈弦緊帶澀，尺弱，舌淡胖，苔膩白乾。咽輕度充血。

【辨證】 陰虛燥熱，氣滯痰凝。

【治法】 滋陰潤燥，化痰軟堅。

【處方】 參麥地黃丸、消瘰丸、海藻玉壺湯等化裁。

上等黃耆 200 克　西洋參 100 克　黨參 200 克　太子參 200 克
沙參 200 克　丹參 200 克　二冬各 120 克　北五味 90 克
炒生地 300 克　山藥 300 克　黃精 200 克　澤瀉 120 克
茯苓 120 克　丹皮 120 克　桔梗 120 克　生炙甘草各 60 克
射干 90 克　玄參 200 克　玉蝴蝶 120 克　阿膠 200 克
雪蛤油 90 克　海馬 30 克　牡蠣 300 克　川浙貝各 45 克
連翹 120 克　夏枯草 200 克　皂角刺 90 克　炮甲 30 克
全蟲 30 克　蜈蚣 30 克　螞蟻 120 克　青鹽 30 克
海藻 200 克　昆布 200 克　柴胡 60 克　黃芩 90 克

桑螵蛸 150 克　桑椹子 200 克　酸棗仁 60 克　柏子仁 120 克
浮小麥 300 克　百合 200 克　青陳皮各 90 克　三棱 120 克
文術 120 克　二朮各 120 克　枳實殼各 120 克　田七 60 克
露蜂房 90 克　川斷仲各 150 克　二至丸 300 克　枸杞 120 克
製首烏 120 克

上味共煎濃汁，文火熬糊，入諸膠及蜂蜜，烊化收膏。早晚以沸水沖飲一匙。

2014 年 5 月 28 日回訪：脈弦緩，尺應指。咽炎好了，腰痠盜汗消失，晚上不起夜。精神慧爽，面色已華，腫大淋巴結消失，胸不悶聲不嘶，藥後不上火，牙已不出血。

按語：患者陰虛體質，陰虛火旺，灼津為痰；訴「工作為管理人員，多操心而勞神，菸酒無度」，肝鬱不舒則氣滯血瘀，脾不運濕則痰凝濕阻；復加飲食不節，濕熱內蘊。諸因為病之誘因也。滋陰、化痰、散瘀為治療大法，據此處方用藥，方保無虞。

⊙醫案 8

鄒某　男　60 歲　2013 年 12 月 17 日初診

【主訴】年老體衰。

【病史】有肺結核史，曾在井下工作 30 餘年。過六旬，體衰多病，要求膏方調理。

刻見：①上半身畏冷，太陽穴及枕部發緊。②腹脹喜溫，胸緊如窒，臍周發涼。③大便細軟，小便頻數，二便乏力。④腰部痠痛，喜溫喜按。性事極差。⑤耳鳴心悸，疲倦易累，目霧肢麻，手足轉筋。⑥眠差夢多。⑦口苦痰多。

【檢查】 脈弦細滑欠暢，尺弱，舌淡苔膩厚，舌尖略紅。

【辨證】 脾腎陽虛，氣血雙虧；寒濕中阻，鬱而化熱。

【治法】 健脾溫腎，調補氣血；散寒除濕，清熱安神。

【處方】 香砂六君子湯、縮泉丸、右歸丸等化裁。

上等黃蓍 450 克　白人參 100 克　黨參 300 克　茯神 90 克
二朮各 120 克　青陳皮各 90 克　丹參 150 克　檀香 20 克
砂仁 20 克　苡仁 150 克　白蔻 60 克　桃杏仁各 90 克
枳實殼各 150 克　厚朴 150 克　棱朮各 150 克　半夏麴 90 克
黃連 45 克　烏藥 90 克　山藥 200 克　益智仁 90 克
二地各 200 克　山萸 120 克　枸杞 300 克　鹿膠 60 克
菟絲子 120 克　懷牛膝 90 克　龜板 200 克　龍牡各 200 克
遠志 90 克　石菖蒲 90 克　杜仲 90 克　當歸 90 克
肉桂 30 克　熟附片 30 克　製首烏 300 克　海馬 30 克
蛤蚧 15 克　地龍 90 克　紫河車 100 克　阿膠 100 克
螞蟻 120 克　雪蛤油 30 克　麥冬 90 克　北五味 90 克
田七 60 克　紅景天 150 克　棗仁 60 克　柏子仁 120 克
靈芝孢子粉 30 克　八月瓜 120 克　佛手 200 克　合歡皮 200 克
刺蝟皮 60 克　九香蟲 60 克　湘蓮肉 60 克　山楂 200 克
夜交藤 300 克　浮小麥 30 克　穭豆皮 200 克

上味共煎濃汁，文火熬糊，入諸膠及蜂蜜，烊化收膏。早晚以沸水沖飲一匙。

2014 年 1 月 19 日回訪：身冷好許多，太陽穴及枕部發緊已微，臍周轉暖，腰部痠痛緩解。

2014 年 3 月 28 日回訪：身冷已微，身體轉暖，頭部症狀消失，大便成形，夜尿由4次減至2次，耳鳴心悸減輕。

2014年5月4日回訪：查脈弦滑有神，舌淡紅，苔薄膩。除目霧及心悸偶作外，其他方面顯著改善：食慾增加，精神大振，上半身畏冷消失，太陽穴緊悶感不復存在，胸部緊窒感極少了，臍周暖和，大便成形，夜尿一次，腰痛微，耳鳴消失，睡眠香甜，口苦偶作。

按語：年老腎虧，根本動搖，疾病峰起。鄒某患病多年，治療花費幾十萬元，症狀有增無減，甚為痛苦。其孫子厭食症經我治癒，因求膏方調理。

根據「陽虛生寒，脾主大腹，主運化；腎司二便，腰為腎之腑」之理論，結合臨床症狀，確信無疑：患者不但脾腎陽虛，氣血亦虧（如肢麻、頭暈、疲倦等），更有寒濕內盛，鬱而化熱之因（井下工作30年，餐後痰多，苔厚膩，舌尖紅等）。

處方中香附六君子湯溫脾陽，縮泉丸伍右歸丸補腎陽，當歸阿膠田七等調氣血，桂附朮散寒燥濕，苡仁黃連清熱除濕。有是證，用是藥，其他藥為兼證而設。最終療效如何，又取決患者是否正確、準時和堅持服藥。病人是老師——這是我的座右銘！

⊙醫案 9

劉某　男　25歲　2013年10月7日初診

【主訴】（工作在外，面診不便，其父代診）前列腺炎2年。

【病史】 工作關係而嗜菸酒，生活作息不定，近年身體變差。

刻見：性差尿頻，腰痛，盜汗，脫髮，畏冷，易感，易汗，下身墜脹，晨起口苦口臭。

【檢查】 缺。

【辨證】 氣陰兩虧，腎精不足，氣化不利。

【治法】 益氣養陰，強腎秘精，溫陽化氣。

【處方】 參麥地黃丸等化裁。

上等黃蓍 60 克　黨參 60 克　西洋參 60 克　二冬各 30 克
北五味 30 克　二地各 45 克　山藥 45 克　山萸 30 克
澤瀉 30 克　茯苓 45 克　丹皮 25 克　海馬 15 克
阿膠 60 克　螞蟻 60 克　龜板 30 克　龍牡各 25 克
穭豆皮 30 克　浮小麥 30 克　棗仁 30 克　柏子仁 30 克
王不留 25 克　懷牛膝 25 克　大雲 25 克　桑椹子 25 克
桑螵蛸 25 克　當歸 15 克　白芍 25 克　肉桂 8 克
湘蓮肉 30 克　刺蝟皮 30 克　知柏各 15 克　苡仁 30 克
柴芩各 15 克　枳實 30 克　五穀蟲 30 克　焦三仙各 30 克

諸藥為散，每服 6～12 克，日 2～3 次。感冒及消化不良停服。

2014 年 1 月 27 日二診：病無進退。面診求膏方調理。

刻見：①形瘦神差，畏冷易感易汗。②性差腰痠，尿頻。精液夾血。③睾丸脹痛，查前列腺增大。④納呆運遲。⑤失眠盜汗，髮易脫。⑥晨起口苦，嗜菸酒。

【檢查】 脈弦芤，舌淡。

【辨證】 陰陽兩虧，濕熱下注。

【治法】 滋陰和陽，清利濕熱。

【處方】 知柏地黃丸、四妙散、二仙湯等化裁。

上等黃耆 300 克　白人參 45 克　西洋參 90 克　黨參 300 克
太子參 150 克　丹參 150 克　二地各 200 克　山藥 200 克
山萸 120 克　澤瀉 90 克　茯苓 120 克　丹皮 90 克
懷牛膝 90 克　苡仁 200 克　二朮各 90 克　知柏各 60 克
龜板 120 克　龜膠 60 克　龍牡各 200 克　遠志 60 克
石菖蒲 60 克　鬱金 60 克　阿膠 90 克　海馬 30 克
海狗腎 2 條　雪蛤油 30 克　螞蟻 90 克　紫河車 30 克
蠶蛹 120 克　仙茅 120 克　仙靈脾 120 克　巴戟天 120 克
當歸 60 克　白芍 60 克　青皮 60 克　橘核 60 克
王不留 60 克　芡實 60 克　金櫻子 120 克　刺蝟皮 30 克
九香蟲 60 克　湘蓮肉 60 克　枸杞 120 克　穭豆皮 120 克
浮小麥 120 克　枳實殼各 90 克　百合 120 克　檀香 15 克
砂仁 15 克　五穀蟲 90 克　黃精 200 克　玉竹 200 克

上味共煎濃汁，文火熬糊，入諸膠及蜂蜜，烊化收膏。早晚以沸水沖飲一匙。

2014 年 4 月 23 日回訪：精神大增，睪丸偶脹，血精消失，夫妻生活滿意。身體轉暖，白天汗減少，盜汗消失。納增，腰痠尿頻改善，睡眠很好。口苦極少，飲水即解。

按語：青年男子，房事頻繁，易虛易熱，小便不利，西醫謂之「前列腺炎」或「尿路感染」等。此案血精，責之陰虛火旺，陰絡受傷也。腎精妄洩，陰損及陽，表現為裏熱外寒。煙酒助濕生熱，更加重病症。

以知柏地黃丸固腎利濕熱，清相火，四妙散利濕敗毒，二仙湯溫腎陽，瀉相火。

特別指出，其熱為虛熱，勿以芩連、銀翹、石膏等攻之，只能用西洋參、太子參、知柏、百合、玉竹等滋陰涼血。

◉醫案 10

張某　男　28歲　2013年5月2日初診

【主訴】 婚後身體變差2年。

【病史】 26歲結婚，婚後房事頻繁，加之工作勞累，近2年出現諸多問題，服中西藥無數罔效。朋友介紹，慕名求治。

刻見：①腰痠脹不耐行，查有腰椎骨質增生。1年前腰部扭傷，症狀加重。痛處喜溫喜按。性差足冷，下身盜汗，手心微熱有汗。②睡眠差，難入睡。③大便墜脹不爽，一天3次，便質尚可。小便偏黃，夜尿3次。二便乏力。④畏冷神差，面蒼形瘦。⑤食慾差，厭油膩。飲食不慎易腹瀉。⑥易發口腔潰瘍，牙齦易發炎。

【檢查】 脈弦緊（左偏浮），舌淡尖紅，苔薄白。

【辨證】 腎精不足，陰損及陽；脾腎雙虧，心腎不交。

【治法】 固腎強精，滋陰益陽；健脾養血，交通心腎。

【處方】 聖癒湯、金匱腎氣丸、左歸丸、二仙湯等化裁。

上等黃耆300克	西洋參100克	黨參200克	丹參200克
當歸90克	川芎60克	二芍各150克	炒生地300克
桃紅各90克	肉桂40克	海馬60克	黃連60克
山藥300克	山萸120克	澤瀉90克	茯苓120克
丹皮90克	枸杞200克	製首烏200克	懷牛膝120克

龜板 300 克　杜仲 90 克　續斷 120 克　知柏各 90 克
仙茅 90 克　仙靈脾 120 克　狗腎 300 克　螞蟻 200 克
阿膠 200 克　靈芝孢子粉 30 克　酸棗仁 560 克（500 克入煎，60 克入膏）
靈芝 90 克　湘蓮肉 60 克　蓮米 200 克　雪蛤油 60 克
魚膘膠 200 克　五穀蟲 120 克　枳實 200 克　青皮 120 克
雞內金 500 克　萊菔子 300 克　夜交藤 300 克　合歡皮 300 克
二至丸 300 克

上味共煎濃汁，文火熬糊，加蜜蜂 250 克收膏。早晚以沸水沖飲一匙。

2013 年 6 月 1 日回訪：諸症好些，晚上膏藥於 11 點吃。囑提前至下午 6 點服用更佳。藥後胃不脹，口不乾。

2013 年 9 月 15 日回訪：脈弦漸緩，舌淡紅苔薄。改善有：腰有力，夫妻生活較滿意，盜汗減少，睡眠安穩，睡眠質量較好，大便漸正常，唯不能喝酒，夜尿一次，面漸華，食慾好許多，口腔潰瘍等未出現。

按語：婚後房事過頻，腎精受伐。腎為先天之本，根本動搖，衍生諸病。加之患者應酬較多，生活作息不定，脾土虛衰，脾乃後天之本。因此患者年輕而問題多。治療一靠藥物，二靠生活有制。

第二節・腦溢血後遺症

◉醫案 1

王某　男　52 歲　2014 年 3 月 23 日初診

【主訴】（其妻代訴）腦溢血 1 年半。

【病史】素有高血壓 20 年，未認真治療。1 年半前突發腦出血（蛛網膜下腔出血），經介入治療好轉。平時服湯劑及西藥少效。鄰居龔某女兒痛經我治癒，至今未發。介紹求診。

刻見：①病變部位為右側。疲倦乏力，右足踝關節強硬。右足略抖。②大腦偏右發脹（發脹處為介入治療之病灶）。③眼睛充血，模糊不清。④大便不爽，排送乏力，便質尚可，偶便中帶血。尿頻（夜尿 3～4 次）。⑤煩躁難寐，經常大腦思緒紊亂，胡言亂語。⑥平素體質尚可，食慾很好。⑦患病後身體明顯較前差，腹部膨隆臃腫。

【檢查】 脈沉弦澀略緊，尺弱，舌淡胖苔白膩。

【辨證】 氣虛血滯，肝腎精虧，痰瘀阻絡。

【治法】 益氣活血，滋肝固腎，化痰通絡。

【處方】 聖癒湯、金匱腎氣丸、桑螵蛸散等化裁。

上等黃蓍 300 克	白人參 100 克	西洋參 100 克	黨參 300 克
丹參 200 克	當歸 120 克	川芎 120 克	白芍 120 克
二地各 200 克	桃紅各 90 克	肉桂 45 克	熟附片 45 克
山藥 200 克	山萸 120 克	澤瀉 90 克	茯苓 120 克
丹皮 90 克	枸杞 300 克	龜鹿膠各 60 克	川懷膝各 90 克
龜板 300 克	鹿角 90 克	杜仲 120 克	桑螵蛸 200 克
龍牡各 300 克	遠志 90 克	石菖蒲 90 克	海馬 60 克
狗腎 200 克	鹿筋 200 克	田七 60 克	地鱉蟲 90 克
水蛭 90 克	天麻 60 克	雞血藤膏 60 克	螞蟻 200 克
仙茅 90 克	仙靈脾 150 克	黃精 200 克	女貞 150 克
百合 150 克	芡實 300 克	酸棗仁 360 克（300 克入煎，60 克入膏）	
金櫻子 300 克	靈芝孢子粉 30 克	草決明 150 克	全蟲 30 克
蜈蚣 30 克	五穀蟲 120 克	萊菔子 300 克	棱莪朮各 150 克

雞內金 500 克　山楂 300 克　紫河車 100 克　阿膠 200 克

上味共煎濃汁，文火熬糊，入諸膠烊化收膏。早晚以沸水沖飲一匙。

2014 年 6 月 22 日二診：精神大振，足有力，已不顫抖，經常外出散步鍛鍊。頭腦清晰，大腦發脹減半，愛說話了。眼睛明亮些，眼睛充血亦減（以前常見，現晨起稍有充血）。大便暢通些，1～2 天一行。夜尿一次。煩躁少多了，夜寐安穩，每晚可睡 3～5 小時。服膏即停降壓藥，現血壓平穩（多次查均在正常範圍）。面色健康如常人，腹部不如以前臃腫，身體靈活多了。

【檢查】 脈沉細弦澀（較前有神），尺應指，舌淡胖，苔薄膩（較前榮潤）。

辨證治法處方仿前：脈緊漸解，表示寒去絡通。舌較前榮潤，乃氣血漸復之兆。諸病皆吉。因氣候漸熱，患者陽氣漸復，故稍減熱藥，略加滋陰及清熱化瘀利濕、行氣通腑之品。

上等黃蓍 200 克　白人參 100 克　西洋參 100 克　黨參 300 克
丹參 200 克　當歸 120 克　川芎 120 克　白芍 120 克
生地 200 克　桃紅各 90 克　肉桂 45 克　熟附片 45 克
山藥 200 克　山萸 120 克　澤瀉 90 克　茯苓 120 克
丹皮 90 克　枸杞 300 克　龜鹿膠各 60 克　川懷膝各 90 克
龜板 300 克　鹿角 90 克　杜仲 120 克　龍牡各 300 克
遠志 90 克　石菖蒲 90 克　海馬 60 克　狗腎 200 克
鹿鞭 200 克　田七 90 克　地鱉蟲 90 克　水蛭 90 克
天麻 60 克　雞血藤膏 60 克　螞蟻 200 克　仙茅 90 克
仙靈脾 150 克　知柏各 90 克　黃精 200 克　芡實 300 克

酸棗仁 600 克（500 克入煎，100 克入膏）			靈芝孢子粉 30 克
蓮米 600 克（500 克入煎，100 克入膏）			草決明 150 克
茺蔚子 150 克	全蟲 45 克	蜈蚣 45 克	阿膠 200 克
枳朴各 120 克	海藻 120 克	昆布 120 克	雞內金 500 克
五穀蟲 120 克	萊菔子 300 克	二芽各 300 克	合歡皮 300 克

上味共煎濃汁，文火熬糊，入諸膠烊化收膏。早晚以沸水沖飲一匙。

2014 年 7 月 25 日回訪：病情穩定，較前更好。

按語：患者煩躁，時胡言亂語，腦溢血後遺症也。心藏神，腎主志，腎精不足則腎氣衰，不能上通於心，心氣不足，神失所養，則健忘，甚則精神恍惚。養血固腎，安神定志，化痰通絡為治療大法。非補陽還五湯等為腦溢血後遺症之專方也！

◉醫案 2

謝某　男　55 歲　2012 年 11 月 20 日初診

【主訴】腦溢血半年。

【病史】醫院查有高血壓、高血脂、慢性咽炎。半年前腦溢血，恢復期服西藥和中成藥少效，改膏方調理。

刻見：①形胖面蒼，疲倦易累，胸悶氣短。②左半身畏冷，強硬不適（尚可自行活動行走），項強。左足掌自覺發熱但撫之膚冷。③有慢性咽炎史。④右脅不適，右腎區強硬（查有腎結晶體）。⑤二便乏力。⑥眠差夢多，難入睡。⑦回憶以前嗜菸酒，生活少規律。⑧患病後記憶力較前明顯減退。

【檢查】脈澀略弦，舌淡胖，苔膩較厚。查咽喉充血。

【辨證】 氣血雙虧，肝腎不足；氣滯血瘀，瘀濁阻絡。

【治法】 調補氣血，培補肝腎；理氣活血，化瘀瀉濁。

【處方】 聖癒湯、右歸丸、抵當湯等化裁。

上等黃蓍 300 克　白人參 60 克　西洋參 100 克　黨參 300 克
丹參 200 克　當歸 120 克　川芎 120 克　二芍各 150 克
炒生地 200 克　桃紅各 90 克　山藥 200 克　山萸 120 克
枸杞 120 克　鹿膠 60 克　菟絲子 120 克　懷牛膝 120 克
龜板 200 克　杜仲 90 克　桂枝 45 克　熟附片 45 克
雞血藤膏 60 克　寄生 150 克　續斷 150 克　田七 60 克
海馬 30 克　桑螵蛸 120 克　螞蟻 120 克　地鱉蟲 60 克
水蛭 60 克　合歡皮 200 克　蘇木 90 克　鬱金 120 克
香附 90 克　三棱 120 克　文術 120 克　仙茅 120 克
仙靈脾 120 克　巴戟天 120 克　百合 200 克　玉竹 200 克
棗仁 60 克　柏子仁 120 克　夜交藤 300 克　天麻 60 克
紅景天 120 克　佛手 200 克　升柴各 60 克　枳實 120 克
五穀蟲 120 克　女貞子 120 克　旱蓮草 120 克　草決明 120 克
澤瀉 90 克　白朮 90 克　焦三仙各 90 克

上味共煎濃汁，文火熬糊，入諸膠及蜂蜜，烊化收膏。早晚沸水沖飲一匙。

2013 年 2 月 25 日二診：精神增加，面漸華，形體不如以前臃腫，左半身畏冷強硬好大半，項強消失，慢性咽炎減大半，右脅及右腎區輕鬆了，不如以前強硬，左足掌發熱減許多，二便較前暢通，睡眠較前好許多，胸悶氣短減輕。

目前要求徹底解決：左足掌皮膚自覺內熱外涼，強硬不適，慢性咽炎，小便固攝乏力，夜尿頻數（3 次），右腎區及右脅強硬，左膝關節用力時隱痛，睡眠欠佳，眼睛模糊。

【檢查】 脈澀漸有弦意，尺仍偏弱，舌淡胖，苔膩厚漸退。舌邊仍有齒印。舌質較前有澤。

【辨證】 氣血雙虧，肝腎不足；氣滯血瘀，瘀濁阻絡。

【治法】 調補氣血，培補肝腎；理氣活血，化瘀瀉濁。

【處方】 聖癒湯、右歸丸、桑螵蛸散、抵當湯等化裁。

上等黃蓍 300 克	白人參 60 克	西洋參 100 克	黨參 300 克
丹參 300 克	玄參 200 克	桔梗 90 克	炙甘草 60 克
玉蝴蝶 90 克	枳實殼各 120 克	當歸 120 克	川芎 90 克
二芍各 150 克	炒生地 300 克	桃紅各 90 克	山藥 200 克
山萸 120 克	澤瀉 120 克	茯苓 120 克	丹皮 90 克
知柏各 90 克	枸杞 200 克	製首烏 200 克	鹿心血 30 克
川懷膝各 90 克	龜板 200 克	龜膠 60 克	杜仲 120 克
桂枝 45 克	熟附片 45 克	桑螵蛸 200 克	龍牡各 300 克
遠志 60 克	石菖蒲 60 克	仙茅 120 克	仙靈脾 150 克
巴戟天 120 克	麥冬 90 克	北五味 90 克	刺蝟皮 60 克
芡實 200 克	金櫻子 200 克	酸棗仁 60 克	柏子仁 200 克
湘蓮肉 60 克	靈芝孢子粉 30 克	硃砂 30 克	浮小麥 300 克
螞蟻 120 克	海馬 30 克	地鱉蟲 60 克	水蛭 60 克
田七 60 克	棱莪朮各 120 克	紅景天 120 克	百合 200 克
升柴各 60 克	合歡皮 200 克	天麻 60 克	海藻 90 克
昆布 90 克	雞血藤膏 60 克	草決明 120 克	夜交藤 300 克
山楂 300 克			

上味共煎濃汁，文火熬糊，入諸膠及蜂蜜，烊化收膏。早晚以沸水沖飲一匙。

2013 年 4 月 26 日回訪：咽炎好了，小便有力，夜尿一次。精神較前更好，經常外出登山鍛鍊等。

按語：訴「平時生活作息不定，飲酒、抽菸、打牌、上網、熬夜等各種人生快樂之事天天盡享……」然樂極生悲，半百而癱！在腦溢血危險期度過後，服西藥和中成藥半年無果。鄰居匡某癱瘓病經我治癒，介紹求治。

本例治療難點在於患者兼有咽炎，因為補虛扶正之品易助濕生熱。處方中聖癒湯益氣養血；右歸丸補腎陽，壯元陽，固根本；抵當湯破血逐瘀，加海馬、仙茅、仙靈脾、巴戟天、桑螵蛸補腎陽；加百合、玉竹、女貞子、旱蓮草滋腎陰。共湊滋陰益陽，調氣活血作用。

第三節・口腔潰瘍

⊙醫案

蘇某　男　27 歲　2013 年 11 月 10 日初診

【主訴】 口腔潰瘍 7 年，久治不癒。

【病史】 7 年前結婚，婚後口腔潰瘍反覆發作，近半月更甚。

【檢查】 脈弦略數，舌略紅。

【辨證】 氣陰兩虧。

【治法】 益氣養陰。

【處方】 參麥地黃丸等化裁。

太子參 15 克	沙參 15 克	麥冬 15 克	生地 20 克
山藥 20 克	黃精 20 克	澤瀉 15 克	茯苓 15 克
丹皮 12 克	知柏各 12 克	芡實 15 克	黃連 8 克

竹葉8克　　玄參15克

3劑，水煎內服。

2013年11月26日二診：藥後第三天口腔潰瘍漸癒。

要求膏方調理身體。

刻見：①口腔潰瘍7年，反覆發作。②面白少華，手足發涼，畏冷易感易汗。③不耐勞累。④陽痿早洩，耳鳴盜汗。⑤大便偏乾，小便乏力。⑥口稍燥，髮稀而枯。

【檢查】 脈弦細，舌淡嫩紅，苔薄乾。

【辨證】 氣陰兩虧，腎精不足。

【處方】 參麥地黃丸等化裁。

上等黃耆200克	西洋參100克	太子參200克	黨參200克
沙參200克	丹參150克	二地各200克	山藥200克
山萸120克	澤瀉90克	茯苓120克	丹皮90克
二冬各90克	北五味90克	百合150克	棗仁60克
柏子仁120克	秋石30克	柿霜30克	阿膠100克
螞蟻120克	龜板200克	龜膠60克	鱉甲120克
枸杞300克	製首烏300克	女貞子200克	旱蓮草200克
穭豆皮200克	浮小麥200克	黃精200克	玉竹200克
耳環石斛60克	桑椹子120克	桑螵蛸120克	蠶蛹120克
紫河車60克	懷牛膝120克	湘蓮肉60克	五穀蟲90克
枳朮各90克	雞內金200克	山楂200克	

上味共煎濃汁，文火熬糊，入諸膠及蜂蜜，烊化收膏。早晚以沸水沖飲一匙。

2014年6月19日回訪：口腔潰瘍癒後至今未發（食辛辣物後口燥咽痛，吃一碗綠豆粥即好），感冒少了，耳鳴盜汗不復存在，二便可，精神好許多，夫妻生活滿意，藥後胃不脹。

按語：諸病緣於婚後腎虛。口腔潰瘍責之陰虛；陽痿早洩，手足發涼等為陽虛。治療須「陰中求陽，陽中求陰」，以滋陰潤燥為主，稍加溫陽也。

處方用參麥地黃丸滋腎陰，加沙參、百合、龜板、鱉甲、女貞子、旱蓮草、石斛等增加滋陰之力，少加黃蓍、紫河車益氣溫陽，助陰精之生長。

第四節・骨質增生

⊙醫案 1

胡某　男　55歲　2011年1月10日初診

【主訴】 腰冷2年。

【病史】 腰冷2年，服藥不效。經人介紹，特來求治。

刻見：腰冷陽痿，便溏尿頻，陰囊、腋下、手足心潮濕，眠差夢多，髮脫，目霧眩暈，稠痰難咯，右手肘關節經常痠痛。

【檢查】 脈沉弦澀（右顯緊），尺弱，舌淡胖，苔薄。

【辨證】 肝腎不足，精血兩虧，腰絡失養。

【治法】 培補肝腎，溫養精血。

【處方】 金匱腎氣丸、當歸養血湯、五子衍宗丸化裁。

熟附片20克　肉桂20克　二地各60克　山藥90克
山萸60克　澤瀉20克　茯苓60克　丹皮20克
黃蓍90克　當歸60克　牡蠣30克　菟絲子60克

車前仁 20 克	覆盆子 40 克	枸杞 60 克	北五味子 30 克
懷牛膝 30 克	補骨脂 40 克	製首烏 60 克	黑芝麻 30 克
骨碎補 40 克	淫羊藿 40 克	龍骨 30 克	龜板 40 克
遠志 12 克	石菖蒲 12 克	川芎 30 克	海龍 30 克
螞蟻 30 克	紫河車 30 克	田七 30 克	鹿角 30 克
雞血藤膏 200 克	刺蝟皮 45 克	巴戟 25 克	仙茅 25 克
天麻 30 克	烏蛇 30 克	人參 40 克	黨參 90 克

上等蜂蜜適量，諸藥烘極乾，煉蜜為丸，早晚各服 9 克，感冒停服。

2011 年 1 月 23 日回訪：藥後無不適，口不乾，胃不脹。腰冷稍減，囑中午加一次，更加附片粉、肉桂粉各 20 克分次兌入丸藥中服。

2011 年 2 月 14 日回訪：夜尿少些，陰囊潮濕有減，眠轉佳，腰冷繼減，藥後不上火。

2011 年 3 月 5 日回訪：腰冷消失，晨勃明顯。

2011 年 4 月 12 日二診：停藥半月，腰冷復作，陽事不舉，陰囊等處又見汗出，咽痰仍多。

【檢查】 脈弦細較前有神，舌體稍胖，色淡紅有澤。

【辨證】 腎陽不足，陽不攝陰，精血內虧。

【治法】 溫補腎陽，益精養血。

【處方】 右歸丸等加味。

熟附片 30 克	肉桂 30 克	黃耆 100 克	人參 100 克
西洋參 100 克	當歸 40 克	大熟地 40 克	山藥 90 克
山萸 40 克	胡桃肉 40 克	杜仲 40 克	補骨脂 40 克
懷牛膝 30 克	枸杞 40 克	菟絲子 40 克	製首烏 40 克
覆盆子 40 克	北五味 30 克	淫羊藿 40 克	巴戟 40 克

仙茅40克　龍牡各40克　龜板40克　阿膠60克
鹿角40克　海馬30克　海龍20克　刺蝟皮40克
芡實40克　金櫻子40克　狗腎4條　蛇床子40克
螞蟻30克　紫河車60克　真鹿鞭1條　雞血藤膏200克
白芍30克　棗仁40克　靈芝40克　香附30克

上等蜂蜜適量，諸藥烘極乾，煉蜜為丸，早晚各服9克，感冒停服。

2013年3月19日三診：腰冷癒後至今未發。去年2月外傷致腰痛至今不減。醫院查：腰椎滑脫，腰椎頸椎骨質增生。

刻見：①腰痛，不動不痛，彎腰和伸直時均刺痛鑽心。頸椎強硬，不能活動。②下身盜汗。③髮脫目霧，陽痿。④夜尿3次。年輕時長期幹重體力活及接觸冷濕，自幼營養不良。

【檢查】 脈沉細（右略弦緊），舌略淡胖，苔白膩，舌脈紫。

【辨證】 肝腎不足，精血虛衰；寒濕痼結，氣滯血瘀，腎絡失養。

【治法】 培補肝腎，添精益髓，散寒除濕，通經活絡。

【處方】 右歸丸、八珍湯等加減。

桂枝30克　肉桂30克　熟附片30克　大熟地100克
山藥60克　山萸60克　杜仲30克　菟絲子30克
鹿心血30克　當歸30克　川芎25克　赤芍60克
炙甘草30克　桃紅各30克　香附30克　蘇木30克
西洋參50克　白人參100克　二朮各30克　青皮30克
丹參30克　檀香30克　砂仁30克　乳沒各30克

地鱉蟲30克	炮甲45克	血竭30克	海馬60克
海狗腎2條	螞蟻200克	魚膘膠120克	田七100克
上等黄蓍60克	木瓜60克	雞血藤膏60克	阿膠150克
全蟲60克	蜈蚣60克	龜板60克	巴戟60克
仙茅60克	露蜂房60克	雪蛤油30克	枸杞30克
製首烏30克	玄胡30克	骨碎補30克	自然銅30克
白芥子30克	製馬錢子30克	製二烏各30克	二牛膝各60克
山楂60克	萊菔60克	鹿角60克	

諸藥烘乾研粉，以膏代蜜製丸，一天2～3次，每次6～12克，感冒停服。

膏劑處方：濃縮成300ml膏汁備用。

石楠藤250克	鹿含草250克	寄生250克	續斷250克
狗脊250克	靈仙250克	秦艽100克	杜仲200克
骨碎補150克	海桐皮150克	玄胡150克	香附100克
烏蛇200克	金櫻子200克	海龍200克	桑椹子200克
枸杞300克	當歸200克	製首烏200克	

2013年8月30日回訪：脈弦漸緩，舌淡苔膩。舌脈紫色漸退。腰痛消失（彎腰及伸直均無礙），頸椎脹痛大減。

2014年2月28日四診（診治繁忙，製膏較久，本次膏方於3月8號製好，3月9日始服務）：停藥半年，近幾天諸症復作。

刻見：項強痛，搖頭則劇，腰椎強痛，彎腰不利（較前好許多），膝關節強滯，陽痿，脫髮，疲倦嗜睡，下身盜汗，平時食可，二便可。

【檢查】 脈弦顯緊，舌淡胖，苔膩白。

【辨證】腎精不足，陰損及陽；氣血雙虧，寒凝血滯。

【治法】滋陰和陽，益精養血，散寒通絡。

【處方】葛根湯、十全大補湯、右歸丸等化裁。

上等黃耆450克　白人參100克　西洋參100克　黨參300克
丹參200克　茯苓120克　當歸200克　川芎120克
二芍各200克　二地各300克　乳沒各120克　葛根200克
麻黃60克　桂枝100克　肉桂90克　山藥200克
山萸120克　澤瀉90克　丹皮90克　枸杞300克
製首烏300克　鹿角90克　龜鹿膠各60克　川懷牛膝各90克
龜板300克　杜仲120克　製二烏各90克　製馬錢子90克
皂角刺90克　白芥子90克　全蟲40克　蜈蚣40克
炮甲60克　露蜂房90克　海馬60克　狗腎10條
螞蟻200克　雞血藤膏60克　桑螵蛸200克　桑椹子200克
桑寄生200克　續斷200克　石楠藤200克　鹿含草200克
苡仁300克　仙茅120克　仙靈脾180克　二至丸300克
柏子仁200克　棱莪朮各150克　萊菔子300克　鮮麥芽500克
田七60克　棗仁60克　天麻60克　紫河車100克
二朮各120克

上味共煎濃汁，文火熬糊，入諸膠及蜂蜜，烊化收膏。早晚以沸水沖飲一匙。

2014年3月25日回訪：頸項、腰膝好許多，晨勃明顯，睡眠安穩。其他方面改善亦顯。訴「膏方較丸藥好，口感甜，吸收良，見效快……」

2014年6月27日回訪（介紹他人求治）：較前幾診療效更好，症狀十去八九，頸項及腰椎已不痛了，靈活自如，膝關節好轉，精神增加。唯夫妻生活欠滿意。脈弦緩，舌淡苔膩。

按語：患者病變在腰頸關節，實責腎精虧虛。腎主骨，骨弱是腎虛。治療費時，服藥痛減，停藥又痛，反覆發作。說明此病治療難度之大，非一朝一夕治癒，須數月至一，兩年方能截斷病情發展。

初腰冷，繼腰痛，先為虛，後為瘀。醫院建議手術治療，患者拒絕。其前車之鑒是——朋友匡某術後致癱而殘，因改中藥調理。中藥治療耗時雖長，但療效穩定。

丸藥處方以固腎為主，輔以活血。固腎用金匱腎氣丸、五子衍宗丸或右歸丸等，活血以當歸補血湯、八珍湯或十全大補湯化裁。最後用膏方調理，處方中增加葛根湯以改善頸部僵硬症狀，重用黃蓍、海馬、狗腎、龜板、鹿角、紫河車、螞蟻等峻補精血，培元固本。服半月而效顯，足以證明膏方力大效宏也！

◉醫案 2

張某　男　42歲　2014年4月15日初診

【主訴】 頸椎病3年，久治不癒。

【病史】 近3年人感不適。醫院檢查：頸椎骨質增生，椎管畸形，狹窄；B肝小三陽，肝功（—）。

刻見：①頸項強硬，牽及大腦，反應遲鈍。②頭暈汗少，疲倦神萎，面蒼唇暗。③大便爛，小便頻，二便乏力。④眠差夢多，易驚醒。

【檢查】 脈弦緊（*左乏力*），舌淡略胖。

【辨證】 腎精不足，陰損及陽；氣血雙虧，寒凝血滯。

【治法】 滋陰和陽，益精養血，散寒通絡。

【處方】 玉屏風散、生脈散、十全大補湯、右歸丸等化裁。

上等黃蓍 450 克　雲防風 90 克　二朮各 120 克　白人參 100 克
阿膠 100 克　西洋參 100 克　黨參 300 克　丹參 200 克
麥冬 90 克　北五味 90 克　茯苓 120 克　當歸 150 克
川芎 150 克　白芍 150 克　炒生地 300 克　桃紅各 90 克
骨碎補 200 克　山藥 300 克　山萸 120 克　澤瀉 90 克
丹皮 90 克　枸杞 300 克　鹿膠 60 克　薑黃 120 克
龜板 500 克　炒葛根 300 克　麻桂 90 克　馬錢子 90 克
皂角刺 90 克　地鱉蟲 60 克　遠志 90 克　升柴各 60 克
全蟲 30 克　蜈蚣 30 克　酸棗仁 360 克（300 克入煎，60 克入膏）
靈芝孢子粉 30 克　紫河車 100 克　田七 60 克　海馬 60 克
狗腎 200 克　鹿鞭 200 克　雪蛤油 60 克　螞蟻 120 克
仙茅 90 克　仙靈脾 150 克　巴戟天 90 克　二至丸 500 克
黃精 300 克　萊菔子 200 克　雞內金 500 克　佛手 200 克
枳殼 150 克　五穀蟲 120 克　神麴 200 克

上味共煎濃汁，文火熬糊，入諸膠及蜂蜜，烊化收膏。早晚以沸水沖飲一匙。

2014 年 5 月 18 日回訪：服藥一月，精神大振，大便成形通暢，頭暈漸息。藥後胃好，唯睡眠欠佳，囑第二次膏方提前至下午 6 點服（以前服用時間是晚上 11 點，服用太晚，消化不好，影響睡眠）。

按語：張某是房地產老闆，以健康換事業，得不償失。訴「常年奔波於各大醫院，曾到上海、北京、重慶，甚至到台灣、香港、美國等地求治，均告失敗」，醫院建議手術治療，家人擔心其大腦中樞神經受壓，落下癱瘓殘廢而拒絕。於是四處尋醫問藥。經市領導蔣某介紹，聞吾膏方名，特來求診。

腎主骨，骨痿責之腎精虧虛。項強脈緊，寒凝督脈也。故治療一方面要固腎強精，一方面要散寒通脈，另外調和氣血亦不可忽視，以久病入絡也。頭為高巔，在下之腎根動搖，清陽難以上升，眩暈作矣。因此，升陽舉陷是本案處方用藥之亮點。

第五節・陽　痿

◉醫案 1

張某　男　35 歲　2013 年 4 月 11 初診

【主訴】 陽痿不舉，陰囊潮濕，眠差夢多 12 年。

【病史】 15 歲手淫洩精，根本受伐，延至現在身體更差。12 年前開始求診無效，去年某醫以濕熱論治一年病加重。醫院以前列腺炎治無果……雜治今日，身心疲憊，精神委頓，慕名求診。

刻見：①陽痿不舉。②陰囊潮濕。③失眠難寐。④肝區不適。⑤形胖神萎，胸悶不適，畏冷易感，時發烘熱。⑥大便質爛，乾稀不調，尿頻乏力，清長無味。⑦頭脹不清晰，腰痠痛，耳鳴，口乾不思飲，有黑眼圈。

【檢查】 脈沉弦細小緊，尺弱，舌淡稍胖，尖略有紅色，苔膩厚乾。

【辨證】 腎精虛衰，久虛不復，陰陽交損；心腎不交，肝鬱脾弱，濕濁內蘊。

【治法】 峻補精血，滋陰益陽，交通心腎，疏肝健脾，利濕化濁。

【處方】 十全大補湯、右歸丸、左歸丸、枕中丹、二仙湯等化裁。

上等黃耆 200 克	白人參 100 克	西洋參 100 克	黨參 300 克
丹參 200 克	蛇床子 120 克	茯苓 120 克	二朮各 90 克
當歸 90 克	白芍 150 克	生地 200 克	肉桂 30 克
山藥 200 克	山萸 150 克	澤瀉 90 克	丹皮 90 克
枸杞 200 克	龜鹿膠各 60 克	龜板 500 克	鹿鞭 200 克
懷牛膝 90 克	龍牡各 300 克	遠志 90 克	石菖蒲 90 克
湘蓮肉 600 克	棗仁 600 克（100 克入膏，500 克入煎）		狗腎 300 克
雪蛤油 90 克	螞蟻 120 克	阿膠 200 克	仙茅 90 克
仙靈脾 120 克	知柏各 90 克	柴芩各 60 克	枳殼 200 克
佛手 200 克	合歡皮 300 克	芡實 300 克	金櫻子 300 克
蜈蚣 30 克	露蜂房 90 克	八月瓜 120 克	硃砂 30 克
刺蝟皮 60 克	海馬 30 克	雞內金 300 克	二芽各 300 克
夜交藤 300 克	百合 200 克	苡仁 300 克	靈芝孢子粉 30 克
靈芝 200 克			

上味共煎濃汁，文火熬糊，入諸膠及蜂蜜，烊化收膏。早晚以沸水沖飲一匙。

2014 年 2 月 6 日回訪：藥後無不適。初服半月，睡眠好轉，可以不服安眠藥了。服至 1 月，晨勃明顯。膏藥共服 115 天，現在夫妻生活較滿意，肝區不適消失，二便已調，睡眠很好，但不敢生氣、熬夜等。唯陰囊潮濕未盡痊。

按語：少不更事，手淫多年，不能自拔。精血妄洩，臟腑掏空。天有三寶——日月星，人有三寶——精氣神。

精足則氣充，氣充則神旺，神旺則精固。張某精傷，「氣」「神」不足；精傷腎弱，恐懼由生。15歲起即惶惶不可終日，肝鬱之甚可想而知，腎虛衍生諸症。

腎虛分陰虛、陽虛、氣虛、精虧。觀其畏冷易感，陽痿不舉，便爛尿清，脈沉舌胖，陽虛也；查其陰囊潮濕，烘熱耳鳴，脈細舌尖略紅，陰虛使然；另肝區不適，胸悶不舒，夫妻關係緊張，眠差夢多乃肝鬱氣滯也；便爛苔膩，中虛生濕也。

十全大補湯調補氣血；右歸丸加蛇床子、鹿膠、鹿鞭、狗腎、仙茅、仙靈脾、海馬等補陽；左歸丸伍西洋參、丹參、龜板、雪蛤油、百合等滋陰；二仙湯有溫陽固精，益陰瀉火之功；柴芩、枳殼、佛手、合歡皮、八月瓜等疏肝解鬱，行氣化瘀；本虛失眠，因加枕中丹、蓮米、棗仁、夜交藤、硃砂、靈芝孢子粉、靈芝等養血安神，標本兼治；腎虛陽痿是關鍵，故重用狗腎、鹿鞭壯陽舉痿；蜈蚣、露蜂房二藥有興陽道，通經絡之功，國醫大師朱良春喜用之治陽痿之疾；至於陰囊潮濕責之陰虛濕熱，遣蛇床子、露蜂房、知柏等滋陰燥濕解毒。

特別指出，陽氣虛衰，則氣不運濕，故濕濁內蘊，溫陽壯陽則濕濁自可煙消雲散。某醫以濕熱論治一年，不明此理，更傷其陽也。

◉醫案 2

李某　男　45歲　2014年5月12日初診

【主訴】 感冒5天，服西藥加重。

【病史】 5天前受涼感冒，服西藥加重，改中藥治療。

刻見：寒熱汗出，平時易出汗、盜汗，身痛，頭暈，咳嗽流清涕，口淡乏味。

【檢查】 脈弦細滑緊偏浮，苔膩乾。

【辨證】 風邪犯表，營衛不和，肺氣不利。

【治法】 疏風透邪，調和營衛，宣肺止咳。

【處方】 葛根湯等化裁。

葛根30克	麻黄10克	桂枝15克	白芍15克
大棗3枚	生薑6克	炙甘草15克	蒼朮15克
桔梗20克	枳殼20克	陳皮15克	瓜殼20克
杏仁15克	白前20克	太子參20克	茯苓20克
棗仁20克	浮小麥20克		

2劑，水煎內服。

2014年5月15日二診：感冒咳嗽等癒。近8年體質變差，要求膏方調理。

刻見：①陽痿早洩，夫妻生活困難，近半年加重。②腰脹耳鳴，盜汗，汗出濕衣。小便黃赤。③疲倦乏力。④納差運遲。⑤眠差夢多。⑥口苦口臭，平時易上火。

【檢查】 脈弦緊，舌淡嫩紅，苔膩。

【辨證】 脾腎不足，精血虧虛。

【治法】 健脾固腎，益精養血。

【處方】 左歸丸、二仙湯等化裁。

上等黃耆150克	西洋參50克	黨參150克	太子參100克
丹參100克	生地150克	山藥100克	山萸60克
澤瀉45克	茯苓60克	丹皮45克	枸杞100克
製首烏100克	龜鱉膠各30克	龜板250克	鱉甲150克

懷牛膝 45 克	肉桂 30 克	黃連 30 克	仙茅 45 克
仙靈脾 60 克	知柏各 30 克	海馬 30 克	狗腎 150 克
雪蛤油 30 克	螞蟻 60 克	棗仁 300 克（250 克入煎，50 克入膏）	
柏子仁 60 克	浮小麥 150 克	糯稻根 100 克	麥冬 45 克
北五味 45 克	五穀蟲 60 克	二至丸 150 克	雞內金 250 克
萊菔子 150 克	二芽各 150 克	楂麴各 100 克	龍牡各 100 克
枳朮各 45 克	棱莪朮各 60 克	芡實 60 克	湘蓮肉 30 克

上味共煎濃汁，文火熬糊，加諸膠及蜜蜂 250 克收膏。早晚以沸水沖飲一匙。

2014 年 6 月 12 回訪：夫妻生活滿意，囑房事一月一次，以保精全形。腰脹盜汗消失。耳鳴偶作，小便稍黃，囑多飲水即可。精神振作，不疲倦了。食慾仍差，囑多運動。睡眠安穩。口苦消失。藥後口不乾，胃不脹。

按語：男子多欲，腎精走洩，過用則廢，陽痿之由；陰虧於下，陽浮於上，出現盜汗尿赤，口苦口臭，耳鳴失眠等。滋陰固本乃治療大法，稍佐溫陽之品，一有陰陽合和，陰中求陽，陽中求陰之意，二有溫運滋陰藥以助運化之功。

第四章｜皮膚病

第一節・面　疹

◎醫案 1

何某　女　23 歲　2014 年 4 月 14 日初診

【主訴】 面疹 10 年。

【病史】 自幼體弱，長期面部紅疹 10 餘年，久治不癒。近兩年工作壓力大，更增諸多不適。

刻見：①兩頰及唇周紅疹滿佈。②經量偏少，兩天即淨。③不耐寒熱，面白少華，易熱易汗。④尿頻耳鳴。⑤口苦口臭。

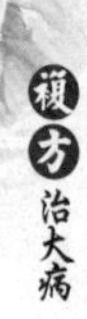

【檢查】 脈弦細略數，舌淡苔膩，舌根有紅點。

【辨證】 氣陰兩虧，腎虛肝旺，濕熱內蘊。

【治法】 益氣養陰，固腎平肝，清熱利濕。

【處方】 參麥地黃丸、二至丸、五味消毒飲等化裁。

西洋參 100 克　黨參 300 克　太子參 200 克　丹參 200 克
沙參 200 克　苦參 120 克　二冬各 120 克　生地 300 克
山藥 200 克　山萸 120 克　澤瀉 90 克　土苓 90 克
丹皮 90 克　枸杞 200 克　生製首烏各 200 克　龜鱉膠各 60 克
懷牛膝 90 克　鱉甲 300 克　龜板 500 克　二至丸 400 克
銀翹各 90 克　夏枯草 90 克　露蜂房 90 克　白蘞 90 克

赤小豆 300 克　苡仁 300 克　綠豆 300 克　阿膠 300 克
當歸 60 克　二芍各 90 克　雪蛤油 60 克　螞蟻 120 克
酸棗仁 260 克（200 克入煎，60 克入膏）柏子仁 120 克　浮小麥 300 克
穭豆皮 200 克　魚鰾膠 200 克　知柏各 90 克　萊菔子 200 克
雞內金 500 克　二芽各 300 克　五穀蟲 120 克　玉蝴蝶 120 克

上味共煎濃汁，文火熬糊，入諸膠及蜂蜜，烊化收膏。早晚以沸水沖飲一匙。

2014 年 5 月 31 日回訪：查脈弦細漸緩，舌淡紅苔薄干。神增面華，面疹微（只見左側口角一兩粒），月經正常，經血增加，口苦口臭微，不再起夜，耳鳴微。

按語：面疹是標是表象，其內在本質是陰虛濕熱，故重用西洋參、太子參、鱉甲、龜板、雪蛤油等滋陰固本，復用丹參、苦參、銀翹、夏枯草、赤小豆、苡仁、綠豆、知柏等清熱解毒，利濕瀉濁。

◉醫案 2

劉某　女　18 歲高三學生 2013 年 12 月 1 日初診

【主訴】面疹 5 年，久治不效。

【病史】平素體弱，面白形單，記憶力差，上課注意力難集中。

近 5 年面部長滿紅疹，夏天為甚，多見雙頰、前額、下巴。長期治療及用各種化妝品不效。母親游某胃病經我治癒，特來求診。

【檢查】脈弦細滑（右沉弱），舌淡胖，苔膩厚乾，舌脈略紫。

【辨證】氣血雙虧，腎精欠充，濕毒內蘊。

【治法】調補氣血，固腎強骨，利濕敗毒。

【處方】聖癒湯、左歸丸、五味消毒飲等化裁。

上等黃著 60 克　西洋參 100 克　太子參 120 克　黨參 200 克
丹參 150 克　苦參 120 克　茯苓 200 克　二朮各 90 克
枳實殼各 120 克　當歸 60 克　赤芍 90 克　生地 200 克
水牛角 60 克　丹皮 90 克　銀翹各 60 克　野菊花 60 克
蒲公英 60 克　赤小豆 300 克　苡仁 300 克　荷葉 60 克
升麻 60 克　蟲退 60 克　白芷 60 克　阿膠 100 克
龜板 200 克　螞蟻 120 克　雪蛤油 20 克　生製首烏各 150 克
海馬 20 克　枸杞 150 克　女貞子 200 克　旱蓮草 200 克
棗仁 60 克　湘蓮肉 60 克　穭豆皮 200 克　浮小麥 300 克
紫河車 60 克　魚膘膠 200 克　合歡皮 90 克　五穀蟲 120 克
鬱金 90 克　山藥 200 克　黃精 200 克　澤瀉 90 克
青木香 90 克　夜交藤 300 克　二芽各 120 克　雞內金 120 克
黑豆 120 克

上味共煎濃汁，文火熬糊，入諸膠及蜂蜜，烊化收膏。早晚以沸水沖飲一匙。

2014 年 1 月 13 日回訪：面疹減半，精神振作，藥後無不適。

2014 年 5 月 1 日回訪：面疹消失，睡眠很好，二便調，記憶力增強，學習成績已上升矣。

按語：臟腑氣弱，運化失司，濕濁內蘊，衍生諸症。單純清熱敗毒，剋土傷中。宜滋陰涼血伍清熱利濕藥為妥！

第二節・全身皮疹

◉醫案

胡某　男　15 歲　2012 年 5 月 16 日初診

【主訴】 全身皮疹 1 年。

【病史】 全身皮疹 1 年餘，多方治療不效，慕名求膏方調理。

刻見：①全身皮疹如小粟，面部疹子有膿性白色分泌物，皮疹不癢不痛。②食慾欠佳，嗜食辛辣厚味。③夜寐不安。④手心微熱有汗。⑤頸部淋巴結腫大如豌豆數枚。⑥平時疲倦懶動。

【檢查】 脈弦細滑略數，舌淡略胖，苔白膩。

【辨證】 濕熱內蘊，鬱久成毒，淫溢肌膚，克伐氣陰。

【治法】 清熱利濕，涼血敗毒，活血散腫，益氣滋陰。

【處方】 參麥地黃丸、五味消毒飲、仙方活命飲等化裁。

西洋參 30 克	麥冬 30 克	生地 90 克	山藥 60 克
黃精 60 克	澤瀉 30 克	茯苓 60 克	丹皮 60 克
銀翹各 30 克	雲防風 15 克	白芷 15 克	歸尾 25 克
青皮 30 克	生甘草 30 克	赤芍 60 克	大貝 30 克
花粉 30 克	乳沒各 30 克	穿山甲 10 克	皂角刺 30 克
野菊花 60 克	蒲公英 60 克	地丁 60 克	天葵子 30 克
赤小豆 120 克	苡仁 120 克	水牛角 30 克	螞蟻 30 克
枸杞 30 克	女貞子 60 克	旱蓮草 60 克	龜膠 30 克
鱉甲膠 30 克	炒棗仁 30 克	上等黃蓍 30 克	糯稻根 60 克

枳殼30克　　五穀蟲30克　夏枯草30克　蚤休30克

上味共煎濃汁，文火熬糊，加蜜蜂250克收膏。早晚以沸水沖飲一匙。

2012年8月18日二診：脈弦細滑，舌淡紅欠榮，苔薄白膩。

膏藥即將服完，疹子少許多，現在只侷限在面部，背部疹子消失，手心汗少許多，頸部腫大的淋巴結現在幾乎摸不到了，面色轉榮，身有精神，睡眠轉安。前方加全蟲10克，蜈蚣10克，升麻30克，荷葉60克，製膏鞏固。囑勿服辛辣之物方保無虞。

2013年8月3日回訪：逾一年，皮疹消失至今未發。頸部淋巴結徹底消散。小孩長高許多，身體較前健壯了。

按語：患者服許多清熱解毒中藥少效，皮疹此起彼伏，甚為痛苦，以致成績在班上倒數幾名。於我處服膏藥2劑而痊癒，身體由疲倦萎靡轉為精力充沛，形體變得健碩高大，這是家長未想到的！後成績步步上升，現就讀於某重點中學。案例唐某女孩亦類似，初心神恍惚，身體及精神極差，經我調理後，已考取某重點大學。

【治療心得】

1. 何謂疑難病？指症狀錯綜複雜，臨床現象如繩索嚴嚴實實包裹人體的一類疾病。要解決，必須理清頭緒，「有是證用是藥」，何難之有？此案一是濕熱，二是陰傷。
2. 炮甲與皂角刺有穿透走竄，消散瘡癤之奇功，不能不用；黃耆能益氣扶正，托毒外出，治皮疹兼氣虛疲倦者尤為合拍。

3. 二診因面疹未盡散，故加全蟲、蜈蚣增強敗毒，加升麻、荷葉升清透邪，引藥達面，而且升麻、荷葉可昇陽解毒，此為方中用藥亮點。

第三節・頭　疹

◉醫案

王某　男　16歲　2013年11月3日初診

【主訴】 近一年頭疹泛發，瘙癢無度，久治不效。

【病史】 幼時易感冒，出生後即患皮膚病。5歲驚恐過度達一年之久，平時嗜食辛辣。近一年來頭部紅疹泛發，瘙癢難耐，甚則發炎潰膿。四處尋醫問藥少效，慕名求膏方調理。

刻見：①頭皮紅疹無數，色紅瘙癢。②面少華，易汗易累。③記憶力差，注意力難集中，長期頭脹不清晰，晨起疲倦。④尿頻，夜尿2～3次。⑤口乾思冷飲。

【檢查】 脈細滑，尺弱，舌淡胖，苔膩。

【辨證】 陰虛血熱，濕熱內蘊。

【治法】 滋陰涼血，利濕瀉熱。

【處方】 參麥地黃丸、仙方活命飲等化裁。

西洋參粉60克	黨參200克	太子參150克	丹參150克
苦參90克	二冬各90克	生地200克	山藥200克
黃精200克	澤瀉60克	茯苓120克	丹皮90克
穭豆皮200克	浮小麥200克	夜交藤200克	女貞子150克
旱蓮草150克	雲防風30克	白芷30克	當歸60克

花粉 120 克	炮甲粉 10 克	皂角刺 30 克	銀翹各 60 克
野菊花 60 克	赤芍 120 克	蒲公英 60 克	露蜂房 60 克
全蟲粉 10 克	蜈蚣粉 10 克	上等黃耆 60 克	棗仁 60 克
芡實 60 克	金櫻子 200 克	龜板 120 克	龜膠 30 克
龍牡各 120 克	阿膠 60 克	鬱金 60 克	生首烏 60 克
百合 150 克	升麻 60 克	荷葉 60 克	赤小豆 200 克
苡仁 200 克	刺蝟皮 15 克		

上味共煎濃汁，文火熬糊，入諸膠，藥粉及蜜蜂，烊化收膏。早晚以沸水沖飲一匙。

2014 年 2 月 5 日回訪（王某住吾樓上）：面已華，頭皮紅疹消失（不能吃辛辣物，否則面部冒出數粒紅疹），精神振作，頭腦清晰，反應敏捷。晚上不起夜。

按語：患兒與我是鄰居，近一年多次回訪，諸症癒後未復發。

驚恐傷腎，此案驗之不假。腎為先天之本，小孩生長發育有賴腎精充沛。腎精虛弱，衍生諸症。嗜食辛辣厚味，亦是致病（特別是皮膚病）之因。

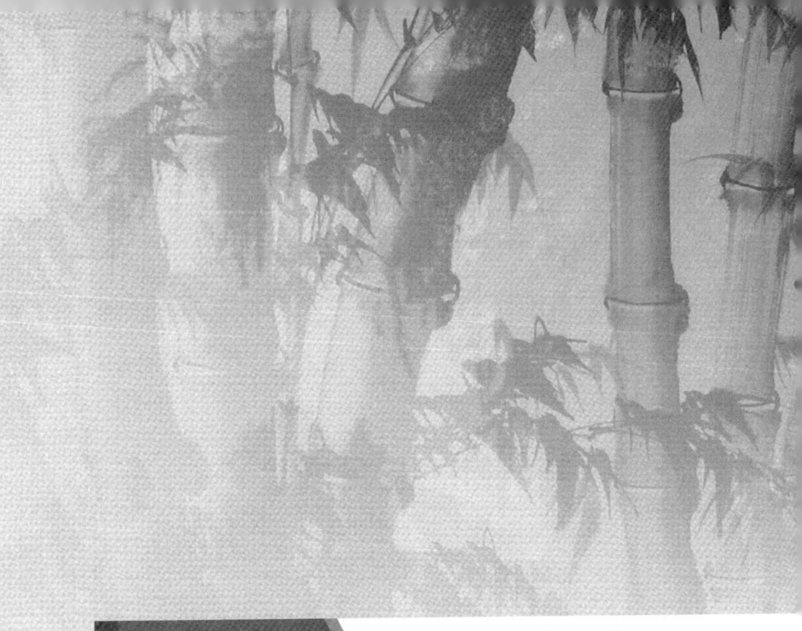

第三篇 丸藥醫案

第一章｜兒　科

第一節・反覆感冒

◉醫案 1

涂某　男　9歲　2012年7月16日初診

【主訴】（父親代訴）自小體弱，發育不良。

【病史】 稟賦不足，反覆感冒，平時常服西藥，身體漸漸變差，近來學習跟不上，經人介紹，特求中藥調理。

刻見：①易感易汗。②睾丸鬆弛。③毛髮乾枯。④記憶力差。⑤夜寐不安。⑥食慾欠佳。⑦大便偏乾。⑧口乾思飲。

【檢查】 脈弦細，舌淡紅少華，苔薄膩。

【辨證】 脾腎虧虛，氣陰不足，發育遲緩。

【治法】 健脾固腎，益氣養陰，健腦益智。

【處方】 參苓白朮散、參麥地黃丸等化裁。

西洋參60克	茯苓25克	白朮30克	炙甘草15克
苡仁25克	蓮肉25克	山藥60克	扁豆25克
砂仁15克	木香15克	麥冬30克	北五味10克
生地30克	黃精25克	澤瀉10克	丹皮10克
龜板15克	龍骨15克	遠志8克	石菖蒲8克

酸棗仁 30 克	柏子仁 30 克	靈芝 30 克	合歡皮花各 10 克
阿膠 30 克	胡黃連 10 克	魚膘膠 30 克	螞蟻 30 克
海馬 10 克	桑椹子 30 克	枳實 15 克	檀香 15 克
枸杞 30 克	製首烏 30 克	玄參 30 克	焦三仙 30 克

諸藥烘乾研粉，煉蜜為丸，一天 2~3 次，每次 3~6 克，感冒停服。

2012 年 11 月 27 日回訪：面華形豐，食慾增加，大便正常，記憶力增強，感冒極少了。

按語：睪丸為人之外腎，腎根不足，五臟受累，衍生諸症。以參麥地黃丸補先天腎根，參苓白朮散益後天脾土，加諸膠及海馬等血肉有情之品峻補精血，伍枕中丹益精安神定志。根本得固，氣血得養，陰陽和合，人即康健。

⊙醫案 2

董某　女　4 歲半　2010 年 8 月 26 日初診

【主訴】（家長代訴）體弱易感。

【病史】小孩出生即體弱，服益生元等半年無效，查微量元素鋅偏低，其他無異。同事介紹，特來求治。

刻見：①面黃肌瘦，易感易汗，感冒後久治難癒，須用高檔抗生素和激素方有效。②便乾食少，偏食，遺尿，口不渴。③夜寐不安。④兩年前經常腹瀉，7 月齡時患黴菌性腸炎、支氣管炎，現在不時發作。

【檢查】脈弦細，舌淡苔薄膩。

【辨證】脾腎不足，氣陰虧虛。

【治法】健脾補腎，益氣養陰。

【處方】 香砂六君子湯、六味地黃湯加減。

黃耆 25 克	西洋參 15 克	黨參 20 克	當歸 12 克
白芍 12 克	香附 10 克	木香 10 克	砂仁 6 克
茯苓 15 克	白朮 15 克	麥冬 20 克	五味 10 克
山藥 30 克	山萸 15 克	大熟地 15 克	蓮米 20 克
丹皮 12 克	芡實 15 克	金櫻子膏 15 克	黃精 20 克
枸杞 20 克	製首烏 20 克	棗仁 20 克	龜板 15 克
扁豆 20 克	菟絲子 15 克	女貞子 20 克	紫河車 15 克

上等蜂蜜適量，諸藥烘極乾，煉蜜為丸，早晚各服3～5克，感冒停服。連服2劑。

2011年3月5日回訪（介紹鄰居小孩求治）：感冒極少了，眠食俱佳，食慾增強，諸症已癒。感激之情，無以言表！

按語：六君子湯助後天脾氣，六味地黃丸補先天腎陰，加龜板女貞滋腎陰，菟絲子紫河車壯腎陽，正氣強壯，邪不可干！長期或大量用抗生素、激素，對小孩生長發育極為不好。10年前親見一石匠因手痛長服強的松而肩關節出現自發性骨折，可悲可嘆，醫之害！激素可使人脫鈣，故要引起重視！

⊙醫案 3

郭某　男　3歲　2011年2月14日初診

【主訴】（其母代訴）體弱易感。

【病史】小孩從小體弱多病。母親回憶早孕反應劇烈，一直持續至生產。半年前醫院查咽部息肉，醫生說人太小不能作手術。服藥效果不好，並且餵藥困難。聽人說你用丸藥治病效好，服用簡單。慕名求治。

刻見：①易感易汗，晚上盜汗（冬天亦然）。②生殖器發育欠佳。③聲嘶，因以前感冒久咳遺留。④大便偏乾。⑤口渴思飲。

【檢查】 脈細，指紋淡，舌淡。

【辨證】 氣陰虧虛，脾腎不足。

【治法】 益氣養陰，健脾固腎。

【處方】 生脈散、參苓白朮散加味。

黃耆20克	人參20克	西洋參40克	麥冬25克
北五味15克	茯苓25克	白朮25克	炙甘草10克
苡仁25克	蓮肉25克	山藥40克	桔梗15克
扁豆25克	砂仁12克	陳皮15克	川貝20克
百合20克	龜板15克	鱉甲15克	紫河車20克
桑椹子20克	山萸20克	大熟地20克	枸杞20克
製首烏20克	棗仁20克	柏子仁15克	歸芍各12克
枳殼15克			

上等蜂蜜適量，諸藥烘極乾，煉蜜為丸，早晚各服2～3克，感冒停服。連服3劑。

2011年11月13日回訪：很難感冒，最近大半年只感冒4次，服點感冒沖劑就好了，盜汗消失，只在感冒時略汗，大便正常，一天一次，體重和身高明顯改善。

按語：小兒稟賦不足，緣於母親早孕反應劇烈，胎中受伐也。產後患咽炎及息肉，服涼藥傷中陽……數因致使小孩發育受挫！據證辨為氣陰兩虛，脾腎不足。處方中生脈散加龜板、鱉甲滋陰，參苓白朮散加枳殼健脾開胃進食，更以紫河車一味峻補精血，脾強腎固，氣血得復，諸症自解。

第二節・厭　食

◉醫案 1

文某　男　15 歲　2013 年 4 月 13 日初診

【主訴】 納少神差。

【病史】 臨近中考，納呆神差，精力不濟，家長想過許多辦法無效。特求中藥調理。

刻見：①面少華，食慾不振，消化力弱。②夜寐不安，煩躁。記憶力差。③手心有汗。④口乾不思飲。⑤大便乾燥，3 天一行。

【檢查】 脈弦滑偏數，尺弱，舌質偏紅。

【辨證】 心腎陰虧，中虛蘊熱。

【治法】 滋陰安神，消食化積。

【處方】 天王補心丹、六味地黃丸等化裁。

西洋參 60 克	黨參 30 克	沙參 60 克	玄參 30 克
丹參 30 克	北五味 15 克	二冬各 30 克	生地 30 克
茯神 30 克	歸芍各 15 克	棗仁 30 克	柏子仁 60 克
靈芝 30 克	猴頭菇 30 克	合歡皮花各 15 克	山藥 30 克
黃精 30 克	澤瀉 15 克	丹皮 15 克	龜板 30 克
龍牡各 25 克	遠志 15 克	石菖蒲 15 克	苡仁 30 克
珍珠 15 克	琥珀 15 克	桑椹子 60 克	黑芝麻 60 克
火麻仁 30 克	芒硝 15 克	浮小麥 60 克	穞豆皮 60 克
百合 30 克	雪蛤油 15 克	阿膠 60 克	胡黃連 10 克
魚膘膠 60 克	螞蟻 60 克	湘蓮肉 30 克	蓮心 30 克

枸杞 30 克　　製首烏 30 克　桑螵蛸 15 克　玉竹 30 克
女貞子 30 克　枳實 30 克　　萊菔子 30 克　瓜蔞仁 30 克

諸藥烘乾研粉，煉蜜為丸，一天 2～3 次，每次 5～8 克，感冒停服。

2013 年 9 月 23 日回訪：精神振，睡眠安，中考成績較好，考取了本市重點中學。食慾增加，面色漸華。睡眠好了，所以記憶力亦增強。大便暢通，一天一次。

按語：小孩生長期，學習壓力大，三餐營養差，於是出現諸多亞健康狀態。煩躁，夜不安，手心汗，口乾便燥等，陰虛內熱也。予天王補心丹、六味地黃丸加味滋補心腎之陰，安神定志，此為「清補」，非「溫補」。清補可瀉濁，溫補易上火也，臨證須分辨！

◉醫案 2

蔣某　男　13 歲　2010 年 10 月 22 日初診

【主訴】（家長代訴）體弱多病。

【病史】小孩出生即體弱，長服保健品無濟於事。檢查除貧血外無其他問題。近來精神更差，休學在家。同學家長介紹，特來求治。

刻見：①納呆運遲，多吃一點則嘔，偏食，嗜食辛辣厚味。②面黃肌瘦，頭暈神差，髮枯無澤。個子體重均低於同齡人。③注意力不集中，記憶力差，所以學習成績也差。④夜寐不安。

【檢查】脈細乏力，舌淡苔膩。

【辨證】脾腎氣虛。

【治法】健脾補腎。

【處方】 參苓白朮散、六味地黃丸等。

黨參60克　麥冬30克　北五味子20克　黃蓍60克
當歸25克　茯苓40克　白朮40克　陳皮30克
山藥90克　二地各40克　山萸30克　蓮米60克
芡實50克　炙龜板30克　紫河車40克　雪蛤油10克
海馬15克　苡仁40克　扁豆40克　砂仁20克
製首烏50克　枸杞50克　桑椹子50克　棗仁50克
靈芝40克　雞內金60克

上等蜂蜜適量，共為丸，早晚各服5克，感冒停服。

2011年3月4日回訪（公車上與其母親相遇）：食慾振，面有華，記憶力增強，睡眠好，學習成績大幅度提高，個子長高了許多，甚表感謝！此案療效神奇，特記之！

按語：《素問·靈蘭秘典論》：「脾胃者，倉廩之官，五味出焉。」胃主受納水穀，脾主運化精微，氣血得以化生。脾虛及腎，釜底無薪，腐熟無權，飲食難進。

腎主骨生髓，腎虛則表現為小兒生長發育不良，五遲（站遲、語遲、行遲、發遲、齒遲），五軟（頭軟、項軟、手足軟、肌肉軟、口軟），在成人則為早衰無子。故治以參苓白朮散健脾，六味地黃丸固腎，伍龜板、紫河車、雪蛤油、海馬血肉有情之品峻補精血。

第三節·發育不良

◎醫案 1

林某　男　11歲　2011年3月14日初診

【主訴】（其母代訴）體弱多病。

【病史】小孩為早產兒，孕 7 月即生。出生後感冒咳嗽，住院一月方癒。今年 11 歲，個子矮，發育不良，服中藥湯劑少效，慕名求丸藥調理。

刻見：①上課注意力不集中，記憶力差。②身軟足痛，疲倦易累。③頭暈面白，神差嗜睡。④口苦口臭，大便偏乾。⑤夜寐不安。

【檢查】脈弦細，尺弱，舌體稍大，淡紅少華。

【辨證】心脾兩虧，腎氣不足。

【治法】健脾養心安神，補腎強志益腦。

【處方】歸脾湯、六味地黃丸、枕中丹加味。

黃耆 60 克	人參 30 克	西洋參 60 克	龍眼肉 30 克
當歸 20 克	棗仁 30 克	白朮 20 克	木香 10 克
遠志 10 克	茯苓 30 克	苡仁 25 克	蓮米 30 克
山藥 60 克	扁豆 25 克	砂仁 10 克	生地 30 克
山萸 20 克	澤瀉 15 克	丹皮 15 克	龜板 25 克
石菖蒲 10 克	龍骨 25 克	柏子仁 25 克	桑椹子 30 克
枸杞 30 克	菟絲子 25 克	製首烏 30 克	二冬各 20 克
北五味 15 克	螞蟻 20 克	紫河車 30 克	合歡花 15 克

上等蜂蜜適量，諸藥烘極乾，煉蜜為丸，早晚各服 3～6 克，感冒停服。

2011 年 7 月 5 日回訪：精神振作，記憶增強，面色紅潤，身軟足痛消失。唯藥量稍多則胃脹，囑少量服之，不要急於求成！

2014 年 4 月 3 日回訪（介紹鄰居李某小朋友求治）：個子長高許多，記憶很好，成績名列前茅。

按語：歸脾湯對脾虛失眠者效果好。兼腎虛加六味地黃丸，精虧甚者加紫河車、螞蟻等更佳。

⊙醫案 2

唐某　男　13歲　2010年8月16日初診

【主訴】（其母代訴）胃痛10天。

【病史】小孩10天前貪涼飲冷引發胃痛，飢餓及食冷物疼痛加重。當地醫院輸液暫效，停藥復作。特求中藥治療。

【檢查】脈弦小緊，舌淡胖。

【辨證】寒凝中焦，胃絡攣急作痛。

【治法】溫陽散寒，緩急止痛。

【處方】附子理中丸。

鮮開水泡生薑及白糖，送服附子理中丸4丸（濃縮丸，成人一次服8丸）。連服3次即不痛！

2010年8月26日二診：今日胃痛又作，緣因小孩用冷開水泡飯吃。家長要求根治，如前服藥止痛後，擬丸藥調理。

刻見：①嗜食辛辣香燥，大便偏乾，易發口腔潰瘍。②經常遺尿，個子矮小，毛髮乾枯如穗，面萎黃少澤，目珠少神。③上課頭暈，注意力不集中。④心煩少寐，失眠多夢。

【檢查】脈弦軟，舌淡胖。

【辨證】脾腎不足，氣陰虧虛。

【治法】健脾固腎，益氣養陰。

【處方】參苓白朮散、參麥地黃丸等化裁。

黃蓍30克　黨參25克　麥冬20克　北五味子15克
茯苓20克　白朮20克　陳皮12克　半夏麴12克
木香12克　砂仁10克　當歸12克　白芍15克
大熟地20克　山藥40克　山萸20克　澤瀉15克
丹皮15克　枸杞20克　製首烏20克　菟絲子20克
覆盆子20克　龜板25克　棗仁25克　紫河車25克

諸藥烘乾研粉，煉蜜為丸，一天2～3次，每次5克，感冒停服。

2010年9月12日回訪（服半月，其母攜小孩前來檢查）：精神增加，睡眠轉佳，上課精神集中，頭不暈，胃早就不痛了，大便暢通，唯口臭減不多。查脈弦有神，舌稍大，已有澤矣！囑其多飲溫水，少吃零食即可。

2011年6月6日回訪：個子長高許多，形壯體健，感冒很少，食慾大振，身體好了，所以學習成績也上升許多，甚為感謝！

按語：小孩偏食，嗜食辛辣或冰涼之物，最害人也！聞一老嫗痛心訴說：其孫偷吃家中雪糕30餘支後（其家開小賣鋪），身體一蹶不起，漸漸食絕，半月瘦如枯骨，治療花去家中全部積蓄，亦未能挽救其生命。該案小孩初由食冷物過量引發胃痛，平時亦偏食，脾胃先傷，精血化源告竭。五臟六腑失去濡養，心不足則心煩、心悸、失眠；肝不足則頭暈，陰血不足易肝風內動，遂失眠多夢，注意力不集中；肺不足則咳；腎不足則遺尿，發育遲緩，個子矮小，髮枯如穗……

結合刻見，斷為脾腎不足，氣陰虧虛，治以健脾固腎，益氣滋陰。處方中香砂六君子湯健脾益氣，行氣開胃助運，參麥地黃丸補肝腎之陰。因久虛，故以紫河車溫陽，龜板滋陰，陰平陽秘，身體康健也！

◉醫案 3

楊某　女　14歲　2014年3月21日初診

【主訴】（奶奶代訴）長期體弱病多。

【病史】自幼體弱，初潮較早（11歲月經至）和食飲不當，出現諸多問題，求中藥調理。

刻見：形單面白，個子偏矮；口腔潰瘍3年，一月3次以上發作，無任何誘因；納差，偏食；痛經；平素大便可，小便頻數；易眩暈，夢多。

【檢查】脈弦細，舌淡胖，舌脈紫。

【辨證】氣血（陰）不足，脾腎虧虛，因虛致瘀。

【治法】益氣養血（陰），健脾固腎，疏肝調經。

【處方】參麥地黃丸、左歸丸、四逆散等化裁。

西洋參45克	黨參45克	玄參60克	丹參30克
麥冬45克	百合25克	生地60克	山藥60克
山萸30克	澤瀉25克	茯苓45克	丹皮25克
知柏各15克	青鹽10克	枸杞45克	製首烏45克
懷牛膝25克	龜板60克	阿膠60克	雪蛤油20克
海馬15克	螞蟻30克	當歸25克	白芍45克
桃紅各15克	失笑散50克	柴胡25克	枳實45克
雞內金60克	鮮麥芽60克	山楂60克	五穀蟲30克

諸藥烘乾研粉，煉蜜為丸，一天2～3次，每次5～9克，感冒停服。

2014年6月27日回訪：服藥後口腔潰瘍一直未發，

痛經消失，食慾增加。

◉醫案 3

謝某　男　9歲　2011年3月19日初診

【主訴】（母親代訴）體弱多病，發育遲緩。

【病史】 小孩感冒後經常輸抗生素和激素方解，所以體質很差。為改善之，多年求醫不效。經人介紹，求丸藥調理。

刻見：①夜寐不安，亂夢連連。②手足不安。上課注意力不集中，記憶力差。③經常發鼻血，每月必發，須冷敷方止。④面萎少華，畏冷易感。⑤囟門閉合不良。⑥食慾不振，偏食嗜食辛辣厚物，口味重。

【檢查】 脈細，舌淡。查扁桃體腫大。

【辨證】 腎氣不足，心脾血虧，心腎不交，心神失養。

【治法】 補腎固本，養心健脾，交通心腎，安神益智。

【處方】 六味地黃丸、歸脾湯、枕中丹等加味。

黃精 60克	生地 40克	山藥 150克	山萸 20克
澤瀉 15克	茯苓 30克	丹皮 15克	黃蓍 40克
人參 20克	西洋參 40克	龍眼肉 30克	當歸 25克
棗仁 40克	白朮 25克	木香 12克	炙甘草 10克
遠志 9克	大棗 20克	石菖蒲 9克	龜板 25克
龍骨 25克	麥冬 20克	北五味 15克	浮小麥 25克
懷牛膝 15克	枸杞 30克	菟絲子 25克	補骨脂 25克
制首烏 30克	黑芝麻 30克	胡桃肉 20克	柏子仁 20克
靈芝 35克	桑椹子 20克	百合 30克	焦三仙 10克

上等蜂蜜適量，諸藥烘極乾，煉蜜為丸，早晚各服 5

克，感冒停服。

2011 年 7 月 11 日二診：面漸華，食慾好了，睡眠轉安，自服藥來鼻血未出現，感冒減少，扁桃體不腫大。脈細滑，舌淡紅。觀其形體尚單，個子偏矮，外生殖器發育差，睾丸偏小而鬆弛。應家長要求，再予丸藥鞏固。前方加紫河車 30 克，雪蛤油 10 克，海馬 10 克，螞蟻 30 克，如法製丸鞏固。

按語：體弱多病，治療需整體調理，氣血充沛，陰陽調和，自能康健。小兒嗜食辛辣，濕熱內積，因發鼻血。脈細舌淡，陰血虧虛也。陰虛陽易亢，復加濕熱擾亂心神，因此惡夢連連，注意力不集中，記憶力差等。予六味地黃丸加味滋腎陰，歸脾湯加味健脾氣，枕中丹加味安心神。複診辨為精血不足，因加諸血肉有情之品峻補精血。

◎醫案 4

謝某　男　14 歲　2010 年 8 月 28 日初診

【主訴】（母親代訴）自幼體弱多病。

【病史】問題出在自己孕期食慾極差，厭油膩，食即嘔。小孩 1 歲前經常高燒感冒，或腹瀉，或便秘。2 歲前曾 5 次重病住院治療。朋友介紹，特來求治。

刻見：①面萎不澤，形瘦神差，疲倦乏力，不耐勞累。稍動或下蹲眩暈即作。②易感易熱易汗，尤其頭汗多。③食慾不振，偏食，嗜食辛辣厚味。④煩躁不安。⑤大便爛，一天 2～4 次。⑥記憶力差，學習成績不好。⑦口渴夜甚，喜飲冷。⑧睡眠差，多夢易驚醒。⑨醫院查有過敏性鼻炎，感冒後咽痛痰多。

【檢查】 左脈弦細，右脈弦滑澀弱，舌淡胖，邊尖有紅點，苔薄膩，舌脈紫。

【辨證】 脾腎氣虛，心肝血虧，腸胃積熱。

【治法】 健脾補腎，益氣養血，消積運滯。

【處方】 參苓白朮散、歸脾湯等加味。

黃耆 40 克	西洋參 25 克	黨參 40 克	當歸 20 克
茯苓 40 克	白朮 30 克	苡仁 30 克	蓮米 30 克
芡實 30 克	山藥 60 克	扁豆 20 克	砂仁 10 克
龍眼肉 20 克	棗仁 60 克	木香 12 克	遠志 8 克
石菖蒲 8 克	菟絲子 25 克	枸杞 30 克	北五味子 15 克
澤瀉 15 克	丹皮 15 克	補骨脂 25 克	製首烏 25 克
黑芝麻 25 克	女貞子 30 克	旱蓮草 30 克	龜板 20 克
龍骨 15 克	麥冬 20 克	靈芝 25 克	合歡花 12 克
白芍 20 克	阿膠 30 克		

上等蜂蜜適量，共為丸，早晚各服 6 克，感冒停服。連服 2 劑。

2011 年 3 月 12 日回訪：身體長高長壯，面色紅潤有澤，身不疲倦了，食慾大增，頭不暈，大便正常，感冒很少了，最近半年小感冒三次，不吃藥過幾天就好了，睡眠很好，不出虛汗，口渴好些（現雖口渴但不如以前喜冷飲）。查脈弦細緩有神，舌淡紅，舌面紅點仍見少許。囑少吃零食，多吃綠豆粥，常飲水即可。

按語：孕期母不食則子不長，故小孩脾腎虧虛。參苓白朮散健脾補氣，歸脾湯健脾養血，伍用氣血同調，補後天之根本。脾健則氣血生化有源，土能生萬物，亦能治萬病也！

◉醫案 5

王某　男　5 歲半　2009 年 11 月 19 日初診

【主訴】（母親代訴）自幼體弱多病。

【病史】 小兒體弱，全身都是病，各種辦法用盡不效。3 歲前感冒多，食慾差，現在大了稍好些。經人介紹，特驅車 500 多公里前來求治。

刻見：①生殖器發育極差，睾丸陰莖極小。②大便偏乾不暢，2～4 天一行。大便不暢則飯吃得少，大便暢則食慾好些。小便清長而乏力。③注意力不集中，多動，面白少華，髮枯萎。④偏食。⑤晚上盜汗，牙齒稀鬆，雙膝痠痛。⑥出生時頭髮稀少，頭頂已禿。

【檢查】 脈弦細偏數，舌淡。

【辨證】 氣陰虧虛，肝腎不足，心脾有虧，心腎不交，

【治法】 益氣養陰，培補肝腎，養心健脾，健腦益智。

【處方】 參麥地黃丸、參苓白朮散等加味。

黨參 40 克　西洋參 40 克　麥冬 25 克　五味子 15 克
黃蓍 30 克　當歸 20 克　茯苓 30 克　白朮 30 克
陳皮 15 克　海狗腎 20 克　山藥 60 克　二地各 30 克
山萸 25 克　蓮米 30 克　芡實 25 克　龍骨 20 克
石菖蒲 8 克　龜板 20 克　紫河車 30 克　阿膠 60 克
黑芝麻 50 克　苡仁 30 克　扁豆 30 克　砂仁 15 克
製首烏 30 克　枸杞 30 克　桑椹子 50 克　棗仁 30 克
柏子仁 50 克　元肉 25 克

上等蜂蜜適量，共為丸，早晚各服 3～5 克，感冒停服。連服 2 劑。

2010 年 7 月 3 日二診：小孩變化大，食慾大增，二

便轉正，盜汗不復存在，感冒少了，其他方面亦有明顯改善。現予食療鞏固。

燕麥100克　黑米100克　小米100克　糯米100克
秫米100克　蕎麥100克　紅豆75克　綠豆75克
黑芝麻50克　花生100克　山藥50克　蓮米50克
芡實50克　西洋參25克　茯苓25克　炒苡仁25克
製首烏25克　枸杞25克　酸棗仁50克　柏子仁25克
胡桃肉25克　靈芝25克　玉米100克　枳實10克
雞內金150克

研極細粉，取2～5克早餐時開水沖服。可長服，有健胃補腦、安神通便、增高等效。

按語：先天不足，後天匡正。生殖器為人之外腎，查之可曉腎精盈虧。患兒脈細舌淡，面白易感，盜汗便秘，髮枯食少等顯為氣陰虧虛，肝脾腎不足之明證。參麥地黃丸為益氣養陰常用方，首選方；參苓白朮散健脾養胃助運；增紫河車、龜板、阿膠、海狗腎加強固腎培元之力。服後可多進飲食，氣血有源，精血得化，臟腑得濡，何慮生機不旺？血不可速生，故癒後仍以食療法久久營養。

第四節・脫　髮

⊙醫案

王某　男　13歲　2010年5月7日初診

【主訴】（其母代訴）脫髮3年。

【病史】小孩頭髮脫落有規律，換季即落，特別是開春嚴重。看著頭髮長得好好的，無緣無故自己就掉了。

過幾個月又長出，以後又掉……有醫生說是腎虛，因為我結婚第六年才懷上他，照腎虛又治不好。吃過許多生長頭髮的中成藥，做過按摩、理療、針灸，求醫數年，易醫無計，輾轉各地，花費數萬，均未治癒。周圍鄰居都叫他「花腦殼娃兒」！平時頭汗多，偏食，不吃肉和蛋。大便偏乾難下，小便頻，口不渴，失眠多夢，面、結膜、爪甲蒼白，舌質淡白無華。呼吸氣短，記憶力差，學習成績不好。為治他的病，花了許多錢，請了許多醫生，他們都說治不好，聽人說您擅治疑難病，今天慕名求治。

【檢查】 脈弦細乏力，不任重按。舌淡胖，苔膩厚。

【辨證】 腎氣不足，精血虧虛，內有積滯。

【治法】 補腎養血，潤腸通便。

先予開路藥，消其腸積，化其濕濁。保和丸加減。

半夏麴 8 克	茯苓 12 克	陳皮 10 克	連翹 8 克
萊菔子 12 克	山楂 12 克	神麴 12 克	生首烏 15 克

7 劑，水煎內服。服完接服丸藥。

【丸藥處方】 八珍湯、六味地黃湯、美髯丹等加味。

黃蓍 60 克	人參 25 克	西洋參 25 克	當歸 25 克
川芎 15 克	白芍 25 克	大熟地 40 克	茯苓 30 克
白朮 30 克	二冬各 20 克	北五味 15 克	山藥 90 克
山萸 20 克	澤瀉 15 克	丹皮 15 克	枸杞 25 克
菟絲 25 克	補骨脂 25 克	制首烏 25 克	阿膠 60 克
龜板 25 克	鹿膠 25 克	紫河車 30 克	棗仁 45 克
覆盆子 15 克	黃精 25 克		

上等蜂蜜適量，諸藥烘極乾，煉蜜為丸，早晚各服 6 克，感冒停服。連服 3 劑。

2011 年 2 月 18 日回訪：光顏處已長出黑髮，食增，二便正常，眠轉佳。脈弦緩有力，舌淡紅，苔薄膩。

2013 年 11 月 9 日回訪：長出之頭髮一直未掉，茂密烏黑，面色紅潤，二便調，健康如常。身體好了，記憶亦增強。囑其不要偏食，常吃黑芝麻、黑豆、黑桃等補腎養血之品，食療亦重要！

按語：腎主髮，髮為血之餘。患兒父母婚後六年方孕，推知小兒先天稟賦不足，腎根已虧。復因偏食而脾弱血少。先後天俱虛，髮失濡養，脫落凋謝。因以八珍湯益氣血，六味地黃丸加美髯丹固腎益精，加阿膠、龜板、鹿膠、紫河車陰陽同補，精血皆復。

第五節・過敏性哮喘

◉醫案

曾某　男　4 歲　2010 年 9 月 4 日初診

【主訴】（其母代訴）患過敏性哮喘、過敏性鼻炎 3 年。

【病史】小孩為早產兒（孕 7 月而生）。1 歲時醫院查有過敏性哮喘、過敏性鼻炎。感冒後症狀加重，多數情況必須到重慶大醫院治療方癒（路途遙遠，甚是麻煩）。常用舒喘靈、倍他米松噴霧劑等得以緩解。考慮到長期用西藥，孩子身體受不了，現在發育已經出現問題，改中藥調理。

刻見：①長期咳喘，呼吸急促。②盜汗。③口臭。④髮枯，囟門閉合不良。⑤指甲、結膜蒼白。

【檢查】脈細滑，苔白膩。

【辨證】氣陰虧虛，痰蘊化熱。

【治法】益氣養陰，清熱化痰。

【處方】生脈散、歸芍地黃丸加味。

西洋參15克	麥冬15克	北五味6克	黄蓍15克
當歸8克	白芍15克	胡黃連15克	大熟地15克
生地15克	山藥20克	山萸10克	澤瀉10克
茯苓15克	丹皮15克	龜板15克	棗仁15克
浮小麥15克	丹參15克	苡仁15克	杏仁10克
百合15克	黃精15克	玉竹15克	枸杞15克
冬瓜仁15克	桑皮15克	地龍10克	芡實15克
金櫻子膏15克	女貞子15克	焦三仙30克	

諸藥烘乾研粉，煉蜜為丸，一天2～3次，每次2～5克，感冒停服。連服3劑。

2011年12月3日回訪（其母求治婦科病）：一年來感冒少了，哮喘和鼻炎也難發作。即使感冒了哮喘也未發作，服點感冒沖劑便好。其他症亦明顯改善，小孩身體長高許多。

按語：西醫給人戴帽子，有時是患者一輩子的心理壓力。該案小孩4歲，診為過敏性哮喘、過敏性鼻炎，告之須終生用藥。西醫治療是以舒喘靈、倍他米松噴霧劑等支氣管擴張劑和強效激素藥，只可暫緩，不能根治，並且長期用之，有抑制生長發育和損害人體肝腎功能的副作用。

大量臨床實踐證明，中藥治本，根本一固，其所衍生之證自可得解。小孩感冒治癒，即可切斷致病之源，故他症一了百了。

據其脈細滑，苔膩，結合臨床易感冒、盜汗等，斷為氣陰虧虛，痰蘊化熱。生脈散補氣陰功大，歸芍地黃丸培補肝腎效顯。慮其痰熱內鬱，故以冬瓜仁、桑皮、地龍等清肺化痰平喘。「一正壓百邪」「邪之所湊，其氣必虛」，扶其正氣，任何病邪亦難入侵，此乃亙古不變之真理也！

第六節・地圖舌

◉醫案

尹某　女　11歲　2012年2月18日初診

【主訴】（父親代訴）地圖舌5年。

【病史】 小孩食慾差，地圖舌5年。聽人說小孩無苔表示體內有問題，長不高。因此到多家醫院做各種檢查，結果正常。四處尋醫治療，舌苔長而脫，脫而長，難以根治，平時手掌發白有冷汗，結膜白。聞訊鄰居王某的「花腦殼」（指脫髮）在我處治癒，慕名求治。

【檢查】 脈細滑，尺弱，舌淡。

【辨證】 脾腎不足，氣血雙虧。

【治法】 健脾固腎，益氣養血。

【處方】 參苓白朮散等化裁。

上等黃耆30克	白人參30克	西洋參30克	茯苓30克
白朮30克	枳實30克	炙甘草15克	苡仁30克
湘蓮肉60克	山藥60克	扁豆30克	砂仁15克
陳皮15克	菟絲子30克	桑椹子30克	枸杞30克
製首烏30克	魚膘膠60克	螞蟻60克	海馬15克
雪蛤油15克	黑芝麻30克	阿膠60克	龜板30克

龍牡各15克　遠志10克　石菖蒲10克　棗仁30克
柏子仁30克　靈芝30克　合歡皮花各10克　歸芍各15克
生地30克　山萸30克　澤瀉10克　丹皮10克
芡實30克　黃精60克　穞豆皮60克　木香15克
浮小麥30克　焦三仙各30克

諸藥烘乾研粉，煉蜜為丸，一天2～3次，每次3～7克，感冒停服。

2012年3月5日電話回訪：頗好，服後無不適。

2012年5月4日回訪：脈滑有神，舌淡，苔漸生，面漸華，食慾增加，手心仍發白有微汗。

2014年5月8日回訪：判若兩人，個子長高，面華形豐，食慾很好。查脈滑，舌淡紅，苔薄白。服藥以來舌苔續而未脫。

按語：胃中有生氣，舌上乃有苔。苔脫，納呆肢涼，尺脈弱，舌淡等，為脾腎氣血不足之證。予參苓白朮散加味健脾固腎，益氣養血，強壯根本，方為上策！

第七節・過敏性鼻炎

◎醫案

李某　男　8歲　2012年8月8日初診

【主訴】（母親代訴）咳嗽20天。

【病史】孩子咳嗽20天，住院輸液少效。醫生建議中藥治療，慕名特來求治。

刻見：咳嗽，痰多難咯，有鼻炎史，二便可。

【檢查】脈弦細滑，苔膩厚白，尖有紅點。

【辨證】痰熱戀肺，脾土素虧。

【治法】清熱化痰，培土生金。

【處方】小陷胸湯加減。

全瓜蔞 20 克	半夏麴 8 克	黄芩 8 克	太子參 12 克
茯苓 12 克	苡仁 15 克	杏仁 8 克	陳皮 8 克
百部 12 克	白前 12 克	大貝 12 克	蟲退 8 克
焦三仙 10 克			

3 劑，水煎內服。

2012 年 8 月 17 日二診：咳嗽平。其母回憶孕期納差體弱，因致小孩先天稟賦不足也。要求丸藥調理。

刻見：過敏性鼻炎 4 年，發作時鼻塞，流膿涕，冬天嚴重。易出汗，動則明顯。生殖器發育差，體重較同齡人低。食慾差，不愛吃肉。易感冒。春天易發皮膚病。

【檢查】左脈細乏力，右脈細滑，舌淡，尖紅，苔白膩乾。

【辨證】脾腎虧虛，氣陰不足。

【治法】健脾固腎，益氣養陰。

【處方】參苓白朮散、六味地黃丸等加減。

黄蓍 15 克	西洋參 45 克	茯苓 30 克	白朮 30 克
苡仁 30 克	蓮肉 45 克	山藥 60 克	扁豆 30 克
砂仁 15 克	陳皮 15 克	芡實 45 克	生地 30 克
黄精 45 克	澤瀉 12 克	丹皮 12 克	枸杞 45 克
製首烏 45 克	棗仁 45 克	柏子仁 30 克	黑芝麻 30 克
阿膠 30 克	魚膘膠 30 克	螞蟻 15 克	龜膠 15 克
二冬各 15 克	北五味 10 克	枳實 15 克	青木香 15 克
海馬 10 克	桑椹子 30 克	焦三仙 30 克	

諸藥烘乾研粉，煉蜜為丸，一天2～3次，每次3～6克，感冒停服。

2013年3月19日回訪：體質增強，食慾增加，鼻炎已癒，換季時亦未復發。

按語：鼻為肺之外竅，肺主氣，與皮毛相表裏，氣虛肺竅不利易鼻塞，氣虛皮毛不固易感易汗。參苓白朮散健脾養胃，六味地黃丸滋腎固本，加阿膠、魚鰾膠、龜膠滋陰，海馬溫陽，陰平陽秘，精神乃治。

第八節・慢性腹瀉

◉醫案

唐某　男　2歲又一月　2011年6月2日初診

【主訴】（母親代訴）腹瀉半年。

【病史】腹瀉半年。病起於半年前斷奶，飲食雜進，生冷不和。醫院做各種檢查無異，花費數萬元無效。西藥用後大便轉燥難下，無開塞露不出。鄰居張某小朋友發育遲緩，在我處治癒，食慾大振，身強體壯，慕名求治。

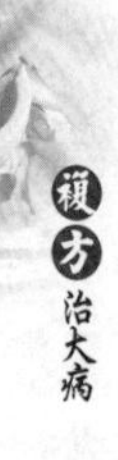

刻見：①大便溏爛，一天3～6次，夾未消化食物。二便乏力。②腹脹腸鳴，呃逆噯氣。③形瘦體弱，面色萎白。④渴思冷飲。⑤生殖器發育差。⑥足軟難立。

【檢查】指紋淡，舌淡胖。結膜蒼白，唇淡不澤。

【辨證】脾腎陽虛，釜底無薪，腐熟無權。

【治法】溫脾腎之陽，助中土之運。

【處方】附子理中湯、四神丸加味。

熟附片5克　炙甘草5克　西洋參8克　炒白朮8克

肉桂粉 1 克（分次沖服）　乾薑 5 克　茯苓 8 克
菟絲子 8 克　補骨脂 8 克　北五味 5 克　生地炭 8 克
枳殼 4 克　雞內金 8 克　焦米一小撮引

3 劑，水煎內服。

2011 年 6 月 5 日二診：藥後大便稍成形，神漸振，餘無變化。製散服之，每次 2 克，一天 3 次。

熟附片 10 克　肉桂 5 克　黃蓍 20 克　人參 20 克
炙甘草 10 克　炒白朮 20 克　炮薑 10 克　淨大棗肉 10 克
雞內金 20 克　吳萸 6 克　北五味 10 克　肉蔻去油，10 克
酒製補骨脂 15 克

2011 年 6 月 10 日回訪：大便成形，仍夾少量未消化食物，一天 2～3 次。眠轉佳，腹無不適（以前腹脹腹痛，哭鬧不寧，揉按方舒），打嗝消失，腸鳴減少。

2011 年 7 月 8 日回訪：大便成形，一天一次。食振神增，身體一天比一天好轉，自此轉入坦途。

按語：小孩腹瀉，多因傷食。此為久瀉，腎陽受伐，釜底無薪。溫脾暖腎，從本圖治，方為萬全。湯劑蕩也，易輸易化，無留戀之能，少致和之功。於慢性病不利，故以散劑調理。理中湯溫中，四神丸暖下，生地炭滋陰澀腸，枳殼消痞化積。為散緩服，脾腎陽復，食飲漸增，氣血有源，諸症得癒。

第九節・睡眠障礙

◎醫案

文某　男　13 歲　2013 年 1 月 28 日初診

【主訴】（父親代訴）精力差，睡眠難。

【病史】小孩住校，生活沒人管，近半年精力差，要求中藥調理。

刻見：①精神萎靡，白天無精打采，晚上興奮，輾轉反側難入睡。②個子偏矮，毛髮乾枯，囟門閉合欠佳。③大便偏乾。④記憶力差。⑤煩躁易汗。

【檢查】脈弦細稍數，尺弱，舌淡紅略胖。查咽喉輕度充血。

【辨證】肝腎陰虛，心神失養。

【治法】滋陰固腎，養心安神，健腦益智。

【處方】麥味地黃丸、枕中丹等化裁。

西洋參 60 克	二冬各 30 克	北五味 15 克	生地 30 克
山藥 60 克	山萸 30 克	澤瀉 12 克	茯苓 30 克
丹皮 12 克	龜板 30 克	龍骨 30 克	遠志 10 克
石菖蒲 10 克	棗仁 30 克	柏子仁 30 克	靈芝 30 克
百合 30 克	阿膠 60 克	胡黃連 10 克	合歡皮花各 15 克
魚膘膠 100 克	螞蟻 60 克	湘蓮肉 60 克	蓮心 15 克
枸杞 30 克	製首烏 30 克	海馬 15 克	桑螵蛸 30 克
桑椹子 30 克	黑芝麻 30 克	玉竹 30 克	丹參 15 克
檀香 15 克	枳實 15 克	青木香 15 克	豆衣 60 克

諸藥烘乾研粉，煉蜜為丸，一天 2～3 次，每次 5～8 克，感冒停服。

2013 年 7 月 13 日回訪：睡眠轉安，汗少些，面華，食大振，記憶力好轉，囟門稍好些，個子長高。查脈弦細緩，舌榮。

按語：小孩自幼體弱，源於父母不良體質之遺傳。13

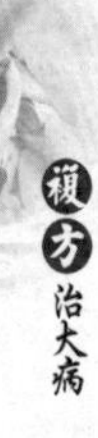

歲之際，正值生長發育，單靠普通飲食，小孩可以長大，但不能強壯體魄。欲改善之，須辨證施治，量體裁衣，服中藥較妥。

研究臨床脈證：脈弦細數，尺弱，多汗便結，煩躁眠差，腎陰虛也；腎為先天之根，腎主骨；腎精不充，全身骨骼失養；精血同源，精不足血亦虛也；陰虛者易生內熱，故患兒有明顯虛熱。

治療滋腎陰為主，以麥味地黃丸合枕中丹化裁滋陰固腎，養心安神。方中海馬、桑螵蛸、螞蟻等補腎陽以增加生長發育之動力，西洋參、生地、阿膠、魚膘膠、桑椹子等滋腎陰以增加生長發育之物質。

陰陽相配，精血同補，臟腑得養，身體焉不強壯！而智力亦有賴於強健的身體才能更好地發揮！此為吾之親戚，故詳記之。

第十節・久　咳

⊙醫案

吳某　女　8歲　2009年11月21日初診

【主訴】（父親代訴）咳嗽一月不癒。

【病史】 小孩咳嗽一月，服西藥及輸液暫止，停藥又咳。越咳越瘦，不得已，改中藥治療。

刻見：①咳嗽無力，痰少咽癢。②食慾極差，厭油。③易感易汗。④大便偏乾。⑤形瘦面萎。

【檢查】 脈細，舌淡而瘦，上罩雪花苔。

【辨證】 脾土虧虛，氣陰不足。

【**治法**】 益氣養陰，健脾運滯。

【**處方**】 生脈散、六君子湯加味。

黃蓍 30 克　西洋參 20 克　黨參 30 克　當歸 12 克
白芍 15 克　香附 10 克　砂仁 6 克　茯苓 20 克
白朮 20 克　麥冬 20 克　五味 10 克　山藥 40 克
山萸 20 克　大熟地 30 克　蓮米 40 克　丹皮 15 克
芡實 20 克　金櫻子膏 20 克　黃精 20 克　枸杞 20 克
製首烏 20 克　百合 20 克　柏子仁 20 克　龜板 30 克
扁豆 20 克　菟絲子 20 克

蜂蜜適量，諸藥烘乾，煉蜜為丸，早晚各服 3～6 克，感冒停服。連服 2 劑。

2010 年 8 月 16 日回訪：丸藥服 10 餘天咳嗽即平。一月後食慾大增，感冒減少，大便正常，半年後個子長高，甚表感謝！

按語：培土生金，健脾潤肺，可治久咳！強壯幼兒先天脾胃，不但肺金得潤，後天腎根亦得滋養。故患兒咳平食增，半年後身體長高許多，以腎主骨，腎強骨壯也！

第二章｜婦　科

第一節・雜　病

◉醫案 1

丁某　女　48 歲　2011 年 5 月 6 日初診

【主訴】 諸病纏身，久治不效。

【病史】 近年精力差，體弱多病，特求丸藥調理。

刻見：①慢性腸炎 6 年，飲食不慎（如食辛辣油膩厚味，受涼等），則腹痛腹瀉。平時大便軟，一天 2～4 次，夜尿 3 次。胃嘈雜灼熱打呃（發則口乾，一月有 4～5 天）。②畏冷易感。感冒則額頭，枕部及肩胛脹痛伴心悸。特別是每天上午 9 點左右痛甚而思睡（查有鼻炎）。③脫髮目霧。④左膝關節痠痛，遇冷加重。⑤面萎黑斑。⑥月經 20 天一行，經期頭痛腰疼，帶多味臭伴瘙癢。⑦記憶力差，失眠多夢。⑧背心發涼，足冷（下雨天，晚上明顯）。⑨回憶 12 年前患肺結核咳嗽 1 年餘，嚴重時眉毛脫落。常服清熱藥、鴨苦膽等 1 年多而癒。平素易上火。

【檢查】 脈沉細弦（稍見緊澀），尺弱，舌淡紅少華，苔薄。

【辨證】 脾腎虧虛，氣血不足；氣滯血瘀，肝鬱風濕。

【治法】健脾固腎，調養氣血；疏肝和胃，祛風除濕。

【處方】參苓白朮散、歸脾湯、八珍湯等加味。

人參 60 克	西洋參 60 克	茯苓 60 克	白朮 40 克
苡仁 40 克	蓮米 40 克	山藥 120 克	扁豆 40 克
砂仁 20 克	檀香 30 克	黃蓍 90 克	龍眼肉 30 克
當歸 40 克	棗仁 40 克	遠志 15 克	龍骨 30 克
石菖蒲 15 克	龜板 30 克	川芎 30 克	白芍 40 克
大熟地 40 克	桃紅各 15 克	香附 30 克	柴胡 25 克
枳實 30 克	懷牛膝 30 克	枸杞 40 克	菟絲子 40 克
補骨脂 40 克	製首烏 40 克	刺蝟皮 40 克	烏蛇 40 克
螞蟻 40 克	靈芝 40 克	海馬 20 克	阿膠 60 克
蛇床子 30 克	蒲公英 30 克		

諸藥烘乾研粉，水泛為丸，一天 2～3 次，每次 6～12 克，感冒停服。

2011 年 11 月 7 日回訪（患者為吾親戚）：大便成形，一天一次。夜尿 1 次。感冒大大減少。左膝關節冷痛消失。頭髮掉得少了，髮質轉黑。睡眠安穩，精神變好。面色紅潤有澤，黑斑消失。

現在唯月經不調，告之七七之時，月經不調屬自然規律，自我感覺良好即可。

按語：女子經帶胎產消耗氣血，半百之際，臟腑精血俱虧。脾不足則食少便瀉，腎不足則腰疲膝冷，心不足則心悸怔忡，肝之不足則失眠多夢，肺之不足則氣喘易感……任何疑難病，治療不圍繞補先天腎精，後天脾土，調補氣血，平衡陰陽，皆難治癒！

◉醫案 2

白某　女　54 歲　2012 年 2 月 5 日初診

【主訴】 體弱多病，久治不癒。

【病史】 平素易感冒，長期頭暈心悸，身軟乏力。醫院查有冠心病，近半月諸症加重，住院治療不效，慕名求中藥調理。

刻見：寒熱小汗，頭暈心悸，疲倦異常，腰痛，耳鳴目霧，小腹脹痛。

【檢查】 脈沉弦細小緊，尺弱，舌淡苔厚膩。指甲白，結膜白。

【辨證】 心血不足，心神失養，復感外邪。

【治法】 先服湯劑益氣透邪，後予丸藥調補氣血，養心安神。

【處方】 湯劑玉屏風散、小柴胡湯等化裁。

黃蓍 30 克	荊防各 15 克	白朮 15 克	柴胡 15 克
黃芩 12 克	黨參 30 克	茯苓 20 克	炙甘草 12 克
陳皮 12 克	半夏麴 12 克	枳殼 15 克	棗仁 30 克
川芎 10 克	苡仁 30 克		

3 劑，水煎內服。湯劑服完接服丸藥，丸藥以玉屏風散、十全大補湯、六味地黃丸等化裁。

黃蓍 100 克	雲防風 25 克	白朮 30 克	人參 60 克
西洋參 100 克	二冬各 30 克	北五味 30 克	海馬 30 克
茯苓 30 克	陳皮 30 克	當歸頭 30 克	川芎 25 克
白芍 30 克	二地各 40 克	桃紅各 15 克	香附 25 克
合歡皮花各 25 克	玫瑰花 25 克	丹參 30 克	檀香 30 克
砂仁 25 克	山藥 90 克	山萸 30 克	澤瀉 15 克

丹皮 15 克	懷牛膝 25 克	枸杞 30 克	菟絲子 25 克
桑寄生 30 克	棗仁 40 克	柏子仁 30 克	靈芝 30 克
紅景天 30 克	田七 30 克	蓮米 30 克	芡實 30 克
阿膠 120 克	螞蟻 30 克	乳沒各 30 克	雞血藤膏 30 克

諸藥烘乾研粉，煉蜜為丸，一天 2～3 次，每次 6～12 克，感冒停服。

2012 年 6 月 18 日回訪：神增食振，頭不暈了，耳鳴目霧及心悸消失，只在勞累後心悸略有見。藥後無不適。

2012 年 8 月 8 日二診：諸症十去八九。一星期前感冒，輸液治療 5 天不癒，諸症復發。

刻見：①頭暈不清晰，額頭及太陽穴脹痛。②心悸怔忡，身軟乏力。③胃脘發脹，厭食。④寒熱略作。⑤口乾渴思冷飲。

【檢查】 脈沉細，舌淡苔膩。

【辨證】 風邪未盡，心脾兩虧，中虛運遲，內有鬱熱。

【治法】 建中透邪，消食導滯。

【處方】 小柴胡湯等化裁。

柴胡 15 克	黃芩 12 克	瓜殼 15 克	半夏麴 12 克
陳皮 15 克	茯苓 20 克	葛根 30 克	殭蠶 12 克
荷葉 10 克	太子參 25 克	木香 12 克	砂仁 12 克
青木香 3 克	花粉 12 克	焦三仙 30 克	

5 劑，水煎內服。

2012 年 8 月 19 日三診：諸症減，胃不脹，食已振，二便調，精神好許多。

刻見：①面少華，額頭暈。②心悸怔忡。③身軟乏力。④口乾減不多。⑤晨起有眼屎。

【檢查】 脈沉漸起，舌略淡。

【辨證】 氣血雙虧，血虛血瘀，心腦失養。

【治法】 調補氣血。

【處方】 八珍湯、杞菊地黃丸等化裁。

黨參 20 克	茯苓 20 克	白朮 15 克	炙甘草 12 克
當歸 10 克	川芎 8 克	白芍 12 克	生地 15 克
山藥 20 克	山萸 12 克	澤瀉 12 克	丹皮 12 克
枸杞 15 克	菊花 12 克	葛根 25 克	棗仁 20 克
蓮米 15 克	枳實 15 克	焦三仙 30 克	

15 劑，水煎內服。

2013 年 1 月 29 日四診：前藥服後，改善有：頭暈心悸、身軟乏力好許多，腰痛微，抵抗力大大增強，感冒極少了，耳鳴消失，食慾好許多，二便正常，睡眠安穩，腹痛消失。

現在進一步需要改善：冠心病，偶發心悸怔忡，間歇性太陽穴脹痛（感冒後明顯），腰身略感痠痛，腰足乏力，目霧，畏冷，夜尿 3～4 次。

【檢查】 脈沉細（右脈較有神），舌淡苔薄。血壓 140/80 毫米汞柱。心率 66 次/分。

【辨證】 氣血雙虧，肝腎不足。

【治法】 溫補氣血，培補肝腎。

【處方】 十全大補湯、六味地黃丸等化裁。

黃耆 60 克	桂枝 15 克	炙甘草 15 克	海馬 30 克
海龍 30 克	海狗腎 2 條	地鱉蟲 30 克	人參 60 克
西洋參 60 克	茯苓 30 克	白朮 30 克	枳實 30 克
陳皮 30 克	當歸 30 克	川芎 15 克	赤芍 30 克

二地各 30 克	桃紅各 15 克	香附 30 克	丹參 30 克
檀香 30 克	砂仁 30 克	山藥 60 克	山萸 30 克
澤瀉 15 克	丹皮 15 克	菟絲子 30 克	覆盆子 30 克
枸杞 30 克	製首烏 30 克	北五味 30 克	懷牛膝 30 克
補骨脂 30 克	黑芝麻 30 克	桑螵蛸 30 克	桑椹子 30 克
棗仁 30 克	柏子仁 30 克	靈芝 30 克	合歡皮花各 25 克
玫瑰花 25 克	桑寄生 30 克	紅景天 30 克	田七 40 克
蓮米 30 克	芡實 30 克	龍眼肉 30 克	杜仲 30 克
胡桃肉 30 克	天麻 40 克	阿膠 120 克	魚膘膠 150 克
螞蟻 100 克	乳沒各 30 克	雞血藤膏 40 克	雞內金 30 克

諸藥烘乾研粉，煉蜜為丸，一天 2～3 次，每次 6～12 克，感冒停服。

2014 年 5 月 7 日回訪（介紹他人求治）：諸症已癒，整天幹活而不覺得累（以前走路吃飯都是有氣無力，疲倦不堪）。

按語：新病加痼疾，當先祛新病，後議痼疾。分步治療，方不失醫聖之訓。

脈細尺弱，舌淡為心血不足，心神失養，故本案冠心病重在養血，稍加活血，不可本末倒置。海馬有溫陽活血、強壯神經之功，本案用之意義重大。

◉醫案 3

鄧某　女　49 歲　2011 年 4 月 21 日初診

【主訴】 長期體弱多病，久治不癒。

【病史】 長年生病，除了吃飯就是吃藥。治療幾十年，沒有效果。緣於 20 年前產後大出血未調治。因患多種病，長期服藥少效，且許多藥物對胃刺激大，故不敢輕易服藥和相信醫生。鄰居袁某頑固性風濕病在我處治癒，慕名求治。

刻見：①腰椎左側脹痛（超音波檢查有小結石）牽及整個左足脹痛，右肩脹痛，經期腰脹加重。②淺表性胃炎10年，受涼食冷，服藥不慎等則胃脹，飢則胃難返酸。③腎病綜合徵6年。回憶6年前發病時表現為嘔吐，出冷汗，頭暈目花，身腫尿少等。西藥治療效不顯，平時反覆發作，擔心惡化。④B肝小三陽6年，查肝功能正常。⑤頭目脹痛，畏冷易感，稍動發熱汗出。⑥白天小便少，夜尿3次，失眠耳鳴。⑦口苦，口臭，不思飲。⑧月經紊亂，提前7～12天，3～4天淨，色淡量少有塊，經期小腹墜脹，帶下色黃。⑨肢麻目霧髮白。

【檢查】脈沉細澀，舌淡，苔膩白。

【辨證】脾腎氣虛，肝鬱夾風濕。

【治法】健脾補腎，疏肝養血，祛風除濕。

【處方】補中益氣湯、四逆散、桂枝湯加味。

黨參30克	白朮20克	黄蓍60克	升麻8克
柴胡15克	當歸15克	炙甘草10克	陳皮12克
香附15克	枳實15克	桂枝12克	白芍15克
茯苓20克	川芎12克	寄生20克	續斷20克
雲防風10克	苡仁20克	藿香15克	佩蘭15克
夜交藤20克	生薑3克	大棗3枚	

5劑，水煎內服。

2011年5月3日二診：左側腹股溝痛明顯減輕，左膝關節及脛部痛稍減。最近幾天下雨較冷，加之停藥一天諸症略有反覆。服藥未影響胃，藥後小便增多，頭面及全身緊脹感減輕大半。大便變軟，口苦口臭變化不大，黃帶減少。睡眠轉佳，精神增加，氣色好轉。患者要求丸藥調理，

刻見：腰腿痛，大便不暢，口苦口臭，頭目脹，失眠多夢耳鳴，身軟無力，動則易累，全身發緊、發脹、發痛。

【檢查】 脈沉細澀，舌淡苔膩白。

【辨證】 脾腎不足，氣血大虧，肝鬱夾風濕。

【治法】 健脾補腎，益氣養血，疏肝解鬱，祛風除濕。

【處方】 先服湯劑，丸藥善後。

〔湯劑〕

黨參 30 克	白朮 20 克	黃耆 60 克	升麻 8 克
柴胡 15 克	當歸 15 克	炙甘草 10 克	陳皮 12 克
香附 15 克	枳實 15 克	桂枝 15 克	白芍 15 克
茯苓 20 克	川芎 12 克	寄生 20 克	續斷 20 克
雲防風 12 克	苡仁 20 克	藿香 15 克	佩蘭 15 克
雞血藤 20 克	夜交藤 20 克	生薑 3 克	大棗 3 枚

7 劑，水煎內服。

【丸劑處方】 金匱腎氣丸、補中益氣湯、烏頭湯等加味。

熟附片 25 克	肉桂 25 克	黃耆 90 克	雲防風 20 克
白朮 40 克	人參 60 克	西洋參 100 克	當歸 30 克
川芎 30 克	白芍 30 克	大熟地 30 克	茯苓 40 克
檀沉香各 20 克	升柴各 15 克	苡仁 40 克	蓮肉 30 克
山藥 100 克	山萸 30 克	澤瀉 40 克	丹皮 25 克
桃紅各 15 克	乳沒各 30 克	懷牛膝 30 克	枸杞 30 克

菟絲子30克　製首烏30克　製二烏各30克　麻桂各20克
赤小豆40克　防己40克　乾薑15克　雞血藤膏60克
全蟲30克　蜈蚣30克　阿膠100克　合歡皮30克
益母草30克　澤蘭30克　麥冬30克　北五味30克

上等蜂蜜適量，諸藥烘極乾，煉蜜為丸，早晚各服9克，感冒停服。

2011年12月3日回訪（介紹親戚求治）：腰痛、腎病綜合徵、胃病癒後未反覆，眠食俱佳，感冒少了，他症十去八九。因暈車不便面診。

按語：方藥數十味，看似雜亂無章，有同道曰：「此乃大雜燴也」。實不解其中奧秘也。頑症痼疾，非此不克！因病情之複雜，某一成方很難照顧之。靈活運用成方加減變化為一個複方，取其精華，眾藥合而發力，療效神奇！

◉醫案 4

唐某　60歲　2013年1月23日初診

【主訴】 長期心情鬱悶，疾病纏身。

【病史】 長年官司纏身，憂愁思慮，肝木剋土，出現諸多症狀，久治難癒，鄰居介紹，特求丸藥調理。

刻見：①胃返酸打嗝10年。②頭悶暈不清晰3年。③陣發性寒熱（一天2～3次）。④長期眠差夢多。⑤便軟尿頻。⑥易發口腔潰瘍，牙易出血，口渴不思飲。⑦耳背，目霧，肢麻。

【檢查】 脈沉細澀，舌瘦小，苔薄膩，邊齒印。

【辨證】 氣虛肝鬱，脾腎不足。

【治法】 益氣疏肝，健脾固腎。

【處方】 參苓白朮散、四逆散等化裁。

上等黃蓍 30 克 白人參 15 克 西洋參 15 克 茯苓 30 克
白朮 30 克 炙甘草 15 克 苡仁 30 克 蓮肉 30 克
山藥 30 克 扁豆 30 克 砂仁 15 克 香附 15 克
木香 15 克 吳萸 10 克 黃連 10 克 烏賊骨 15 克
大貝 15 克 九香蟲 15 克 刺蝟皮 30 克 柴胡 15 克
枳實 15 克 白芍 15 克 連翹 15 克 乳沒各 15 克
白蒺藜 15 克 鉤藤 15 克 天麻 15 克 菟絲子 30 克
魚膘膠 30 克 螞蟻 30 克 焦三仙各 30 克

諸藥為散，煉蜜為丸，每服 6～12 克，日 2～3 次。感冒及消化不良停服。

2013 年 2 月 25 日回訪：胃好了，受涼略打嗝，頭暈明顯減輕，大便漸調，夜尿如前，睡眠轉安，口腔潰瘍未出現。

2013 年 3 月 20 日二診：胃返酸打嗝減大半，頭暈微，大便基本正常，夜尿如前，睡眠安。

現在要徹底解決：胃略返酸，頭略悶脹痛，夜尿仍多，手足麻木。

【檢查】 脈弦細略見小緊，舌淡紅少華，苔薄膩，邊齒印（較前紅活）。

【辨證】 氣虛肝鬱，脾腎不足。

【治法】 益氣疏肝，健脾固腎。

【處方】 參苓白朮散、四逆散等化裁。

上等黃蓍 45 克 白人參 30 克 西洋參 30 克 茯苓 30 克
白朮 30 克 炙甘草 15 克 苡仁 30 克 蓮肉 45 克

山藥 30 克	扁豆 30 克	砂仁 15 克	香附 15 克
木香 15 克	吳萸 12 克	黃連 15 克	烏賊骨 15 克
大貝 15 克	九香蟲 15 克	刺蝟皮 40 克	柴胡 15 克
枳實 25 克	白芍 15 克	連翹 20 克	乳沒各 15 克
白蒺藜 25 克	潼蒺藜 25 克	鉤藤 20 克	天麻 15 克
菟絲子 30 克	魚膘膠 30 克	螞蟻 45 克	萊菔子 30 克
雞內金 30 克	丹參 15 克	檀香 15 克	海馬 15 克
田七 25 克	芡實 25 克	金櫻子 25 克	黃精 25 克

諸藥為散，煉蜜為丸，每服 6～12 克，日 2～3 次。感冒及消化不良停服。

2013 年 6 月 13 日回訪：胃完全好了，頭不脹痛，手足麻木消失，夜尿一次。

按語：「虛鬱」為病之因，疏肝健脾為治之大法。初診諸症漸平，二診小便仍多，腎氣不固也，因加海馬、芡實等溫腎固攝。辨證準確，用藥精當，一劑知，兩劑癒也。中藥是治疑難病之首選，而丸藥又是打開疑難病大門的鑰匙。

◉醫案 5

文某　女　39 歲　2011 年 1 月 17 日初診

【主訴】 頭暈失眠 8 年。

【病史】 以前產後失於調理，平時工作繁忙，加之運動極少，出現失眠等症狀。經人介紹，慕名求丸藥調理。

刻見：①晚上興奮，難入睡 8 年，長服安眠藥助睡。②頭暈耳鳴，心悸怔忡。③大便乾燥難下，2～3 天一行，喝蜂蜜水可緩。④腰痠背痛，腰冷腹涼，偶發胃痛，煩躁。⑤疲倦經少，面生黑斑。

【檢查】 脈沉細，舌體較瘦，質淡少華，苔薄。

【辨證】 氣血大虧，心腎不交，心神失養。

【治法】 大補氣血，交通心腎，養心安神。

【處方】 八珍湯、枕中丹等加減。

黃蓍 100 克	西洋參 60 克	黨參 120 克	茯苓 60 克
白朮 30 克	炙甘草 15 克	當歸 60 克	川芎 25 克
白芍 30 克	二地各 60 克	龜板 40 克	石菖蒲 15 克
遠志 15 克	龍牡各 30 克	合歡花 25 克	淫羊藿 30 克
海狗腎 3 條	蓮米 60 克	山藥 90 克	北五味 30 克
二冬各 30 克	龍眼肉 60 克	棗仁 60 克	螞蟻 30 克
靈芝 60 克	枸杞 60 克	菟絲 60 克	製首烏 60 克
黑芝麻 120 克	大雲 60 克	柏子仁 60 克	火麻仁 60 克
阿膠 120 克	雞血藤膏 60 克		

上等蜂蜜適量，諸藥烘極乾，煉蜜為丸，早晚各服 9 克，感冒及經期停服。

2011 年 4 月 15 日回訪：睡眠轉佳，大便已暢，精神見爽，黑斑變淡，氣色轉佳。

按語：陰虛陽亢，故晚上興奮，難入睡。其大便乾燥，為陰虛血少，腸道失濡，非熱也。胃不和則夜不安。滋陰陽潛則神安，滋陰腸潤則便通，此千古不變之理！

◉醫案 6

匡某　女　65 歲　2010 年 9 月 17 初診

【主訴】 體弱多病，久治不癒。

【病史】 體弱多病，久治無效。查有高血壓、糖尿病，長期住院治療。1 年前膽結石切除後身體更差，近來加重。鄰居介紹，慕名求診。

刻見：①全身顫抖，氣斷息微，心悸怔忡。自訴「胃極難極脹，食道及胃灼熱欲飲冷，飲冷後胃又難受」。②形胖面白，腹部膨隆，食後胃脹。③抵抗力極差，頭暈，汗多，怕熱。④大便乾燥，2～3 天一行。服清熱藥大便洞瀉不止。

【檢查】 脈沉細弱幾無，舌胖淡紅少華，上佈少量薄白苔。

【辨證】 元氣大虧，中氣下陷，變症蜂起。

【治法】 補中益氣，調和脾胃。

【處方】 補中益氣湯等加味。

黨參 25 克	白朮 15 克	黃蓍 60 克	升麻 5 克
柴胡 10 克	當歸 12 克	甘草 6 克	陳皮 12 克
枳實 20 克	白芍 15 克	丹參 15 克	檀香粉 4 克（沖服）
砂仁 10 克	茯苓 20 克	烏賊骨 15 克	大貝 15 克
蒲公英 15 克	棗仁 25 克	焦三仙各 15 克	薑棗米引

1 劑，水煎內服。

2010 年 9 月 18 日二診：胃難胃脹減輕，可吃一小碗稀粥。身稍有力，能夠外出走走，氣喘平息，大便仍乾，顫抖停止，口乾飲冷減，汗仍多，神增。左脈沉弦細（見於寸關兩部），右脈沉細難尋，雙尺弱幾無，舌同前。繼前法。

黨參 30 克	白朮 15 克	黃蓍 90 克	升麻 7 克
柴胡 10 克	當歸 12 克	甘草 6 克	陳皮 12 克
枳實 20 克	白芍 15 克	丹參 15 克	檀香粉 4 克（沖服）

砂仁10克　　茯苓20克　　烏賊骨15克　大貝15克
蒲公英15克　棗仁25克　　焦三仙各15克　柏子仁15克
薑棗米引

1劑，水煎內服。

2010年9月19日三診：腹部膨隆脹滿大減，按之腹部平軟，胃脹已微，胃難已瘥，汗減少許多，氣短消失，大便一天兩次，先乾後稀，基本正常，口乾思冷飲減輕，飲食有增，身顫抖停後未作。

查左脈沉弦滑稍有力（寸部明顯，關尺沉澀弱似見）。右脈沉弦滑細（寸關明顯），尺脈沉澀弱，依稀可觸。舌胖淡少華，舌上已續生薄白苔矣。諸病皆吉。

上方柏子仁減為10克，服2劑。

2010年9月23日四診：諸症更好。

刻見：氣喘漸平，胃脹減輕許多，食慾增加，汗大減。

目前解決：胃部仍陣陣難，陣陣頭緊（一天數次，一次數秒），手足陣陣厥冷痛，大便已兩天未行，小便仍頻，下身癢，口仍乾燥。

查脈較三診有力，舌胖淡稍有澤，已續生滿舌薄白苔。

三診方加麥冬20克，五味7克，蛇床子10克，山藥40克，黃蓍增至100克。服3劑。

2010年9月30日五診（丸藥善後）：飢餓時胃脹胃難，食後消失，能吃乾飯了，不喘氣，大便1～2天一行，尚調，小便減少，下身不癢，口乾減輕，稍覺口淡乏味。

【檢查】　左脈弦滑，右脈沉弦細數，尺已應指。舌胖淡紅潤。

擬補中益氣湯等加減組方。

黨參 100 克	白朮 60 克	黃蓍 120 克	升麻 15 克
柴胡 25 克	當歸 45 克	炙甘草 20 克	陳皮 20 克
枳實 30 克	白芍 45 克	丹參 30 克	檀香 30 克
砂仁 20 克	茯苓 30 克	烏賊骨 30 克	蒲公英 30 克
大貝 30 克	柏子仁 60 克	麥冬 30 克	五味子 25 克
熟附片 30 克	山藥 120 克	蓮米 30 克	枸杞 30 克
黃精 60 克	葛根 60 克	黑芝麻 30 克	大雲 30 克

諸藥烘乾研粉，煉蜜為丸，一天 2～3 次，每次 6～12 克，感冒停服。

2010 年 10 月 8 日回訪：療效頗好。

2010 年 11 月 23 日回訪：丸藥吃了大半，諸症進一步好轉，眠食、二便、精神俱佳。現在每天堅持外出散步活動，定時休息，按時吃飯，高高興興，健健康康安度晚年。

按語：患者住醫館附近，多次回訪，病情穩定。年老體衰，多種疾病纏身，最易耗損真元，元氣大虧，虛而下陷，衍生諸症。治療若一葉障目，頭痛醫頭，腳痛醫腳，恐難全也！病家可登壽域乎？徒賴西醫輸液治療，氣何以復，根何以固？

李東垣之「補中益氣湯」——人類的一枚長壽果也！患者大虛，非此不足以力挽狂瀾！

◉醫案 7

何某　女　18 歲　2013 年 11 月 17 日初診

【主訴】 精力差不能學習半年。

【病史】 自幼體弱，近讀書用功，暗耗精血，大腦不耐思考，休學半年，求中藥調理。

刻見：①形瘦面白，精力不濟，頭暈疲倦，晨起更顯。②眠差夢多。③畏冷，手心有汗。④飢則胃痛，大便偏乾。⑤口渴思熱飲。⑥髮脫耳鳴，乳房平軟。

【檢查】 脈沉細（略帶弦緊），舌淡胖，苔膩。

【辨證】 氣血雙虧，肝腎不足，濕濁中阻。

【治法】 調補氣血，培補肝腎，理氣化濕。

【處方】 歸脾湯等化裁。

上等黃蓍60克	白人參30克	西洋參60克	太子參60克
丹參45克	龍眼肉60克	當歸30克	棗仁60克
柏子仁60克	白朮60克	枳實60克	檀香15克
砂仁15克	遠志20克	茯神30克	石菖蒲20克
龜板60克	龍牡各30克	阿膠120克	螞蟻60克
大雲30克	火麻仁60克	桑椹子60克	桑螵蛸30克
枸杞60克	製首烏60克	雪蛤油20克	海馬15克
麥冬45克	北五味45克	山藥90克	靈芝孢子粉30克
百合30克	女貞子60克	旱蓮草60克	青木香30克
香附30克	夜交藤60克	紫河車30克	黃精60克
玉竹60克	五穀蟲60克	合歡皮60克	焦三仙各30克

諸藥為散，煉蜜為丸，每服6～12克，日2～3次。感冒及消化不良停服。

2014年2月27日回訪（其母李某求治乳腺增生）：精神增加，睡眠轉好，夜夢減少，晨起不疲倦，上課不瞌睡了，大便正常，口渴消失，耳鳴不復存在。

按語：妙齡少女而精神委頓，一因稟賦不足，二因讀

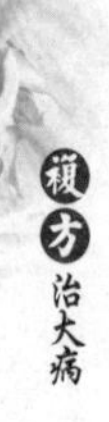

書暗耗精血，三因經血丟失，探明此理，治療有的放矢。歸脾湯對心脾血虧、精氣神不足等證效果較好，加阿膠、龜板、雪蛤油、枸杞、製首烏等滋陰潤燥，伍桑螵蛸、海馬、紫河車等溫陽壯神。以有血肉有情之品調補七情之病，製丸緩服，可湊大功！

◉醫案 8

唐某　女　30歲　2013年4月9日初診

【主訴】 產後體弱8年。

【病史】 胎產頻數，產後體弱8年，四處尋醫治療無效，近年症狀加重，長服舒樂安定、多慮平等助眠。朋友介紹，特來求診。

刻見：①重度失眠，通宵難寐，精神恍惚，曾經自殺未遂。②大便乾燥難下，7～10天一次。尿頻（夜尿3～4次）。③面萎有斑，畏冷易感，身軟手抖，氣短心悸，牙鬆性差。④長期頭痛眩暈，耳鳴腦響。⑤膚燥肢冷，經少痛經。⑥食慾差。⑦易上火，口苦口臭，口渴思飲。

【檢查】 脈沉細（左弱），舌淡嫩紅，苔白膩乾。

【辨證】 氣血大衰，肝鬱不舒。

【治法】 調補氣血，疏肝安神。

【處方】 玉屏風散、八珍湯等化裁。

上等黃耆45克	雲防風15克	白朮15克	太子參30克
茯神30克	炙甘草12克	陳皮12克	當歸12克
川芎8克	赤芍12克	生地15克	棗仁30克
柏子仁15克	浮小麥30克	大棗15克	穭豆皮30克
夜交藤30克	山楂15克		

5劑，水煎內服。

2013年4月19日二診：頭清晰些，大便轉暢，疲倦減輕，食慾增加。

【檢查】 左脈沉細，右脈弦細，舌淡榮。

用藥仿前。

上等黃耆60克 雲防風15克 白朮15克 太子參30克
茯神30克 炙甘草12克 陳皮12克 當歸12克
川芎8克 赤芍12克 生地15克 棗仁30克
柏子仁15克 浮小麥30克 大棗15克 穭豆皮30克
夜交藤30克 山楂20克

5劑，水煎內服。

2013年4月28日三診：要求丸藥調理。諸症如前。

【檢查】 脈弦細（左脈已起），尺弱，舌淡較前榮。

【辨證】 氣血大衰，脾腎不足，肝鬱陽浮。

【治法】 調補氣血，健脾強腎，疏肝安神。

【處方】 十全大補湯、六味地黃丸、四逆散等化裁。

湘蓮肉100克 人參100克 西洋參100克 上等黃耆100克
沙參60克 玄參60克 丹參60克 茯神60克
白朮60克 當歸30克 川芎25克 二芍各30克
生地60克 桃紅各15克 山藥100克 黃精60克
澤瀉30克 丹皮30克 柏子仁60克 黑芝麻60克
桑椹子60克 火麻仁30克 芒硝30克 蘆薈30克
魚膘膠150克 螞蟻150克 阿膠100克 雪蛤油60克
大雲60克 玉竹60克 海馬30克 海狗腎2條
龜板60克 龍牡各60克 遠志30克 石菖蒲30克
棗仁60克 靈芝30克 猴頭菇60克 合歡皮花各25克

玫瑰花 15 克　珍珠 30 克　琥珀 30 克　硃砂 30 克
磁石 30 克　枳實 60 克　雞血藤膏 60 克　敗醬草 25 克
紅藤 25 克　焦三仙各 30 克

諸藥烘乾研粉，以膏代蜜為丸，一天 2～3 次，每次 6～12 克，感冒停服。

【膏劑】 濃縮成膏汁 300ml 備用。

浮小麥 200 克　穭豆皮 200 克　夜交藤 200 克　湘蓮肉 200 克
桑椹子 200 克　寄生 200 克　續斷 200 克　金櫻子 200 克
枳實 150 克　山楂 150 克　赤小豆 200 克

2013 年 7 月 22 日回訪：面有華，與前判若兩人。睡眠漸安，白天頭不暈，晚上夢少了。畏冷易感大減。食振，大便偶乾，夜尿 2 次。頭痛少些，耳鳴眩暈消失，疲倦減輕。手抖消失，身體轉暖。口渴大減。

查脈弦細而緩有神，舌淡榮。

按語： 胃不和則夜不安，六腑以通為用，便秘引發失眠之苦，屢見不鮮。血虛生熱，肝鬱化火，便秘燥生，諸因誘發火擾神志，此火非實火，乃虛火也，不滋陰增液，虛火難熄，故用藥以滋陰清補為主。

⊙醫案 9

蔣某　女　29 歲　2012 年 5 月 7 日初診

【主訴】 近 4 年身體差，疾病多。

【病史】 胎產頻數，體質變差，久治不癒。妹妹閉經在我處治癒，慕名求診。

刻見： ①經前頭暈乳痛，月經淋瀝半月，緣於 4 年前剖宮產引發。②面白神差，久站腰腿脹痛，不耐勞累，畏冷疲倦，近年加重，緣於去年小產兩次。③大便溏爛，便後肛門灼熱 2 年。④平素食慾差。⑤頭頂及太陽穴痛。⑥記憶力差，晨起口渴。

【檢查】 脈沉弦細乏力，尺弱，舌淡苔薄。血壓 90/60 毫米汞柱。結膜白，指甲白，面白，舌白。

【辨證】 氣血雙虧，脾腎不足，肝鬱不舒。

【治法】 大補氣血，健脾養腎，疏肝解鬱。

【處方】 十全大補湯、參苓白朮散、六味地黃丸、四逆散等化裁。

黃耆 120 克	五倍子 30 克	人參 100 克	西洋參 100 克
茯苓 30 克	白朮 45 克	炙甘草 20 克	當歸頭 30 克
川芎 25 克	白芍 30 克	二地各 30 克	炒苡仁 30 克
蓮肉 30 克	山藥 200 克	扁豆 30 克	砂仁 30 克
陳皮 30 克	山萸 60 克	澤瀉 20 克	丹皮 20 克
龍眼肉 30 克	棗仁 45 克	靈芝 45 克	檀香 30 克
香附 30 克	遠志 15 克	龜板 45 克	石菖蒲 15 克
龍牡各 45 克	柴胡 25 克	枳實 30 克	合歡皮花各 25 克
玫瑰花 25 克	阿膠 150 克	魚膘膠 100 克	海馬 30 克
海狗腎 2 條	螞蟻 60 克	桃仁 10 克	紅花 10 克
蒲黃 20 克	五靈脂 20 克	烏賊骨 25 克	芡實 60 克
金櫻子 60 克	雞血藤膏 60 克	麥冬 30 克	北五味 25 克
白果 30 克	秋石 25 克	菟絲子 25 克	補骨脂 25 克
枸杞 30 克	製首烏 30 克	黃連 20 克	焦三仙 30 克

諸藥烘乾研粉，煉蜜為丸，一天 2～3 次，每次 6～12 克，感冒停服。

2012 年 10 月 12 日回訪：月經 5 天淨，感覺正常，

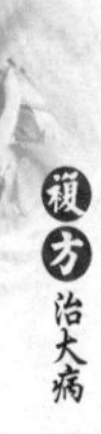

神增身暖，大便成形，食慾大增，頭痛未作，腰痛大減，口渴已微，脈弦細有神，舌已榮。囑堅持鍛鍊更佳。

◉醫案 10

劉某　女　52歲　2012年9月13日初診

【主訴】 體弱多病，久治不癒。

【病史】 年輕時崩漏下血過多。年屆半百，疾病纏身，經常住院。妹妹心臟病於我處治療頗好，慕名求治。

刻見：①過早停經（38歲），繼而出現心悸足熱。②醫院確診風心病二尖瓣狹窄，長服地高辛。③今年3月突發腦梗，經治好轉。④易感咳嗽，咳甚足腫，心悸怔忡（一天數次或數天一次，發作片刻，心悸汗出，有瀕死感），胸悶氣短，眠差夢多。

【檢查】 脈沉細乏力，舌淡苔薄膩。血壓90/70毫米汞柱。心率125次/分，心音尚有力，有少許雜音。

【辨證】 氣血大虧，心脈痺阻；久病及腎，心腦失養。

【治法】 大補氣血，溫陽通脈，調和氣血，固腎強本，強壯神經。

【處方】 玉屏風散、補中益氣湯、十全大補湯等化裁。

黃耆100克	雲防風25克	白朮30克	麥冬30克
北五味30克	桂枝30克	炙甘草30克	紅參100克
西洋參100克	升麻25克	柴胡25克	當歸25克
陳皮30克	海馬40克	川芎25克	二芍各30克
豬茯苓各45克	澤瀉30克	桃紅各15克	失笑散30克
丹參60克	檀香30克	砂仁30克	乳沒各30克

阿膠200克	黃柏15克	龜板60克	龍牡60克
遠志25克	石菖蒲25克	魚膘膠100克	螞蟻100克
酸棗仁60克	柏子仁60克	靈芝30克	合歡皮花各25克
硃砂20克	雞血藤膏60克	蛤蚧2對	全瓜蔞60克
麝香2克	枸杞30克	製首烏30克	山藥60克
蓮肉30克	懷牛膝60克	玫瑰花25克	紅景天60克

諸藥烘乾研粉，煉蜜為丸，一天2～3次，每次6～12克，感冒停服。

2012年10月5日回訪：感覺沒有以前累了，睡眠好轉，食可，二便正常，藥後無不適。

2012年11月4日回訪：精神好些，感冒仍多，但感冒後症狀較前輕些。

2012年12月12日回訪：上樓足有力，心悸怔忡少些了，睡眠安穩。

2013年3月25日二診：醫院查心臟較前好許多。感冒減少，偶爾受涼服幾包沖劑也可解決，不像以前感冒了必住院輸液方解。睡眠時好時壞，但較前大大改善。心悸怔忡明顯改善，瀕死感消失，不似以前發作時特別難受，自服丸藥後即停地高辛等西藥。前方加枳實30克，田七30克，珍珠30克，琥珀30克，雪蛤油60克，夜交藤1000克，熬膏代蜜如法製丸鞏固。

2014年6月5日回訪（介紹親戚劉某求治）：體質增強，極少感冒，心臟病至今未發，心率82次/分，偶激動、受涼、勞累只感覺胸悶而已，睡眠安穩，夢少了，服藥這一年來未住院了。

◉醫案 11

蔡某　女　23歲　2011年3月17日初診

【主訴】 患病多年，久治不癒。

【病史】 體弱病多，久治不癒。長服保健品，每半年輸兩個白蛋白，精神同樣差。先後到重慶、成都、北京等地檢查，未發現問題。花了幾十萬，沒有什麼效。身體如此差，很有可能影響生育，所以著急。身體差，談了幾個男朋友都吹了。親戚介紹，特來求治。

刻見：①消化不良，朝食暮吐，暮食朝吐，嗜食辛辣。②形瘦面白，身軟乏力，髮白易掉。③眠差夢多，說夢說，夜寐不安。④音嘶不揚（教師，經常說話）。⑤烘熱易汗。⑥大便偏乾，3天一行。服蜂蜜水後大便一天一次，質爛夾有未消化食物。夜尿3次。⑦月經錯後，經期腹瀉，帶多色白。

【檢查】 脈弦細澀，舌體偏小，淡紅少華，苔薄膩。

【辨證】 脾腎不足，氣血雙虧，肝鬱氣滯。

【治法】 健脾補腎，益氣養血，疏肝解鬱，鎮靜安神。

【處方】 歸脾湯、六味地黃丸、枕中丹、四逆散加味。

黃蓍120克	人參160克	西洋參160克	龍眼肉40克
當歸40克	棗仁60克	白朮40克	木香15克
遠志15克	乾薑10克	茯苓60克	大熟地60克
山藥120克	山萸40克	澤瀉25克	丹皮25克
川芎25克	白芍30克	龜板40克	石菖蒲15克
龍骨40克	懷牛膝30克	枸杞60克	菟絲子40克
補骨脂40克	製首烏40克	大雲40克	柏子仁40克
靈芝60克	阿膠100克	香附25克	丹參40克

檀香 25 克　砂仁 15 克　鱉甲膠 30 克　桃紅各 15 克
合歡花 25 克　苡仁 40 克　芡實 60 克　蓮米 60 克
海馬 30 克　寄生 40 克　螞蟻 30 克　桑椹子 60 克
雞血藤膏 60 克　柴胡 25 克　枳實 30 克

上等蜂蜜適量，諸藥烘極乾，煉蜜為丸，早晚各服 9 克，感冒停服。

2011 年 8 月 5 日二診：今日攜男友複診，面色紅潤，精神慧爽，聲音清晰，與前判若兩人。

改善有：食慾增。「現在餓得快，吃得也多了，消化也強了」，發熱汗出消失，二便正常，月經錯後一個星期，量少（較前增多）。整天工作有精神，不感到累了。每天堅持鍛鍊兩小時。「以前走路說話都累，哪敢劇烈運動」。睡眠安穩，但仍有夢。

查脈弦細有神，舌淡紅苔薄白。上方阿膠增至 150 克，加雪蛤油 60 克，如法製丸鞏固。

按語：蔡某脾腎不足，脾主運化，腎司二便，故有消化不良，二便不利等症。

根本不固，變症蜂起，衍生諸症。歸脾湯為婦科常用方，養心脾，益氣血，有很好的安神之功，六味地黃丸補腎陰，亦有安神之效。八珍湯更是婦科名方，氣血可調可補。枕中丹開竅醒腦，益陰補腎，安神助眠，增進記憶極佳，我常用治腦神經衰弱。四逆散解肝鬱，為經期腹瀉而設。加阿膠補血，入靈芝、柏子仁安神，取芡實、蓮米健脾，賴海馬、螞蟻固腎，活血更有雞血藤膏，解鬱不能少合歡皮花，二診倍阿膠加強養血之力，增雪蛤油滋腎固精，精血足則孕育有望！

◉**醫案 12**

唐某　女　25歲　2010年11月18日初診

【主訴】 長期眩暈。

【病史】 經常頭暈，久治少效，去年產後症狀加重。同事介紹，慕名求治。

刻見：①長期眩暈，不耐思考。②月經不調，經期長，8～9天淨。③肝鬱不舒，胃痛牽及雙脅。④大便偏乾，小便偏黃，夜尿2次。⑤面白神差，眠差，有B肝史。

【檢查】 脈沉弦細，舌體瘦薄，淡白少華，苔薄膩。

【辨證】 氣血雙虧，肝鬱脾虛。

【治法】 益氣養血調經，疏肝健脾安神。

【處方】 十全大補湯、參苓白朮散加味。

黃蓍90克	人參45克	黨參90克	當歸60克
川芎25克	二芍各20克	大熟地45克	茯苓60克
白朮60克	合歡皮30克	桃紅各15克	丹參45克
檀香20克	砂仁15克	苡仁30克	蓮米60克
山藥90克	扁豆30克	山萸25克	澤瀉25克
丹皮25克	柏子仁60克	棗仁60克	黑芝麻60克
桑椹子45克	枸杞60克	女貞子30克	製首烏30克
阿膠60克	螞蟻30克	鬱金30克	焦三仙30克

上等蜂蜜適量，共為丸，早晚各服9克，感冒及經期停服。

2010年12月9日回訪：食慾稍振，夜不小便，食增，面色轉佳。脈弦細有神，舌轉紅潤。

2011年6月7日回訪（介紹其妹治療失眠）：頭暈消

失，月經基本正常，4 天淨，胃痛消失，二便調，睡眠好。

按語：肝為藏血之臟，肝血足則頭不暈，月經調，睡眠香也。女子調和氣血，以十全大補湯為上，故以此加味組方為丸，連服數月終獲大效！

◉醫案 13

王某　女　29 歲　2011 年 5 月 1 日初診

【主訴】 患缺鐵性貧血一年。

【病史】 醫院查出缺鐵性貧血一年。服硫酸亞鐵等治療半年少效，並且出現諸多不良症狀。朋友介紹，特來求診。

刻見：①一年前服硫酸亞鐵半月，出現胃痛，食慾減退，消化減弱，大便溏爛，偶見黑便，停之則大便乾燥，小便偏黃。②長期失眠，亂夢紛紜，易驚醒。③畏冷易感。④手足灼熱汗易出，腋汗多。⑤面白經少，腰痠肢麻，目霧髮脫。⑥形瘦面白，胸悶氣短，心悸怔忡。⑦口渴思飲，晨起口乾明顯。平時易上火。

【檢查】 脈沉細（左較弱），舌體瘦小，淡紅少華。血壓 85/55 毫米汞柱，心率 56 次/分。

【辨證】 心脾不足，氣血雙虧，腎氣虛弱。

【治法】 益氣補血，養心健脾，固腎安神。

【處方】 八珍湯、歸脾湯、六味地黃丸等加味。

黃耆 60 克	人參 60 克	西洋參 100 克	茯苓 60 克
白朮 40 克	當歸 40 克	川芎 25 克	白芍 30 克
大熟地 40 克	龍眼肉 40 克	棗仁 60 克	木香 20 克

遠志 15 克　山藥 100 克　山萸 30 克　澤瀉 15 克
丹皮 15 克　石菖蒲 15 克　龜板 30 克　龍骨 30 克
生地 40 克　玄參 40 克　麥冬 40 克　阿膠 100 克
柏子仁 40 克　靈芝 40 克　黑芝麻 40 克　菟絲子 40 克
枸杞 40 克　製首烏 40 克　桃紅各 15 克　魚鰾膠 100 克
北五味 30 克　合歡花 30 克　焦三仙 30 克

上等蜂蜜適量，諸藥烘極乾，煉蜜為丸，早晚各服 9 克，感冒停服。

2011 年 5 月 16 日回訪：服半月，稍作腹瀉，囑一天一次，並加少量焦米服之，腹瀉不作。

2011 年 6 月 5 日回訪：服一月，諸症稍減，病深久虛，難復也！因症狀複雜而繁多，囑勿急勿躁，緩緩服之自可建功！

2012 年 5 月 7 日回訪（攜小孩求治厭食症）：睡眠安穩，食增，消化增強，感冒減少，月經正常，面色紅潤。

按語：西醫診為缺鐵性貧血，治以硫酸亞鐵。硫酸亞鐵為口服之鐵劑，對胃腸刺激大，長服可致便秘，黑便，胃黏膜壞死，出血，滲血，甚至休克，幼兒可致死亡（西醫教科書上明載）。

患者服硫酸亞鐵長達半年之久，貧血不但未改善，又出現胃痛、黑便等，醫院查有胃潰瘍也。病者不解，問：「服治貧血藥，為啥越吃越貧血了」。醫之誤，藥之誤！

◉醫案 14

謝某　女　41 歲　2011 年 7 月 14 日初診

【主訴】 長期體弱多病，治無寸功。

【病史】 多年患病，服藥少效。全身都是症狀，到醫院治療不知掛什麼科。回憶 10 多歲時足軟難行，25 歲產後大出血未調理，5 年前查有腦供血不足、黴菌性陰道炎、宮頸囊腫（已切除）、盆腔炎。親戚介紹，驅車數百公里，特來求治。

刻見：①左少腹刺痛 10 年，小腹脹痛 2 年。②大便乾燥如羊屎難下 3 年，2～4 天一行。③失眠 6 年，不易入睡，易驚醒，亂夢連連。④小便頻多（夜尿 3 次）4 年。⑤性慾冷淡，夫妻生活困難 15 年。⑥乳房脹痛，月經錯後。⑦納呆運遲，喜熱食。⑧肢冷肢麻，目澀髮脫。

【檢查】 脈沉細澀弱，舌淡。

【辨證】 氣血大虧，肝腎不足；肝鬱不舒，心神失養。

【治法】 補氣血，培肝腎，疏肝解鬱，交通心腎，養心安神。

【處方】 八珍湯、金匱腎氣丸、四逆散、枕中丹等加味。

黃耆 120 克　人參 100 克　西洋參 100 克　茯苓 40 克
白朮 40 克　當歸 40 克　川芎 30 克　白芍 40 克
生地 60 克　熟附片 15 克　肉桂 15 克　山藥 90 克
山萸 40 克　澤瀉 20 克　丹皮 20 克　柴胡 30 克
枳實 30 克　龜板 40 克　龍骨 40 克　石菖蒲 15 克
遠志 15 克　懷牛膝 40 克　枸杞 60 克　菟絲子 60 克
補骨脂 60 克　生製首烏各 60 克　黑芝麻 60 克　麥冬 40 克
北五味子 30 克　桃紅各 15 克　蒲黃 30 克　五靈脂 30 克
阿膠 150 克　海馬 30 克　柏子仁 60 克　雞血藤膏 60 克
火麻仁 60 克　桑椹子 60 克　百合 60 克　靈芝 40 克

炒棗仁 60 克　合歡花 25 克　綠萼梅 25 克　香附 30 克
芡實 40 克　金櫻子膏 40 克 刺蝟皮 40 克　螞蟻 40 克

上等蜂蜜適量，諸藥烘極乾，煉蜜為丸，早晚各服 9 克，感冒停服。

2011 年 8 月 25 日回訪：眠轉佳，大便仍燥（較前好些），囑加黑芝麻於丸藥中服之。

2012 年 2 月 3 日二診：諸症明顯好轉，大便暢通，小腹不痛了，睡眠較前改善，小便減少，食增，精神好，頭暈消失。唯夫妻生活不滿意，前方加雪蛤油 60 克，紫河車 60 克，如法製為丸善後。

按語：腸胃以通為用，以通為補。大便不下，腑氣不通，體內毒熱何以得洩？大便正常，很多問題迎刃而解。通腑瀉濁，此案之關鍵也。第一次回訪得知大便仍燥，因加黑芝麻服之，果收大效。

◉醫案 15

周某　女　58 歲　2013 年 6 月 13 日初診

【主訴】 年近六旬，體弱多病。

【病史】 體弱久治不效，女兒頑固性頭暈經我治癒，慕名求治。

刻見：①面白易感，心悸頭暈。②腰背冷痛 20 年。③眠差嗜睡。④易發口腔潰瘍，目霧尿頻，口渴思熱飲。⑤消化欠佳。

【檢查】 脈弦細小緊，舌淡苔膩，尖略紅。

【辨證】 氣血不足，肝腎虧虛，肝鬱血瘀。

【治法】 調補氣血，培補肝腎，疏肝化瘀。

【處方】十全大補湯、六味地黃丸等化裁。

上等黃蓍60克	海龍30克	肉桂10克	西洋參60克
黨參100克	二冬30克	北五味30克	茯神60克
白朮30克	枳實60克	陳皮30克	當歸30克
葛根60克	丹參30克	川芎30克	生地60克
桃紅各15克	山藥60克	山萸60克	黃精60克
懷牛膝60克	枸杞30克	製首烏30克	鹿心血30克
龜板30克	寄生60克	續斷60克	雞血藤膏60克
杜仲60克	石楠藤30克	女貞子60克	蓮米30克
芡實30克	金櫻子30克	棗仁60克	柏子仁30克
靈芝30克	合歡皮花各25克	白蒺藜30克	潼蒺藜30克
浮小麥60克	穭豆皮60克	知柏各15克	天麻30克
鈎藤30克	阿膠100克	魚膘膠100克	螞蟻100克
琥珀30克	佛手30克	焦三仙各30克	

諸藥為散，煉蜜為丸，每服6～12克，日2～3次，感冒停服。

2013年10月30日二診：以前常服心腦康，服丸藥後即停之。心悸頭暈消失，面較前有華，睡眠及腰痛未痊癒（較前好大半），服藥期間口腔潰瘍未發。查脈弦細漸緩，舌淡苔薄。

藥後無不適，口不乾，前方加海馬30克，雪蛤油60克，夜交藤1000克，熬膏代蜜如前法製丸鞏固。

⊙醫案 16

吳某　女　48歲　2011年11月18日初診

【主訴】數次手術，大傷元氣，身體變差。

【病史】 身體差，問題多。6 年前子宮肌瘤切除（惡性），3 年前膽結石切除，2 年前右耳後混合瘤切除。平時服西藥治療，感覺副作用太大（頭髮脫落，睡眠不安，胃脹不食），改中藥調理。

刻見：①頸及肩胛灼痛 1 月，近半月加重。②夜尿 3 次。③慢性咽炎。食後咽不適，咯吐頻作，甚則嘔出胃內容物。④口苦口臭，烘熱汗出，發熱則引痛右頸及右肩胛。⑤頭暈疲倦，目霧髮白。⑥大便乾燥如羊屎難下。⑦有乳腺增生史。

【檢查】 脈沉細乏力，尺弱，舌邊有齒印，苔膩淺黃乾，舌尖稍見紅色。

【辨證】 體虛外感，鬱久化熱；素體肝腎不足，氣陰（血）虧虛。內燥夾風熱上擾。

【治法】 疏風活絡，調和氣血。

【處方】 桑菊飲加減。

葛根 20 克	桑枝 20 克	桑葉 12 克	桑寄生 20 克
桑椹 20 克	赤芍 15 克	蟬衣 12 克	殭蠶 12 克
秦艽 15 克	豨薟草 20 克	苡仁 20 克	丹參 15 克
丹皮 15 克	全蟲 5 克	蜈蚣 2 條	夜交藤 20 克
生甘草 10 克			

3 劑，水煎內服。

2011 年 11 月 24 日二診：頸部灼熱大減，大便仍乾，他症變化不大。查脈沉弦細，尺弱，舌淡紅，苔薄膩乾。斷為陰虛內熱，氣滯血瘀。前方加減。

葛根 20 克	桑枝 20 克	桑葉 12 克	桑寄生 20 克
桑椹 30 克	赤芍 15 克	蟬衣 12 克	殭蠶 12 克

秦艽 15 克	忍冬藤 15 克	夜交藤 20 克	苡仁 20 克
丹參 15 克	丹皮 15 克	全蟲 5 克	蜈蚣 3 條

3 劑，水煎內服。

2011 年 12 月 2 日三診：頸部灼痛消失，唯坐久了頸部微痛，夜尿減至 1 次，咽部異物感消失，頭暈減輕，晨起仍口苦（水喝少了明顯），大便轉暢，無以前困難，睡眠轉佳。

現在仍需改善：頸部灼痛需徹底治癒。乳頭痛，拒按，有少量分泌物，無腫塊，腋下淋巴結疼痛。慢性咽炎。大便乾燥不暢。晨起口苦。

查血壓、血糖正常。

【檢查】 脈沉細乏力（較初診有神），尺弱，苔膩淺黃乾。心率 55 次／分。

【辨證】 氣陰虧虛，肝鬱血瘀；肝腎不足，內燥夾濕熱。

【治法】 益氣養陰，調和氣血；培補肝腎，滋內燥，清濕熱。

【處方】 生脈散、六味地黃丸、桃紅四物湯等加味。

黃蓍 60 克	西洋參 100 克	二冬各 40 克	北五味 20 克
生地 60 克	山藥 100 克	山萸 30 克	澤瀉 20 克
茯苓 40 克	丹皮 30 克	當歸 30 克	川芎 20 克
二芍各 30 克	桃紅各 20 克	阿膠 100 克	魚膘膠 60 克
枸杞 40 克	製首烏 40 克	丹參 40 克	鬱金 40 克
玄參 60 克	鱉甲 30 克	龜板 30 克	火麻仁 60 克
黑芝麻 60 克	柏子仁 60 克	桑椹子 60 克	葛根 40 克
桑枝 30 克	桑寄生 40 克	殭蠶 30 克	全蟲 30 克

蜈蚣 30 條	露蜂房 30 克	螞蟻 30 克	皂角刺 30 克
花粉 60 克	玫瑰花 20 克	猴頭菇 60 克	蒲黃 30 克
五靈脂 30 克	石斛 30 克	女貞子 30 克	旱蓮草 30 克
秋石 30 克	枳實 30 克	合歡皮花各 25 克	雞內金 40 克

上等蜂蜜適量，諸藥烘極乾，煉蜜為丸，早晚各服 9 克，感冒停服。

2012 年 3 月 24 日回訪：二便轉常，睡眠轉佳，口苦大減，項強消失，乳痛已緩，感冒少了，頭暈極微，精神增加，心率 72 次/分。查脈沉細有神，舌淡紅苔薄。

按語：婦女多虛多鬱（瘀）。此案為氣陰虧虛，肝鬱血瘀。初診為內燥夾風熱上擾，以桑菊飲加味疏風活絡，調和氣血，服 3 劑稍平。二診宗原法收效後，要求徹底治癒。三診脈仍沉而乏力，尺弱，虛象畢露；其苔膩淺黃乾，為內燥夾邪熱未盡也。反覆考量——不復其陰，內燥及邪熱終不除！故徑以生脈散協六味地黃丸滋陰潤燥，桃紅四物湯加味疏肝解鬱活血，伍螞蟻、全蟲、蜈蚣、殭蠶、露蜂房等蟲類藥增強活血化瘀，散結抗癌之功。方隨證轉，靈活用藥，有是證，用是藥，雖疑難頑敵，大軍壓境，亦可一舉殲滅，這是我治疑難雜病的風格！

◉醫案 17

崔某　女　30 歲　2011 年 12 月 16 日初診

【主訴】 眩暈 13 年，久治不癒。

【病史】 平素體弱，長期頭暈，近半月感冒加重。除此外，還有其他許多症狀。

刻見：①眠差夢多。②經少色暗。③血壓低。兩年前心前區偶發刺痛，醫院查無異。④手足麻木，腰腿冷痛。經期，受涼或感冒疼痛加重（右側明顯）。⑤嗜睡疲倦。

【檢查】 脈沉弦細乏力，舌淡苔白膩。

【辨證】 氣虛外感。

【治法】 益氣固本，透邪達表。

【處方】 補中益氣湯加味。

黨參 20 克	白朮 15 克	黃耆 25 克	升麻 7 克
柴胡 10 克	當歸 12 克	炙甘草 12 克	陳皮 12 克
蘇葉 15 克	佩蘭 15 克	蓮米 15 克	芡實 15 克
枸杞 15 克	棗仁 20 克	雞內金 15 克	二芽各 15 克

7 劑，水煎內服。

2012 年 1 月 18 日二診：藥後大效。改善有：頭暈極微，只在夫妻生活後偶現，手足麻木、腰腿冷痛大減，精神振，食增，嗜睡減輕，睡眠轉佳，經血轉紅。

要求徹底治癒，予丸藥服之。

【檢查】 脈沉細，舌淡苔薄，尖略紅。

【辨證】 氣血雙虧，肝腎不足。

【治法】 補氣血，培肝腎，調血經。

【處方】 八珍湯、六味地黃丸等加味。

黃耆 90 克	人參 30 克	西洋參 60 克	茯苓 30 克
白朮 30 克	炙甘草 10 克	當歸 25 克	川芎 15 克
白芍 25 克	大熟地 25 克	桃紅各 15 克	香附 20 克
山藥 90 克	山萸 25 克	澤瀉 15 克	丹皮 15 克
懷牛膝 25 克	枸杞 30 克	製首烏 30 克	黃精 30 克
螞蟻 30 克	海龍 30 克	寄生 30 克	續斷 30 克
雞血藤膠 30 克	阿膠 100 克	棗仁 40 克	靈芝 30 克

芡實30克　　田七25克　　雞內金60克　焦三仙30克

上等蜂蜜適量，諸藥烘極乾，煉蜜為丸，早晚各服9克，感冒停服。

2012年5月25回訪（介紹鄰居張某求治腰椎骨質增生）：頭暈消失，身體暖和，腰腿冷痛不復存在，眠食俱佳，血壓105/70毫米汞柱，脈弦細有神，舌轉榮，面有澤，唯口稍燥，囑多吃綠豆粥即可。

◉醫案 18

彭某　女　16歲　2011年1月25日初診

【主訴】 頭痛2年。

【病史】 頭痛，前額及枕部為著，記憶越來越差，不能支持學習。除此外，還有許多症狀。

刻見：①頭痛，前額及枕部為著。不耐思考。②腰痛，經期加重。③身軟無力，膝關節痠痛，不耐勞累。④手足心易汗。⑤無故煩躁，夢多。⑥迎風流淚。⑦口渴思冷飲。⑧耳鳴心悸。

【檢查】 左脈弦細澀，右脈弦細滑，雙尺弱，舌胖淡紅少華，苔薄膩。

【辨證】 肝腎不足，氣血（陰）虧虛，清竅失養。

【治法】 補肝益腎，益氣滋陰，養血安神。

【處方】 生脈散、八珍湯、六味地黃湯等。

西洋參60克　黨參100克　二冬各30克　北五味20克
茯苓40克　白朮30克　當歸40克　川芎25克
二芍各20克　二地各40克　桃紅各10克　黃蓍60克
龍眼肉30克　棗仁60克　檀香20克　遠志15克

浮小麥60克	山藥60克	山萸30克	澤瀉15克
丹皮20克	龜板40克	石菖蒲15克	龍骨30克
合歡花20克	香附15克	靈芝60克	柏子仁25克
鬱金20克	桑椹子30克	枸杞40克	製首烏40克
阿膠90克	天麻30克		

上等蜂蜜適量，諸藥烘極乾，煉蜜為丸，早晚各服8克，感冒及經期停服。

2011年5月2日回訪（其母求治）：頭、腰不痛，眠食俱佳，耳鳴心悸消失，記憶力增強，面色紅潤，學習勁頭足，成績上升很多。

按語：學習緊張，壓力增大，精神不振，故未老先衰。據脈弦細澀，尺弱，舌胖淡少華，結合刻見，斷為肝腎虧虛，氣血不足，心神失養，清竅不利。血少則神無以賴，心無所主。治病求本，以生脈散、八珍湯、歸脾湯等組方，補肝腎，益氣血，收強壯神經之功。

◉醫案 19

文某　女　47歲　2013年3月23日初診

【主訴】 年近半百，體弱多病。

【病史】 子宮切除致絕經10年，年輕時常住潮濕環境，6年前查有骨質疏鬆症。近年身體更差，要求丸藥調理。

刻見：①頭暈疲倦，形胖臃腫。血壓偏高，測得血壓160/100毫米汞柱。②不耐寒熱，烘熱汗多，活動後多見。③平素食可，但食後消化欠佳。胃脹不能受涼，否則胃脹。④眼睛乾澀瘙癢。

【檢查】脈沉細略緊澀，尺弱，舌淡胖，邊齒印。

【辨證】腎虛血弱，氣滯血瘀。

【治法】固腎強精，養肝益血，調和氣血。

【處方】十全大補湯、六味地黃丸等化裁。

黃蓍 60 克	西洋參 100 克	黨參 100 克	當歸 30 克
丹參 60 克	枸杞 60 克	製首烏 60 克	湘蓮肉 60 克
山藥 60 克	芡實 60 克	天麻 60 克	鉤藤 30 克
茺蔚子 30 克	雪蛤油 30 克	海馬 30 克	桑椹子 30 克
田七 60 克	魚膘膠 100 克	螞蟻 100 克	阿膠 100 克
棗仁 60 克	柏子仁 60 克	靈芝 30 克	茯苓 60 克
炒白朮 60 克	陳皮 60 克	川芎 25 克	赤芍 30 克
炒生地 60 克	桃紅各 15 克	蟲退 30 克	殭蠶 30 克
檀香 30 克	砂仁 30 克	地鱉蟲 30 克	雞血藤膏 60 克
合歡皮花各 25 克	珍珠 30 克	萊菔子 60 克	炒山楂 60 克
寄生 30 克	續斷 30 克	杜仲 30 克	

諸藥烘乾研粉，煉蜜為丸，一天 2～3 次，每次 6～12 克，感冒停服。

2013 年 4 月 30 日回訪：頗好，藥後無不適。

2013 年 5 月 16 日回訪：發熱汗出輕些，胃脹消失，疲倦少了，眼睛好些，血壓 140/85 毫米汞柱，脈沉細，齒印減少。

2013 年 8 月 21 日回訪：身材變得苗條，不如以前臃腫。頭暈平息，精神振作，血壓一星期測兩次，均為 130/85 毫米汞柱左右。抵抗力增強，烘熱汗出極少。眠食可。脈漸起，舌已榮，齒印消失。

囑經常鍛鍊，可長葆青春！

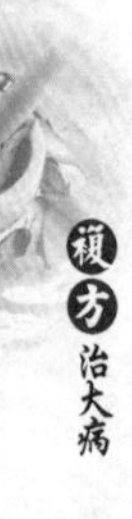

◉**醫案 20**

李某　女　24歲　2012年11月16日初診

【主訴】 頭暈3月。

【病史】 2年前產後出血較多未調理，3月前小產誘發頭暈，多家醫院查無異治無果，至今未癒。5天前感冒頭暈加重，以額頭及太陽穴為著，眩暈欲仆。親戚歐某雜病經我治癒，介紹求診。

刻見：①頭暈背涼，咳嗽咽癢，口乾思熱飲，胸悶氣短，近5天加重。②面白經少，神差嗜睡。③納差，大便可，夜尿2次。

【檢查】 左脈弦細偏浮，右脈弦細軟，舌淡胖。

【辨證】 氣血大虧，脾腎不足；復感外邪，頭目不利。

【治法】 溫補氣血，健脾固腎。先服湯解外，後以丸藥固本。

湯劑玉屏風散、小柴胡湯等化裁。

黃耆60克　荊防各15克　白朮15克　柴胡15克
黃芩12克　杏仁12克　全瓜蔞30克　半夏麴12克
桔梗15克　炙甘草10克　太子參30克　茯苓30克
陳皮20克　木香12克　砂仁12克　生薑10克
大棗5枚

6劑，水煎內服。

【丸藥】 玉屏風散、十全大補湯、歸脾湯等化裁。

黃耆100克　雲防風25克　白朮30克　人參100克
西洋參100克　麥冬30克　北五味子30克　茯苓30克
炙甘草30克　當歸30克　川芎25克　白芍30克

炒生地 100 克	桃紅各 15 克	龍眼肉 60 克	酸棗仁 60 克
柏子仁 30 克	靈芝 30 克	合歡皮花各 25 克	丹參 30 克
檀香 30 克	砂仁 30 克	遠志 20 克	石菖蒲 20 克
龜板 30 克	龍骨 30 克	琥珀 30 克	珍珠 30 克
山藥 100 克	山萸 30 克	澤瀉 15 克	丹皮 15 克
枸杞 30 克	製首烏 30 克	海馬 30 克	海狗腎 2 條
螞蟻 150 克	阿膠 100 克	魚膘膠 200 克	柴胡 30 克
枳實 60 克	芡實 30 克	金櫻子 30 克	焦三仙 30 克

諸藥烘乾研粉，煉蜜為丸，一天 2～3 次，每次 6～12 克，感冒停服。

2012 年 12 月 15 日回訪：頭暈大減，感冒少了，睡眠轉安，疲倦感減輕許多，藥後無不適。

2013 年 3 月 3 日回訪（其母求治）：頭暈消失，身體轉暖，面色紅潤若妝，眠食俱佳，精神振作，與前判若兩人。唯經期頭暈偶作。

◉醫案 21

黃某　女　28 歲　2010 年 8 月 16 日初診

【主訴】 長期頭暈、血壓低。

【病史】 平素血壓低而頭暈，輸液及服保健品無效，朋友介紹，求丸藥調理。

刻見：①不耐寒熱，易感易汗，眩暈疲倦。查血壓 90/50 毫米汞柱。②面色白。③月經錯後 7～10 天，3～4 天淨，量少。白帶多。④髮易脫。⑤易發口腔潰瘍。

【檢查】 脈虛弦細，舌淡苔膩白。

【辨證】 氣血雙虧。

【治法】益氣調血。

【處方】八珍湯加味。

黃蓍60克	人參25克	西洋參30克	當歸20克
川芎20克	白芍20克	大熟地30克	桃紅各10克
茯苓20克	白朮20克	生甘草10克	陳皮12克
山藥40克	山萸20克	澤瀉15克	丹皮20克
枸杞20克	製首烏20克	鹿膠30克	龜板30克
玉竹25克	丹參30克	棗仁30克	靈芝25克
黃精30克	麥冬30克	五味25克	阿膠30克

上等蜂蜜適量，諸藥烘極乾，煉蜜為丸，早晚各服9克，感冒停服。

2010年8月28日回訪：神增。

2010年11月12日二診：丸藥服畢，神爽，頭不暈，少感冒，面紅潤，口腔潰瘍未發（以前一月5~6次，甚為痛苦）。查血壓115/60毫米汞柱。脈弦細有神，舌轉淡紅。經量偏少，上方阿膠增至60克，加紫河車60克，雪蛤油30克，如法製丸善後。

⊙醫案22

袁某　女　34歲　2012年10月29日初診

【主訴】近4年體弱多病，久治不癒。

【病史】4年前產後受涼（打工在外，睡地鋪1月），並出血達1月之久，身體變差。服藥罔效，求丸藥調理。

刻見：①形瘦神差，全身游走性刺痛。頸肩痛麻，上半身（背部、雙臂、頸）發涼。足麻下蹲困難。②食慾差，3月前胃痛嚴重，服奧美拉唑好轉。③經少痛經，帶黃而稠。④胸悶氣短，眠差夢多，不耐勞累。⑤易脫髮。

【檢查】 左脈沉弦細乏力，右脈弦細帶緊，舌淡苔膩乾，尖有瘀點。

【辨證】 陽虛血弱，寒濕阻絡，肝鬱氣滯血瘀。

【治法】 溫陽散寒除濕，疏肝養血調經。

【處方】 葛根湯、四逆散等化裁。

葛根 30 克	麻桂各 15 克	白芍 15 克	炙甘草 15 克
生薑 10 克	大棗 5 枚	二朮各 15 克	熟附片 20 克
柴胡 15 克	枳實 15 克	黃蓍 60 克	黨參 30 克
寄生 25 克	續斷 25 克	陳皮 25 克	苡仁 30 克
棗仁 30 克	合歡皮花各 15 克		

3 劑，水煎內服。

2012 年 11 月 6 日二診：藥後小汗出，諸症減。服頭煎口渴，後未出現。藥後胃窒悶。

刻見：頸肩痛麻減半，發涼輕些，食慾仍差，睡眠轉安，二便可。

【檢查】 左脈漸起，右脈轉緩，舌稍淡胖，苔膩白乾。

葛根 30 克	麻桂各 15 克	白芍 15 克	炙甘草 15 克
生薑 10 克	大棗 3 枚	二朮各 15 克	熟附片 20 克
柴胡 15 克	枳殼 30 克	黃蓍 60 克	黨參 30 克
寄生 25 克	續斷 25 克	陳皮 30 克	苡仁 30 克
棗仁 30 克	合歡皮花各 15 克	砂仁 10 克	木香 12 克
焦三仙 30 克			

3 劑，水煎內服。

2012 年 11 月 14 日三診：藥後仍小汗出，衣未濕。諸症大減，上半身好許多。

刻見：足麻下蹲仍困難，時胸悶，睡眠欠安，帶下減少。

擬丸藥善後。

刻見：①背心發涼 4 年，近 2 年加重。②手足麻木 2 年。③食慾差，有胃痛史 4 月，二便可。④胸悶 10 年（生氣則發，近來服滋補藥胸悶亦作），偶耳鳴。⑤月經量少，帶多略稠。⑥睡眠不穩。⑦全身有游走性刺痛，查有頸椎病。⑦回憶 4 年前產後一月食慾極差，苔極厚，孕期身腫嚴重，產後全身關節疼痛。當時未治療。

【檢查】 脈沉細，尺弱，舌淡胖，苔膩，舌脈略紫。

【辨證】 寒濕痼結，陽虛血弱；心脾素虧，肝鬱氣滯。

【治法】 散寒燥濕，溫陽補血；養心健脾，疏肝解鬱。

【處方】 葛根湯、烏頭湯、四逆散、十全大補湯等化裁。

葛根 30 克	麻桂各 25 克	白芍 30 克	炙甘草 30 克
二朮各 30 克	製二烏各 25 克	黃蓍 100 克	雲防風 25 克
丹參 30 克	檀香 30 克	砂仁 30 克	柴胡 30 克
枳實 60 克	人參 100 克	黨參 100 克	茯苓 30 克
當歸 30 克	川芎 30 克	炒生地 100 克	桃紅各 15 克
香附 25 克	合歡皮花各 25 克	阿膠 60 克	麥冬 30 克
北五味 30 克	魚膘膠 120 克	螞蟻 150 克	海馬 30 克
海狗腎 2 條	刺蝟皮 60 克	九香蟲 30 克	青木香 30 克
酸棗仁 30 克	柏子仁 30 克	靈芝 30 克	石菖蒲 15 克
山藥 60 克	山萸 30 克	澤瀉 15 克	丹皮 15 克
懷牛膝 30 克	枸杞 30 克	熟附片 15 克	北細辛 15 克
雞血藤膏 60 克	田七 30 克	全蟲 30 克	蜈蚣 30 克

芡實 60 克

諸藥烘乾研粉，煉蜜為丸，一天 2～3 次，每次 6～12 克，感冒停服。

2013 年 1 月 15 日回訪：服藥數天，口乾甚。囑加玄參、生甘草適量泡水送服丸藥，口乾消失。服藥至今 2 月，背冷消失，面色紅潤，食慾增加，睡眠轉佳，身痛不復存在。藥後無不適。脈弦細有神，舌漸榮。

◉醫案 23

唐某　女　45 歲　2013 年 3 月 6 日初診

【主訴】 病雜久治不癒。

【病史】 8 年前產後大出血，長期住潮濕房屋。體弱病雜，久治不癒，朋友介紹，不遠千里驅車求診。

刻見：①肛門墜脹 2 月。便爛不爽，夾未消化食物。小便短赤，夜尿 4 次。②左側腰痛 8 年，上下放射，近 2 年加重。痛處固定為刺痛，晝輕夜重。超音波檢查無異。③頭暈心悸，氣短胸悶，面蒼畏冷，肢厥有汗。④納差乾嘔，脘腹脹滿。⑤易上火，口渴少飲。⑥經少色烏，經前乳房脹痛，經淨消失。帶多夾紅。⑦眠差夢多，目霧，肢麻，脫髮，疲倦煩躁。⑧雙臂有數枚皮下小囊腫。

【檢查】 脈沉細，舌淡胖。血壓 120/50 毫米汞柱。

【辨證】 脾腎氣虛，心肝血虧；氣虛下陷，血虛血瘀。

【治法】 益氣昇陽，健脾固腎；養血活血，疏肝安神。

【處方】 補中益氣湯、參苓白朮散等化裁。

上等黃蓍 45 克　雲防風 10 克　白朮 15 克　人參 30 克
西洋參 30 克　升麻 10 克　當歸 15 克　炙甘草 15 克

陳皮 15 克　茯神 30 克　炒苡仁 30 克　湘蓮肉 30 克
山藥 30 克　扁豆 30 克　砂仁 15 克　川芎 12 克
白芍 15 克　炒生地 30 克　桃紅各 10 克　柴胡 15 克
枳實 30 克　芡實 30 克　金櫻子 30 克　海馬 15 克
海狗腎 1 條　魚膘膠 30 克　螞蟻 30 克　田七 15 克
琥珀 15 克　黃柏 12 克　懷牛膝 30 克　赤小豆 30 克
寄生 25 克　續斷 25 克　雞血藤膏 30 克　丁香 10 克
九香蟲 10 克　敗醬草 15 克　紅藤 15 克　烏賊骨 30 克
玫瑰花 12 克　合歡皮花各 12 克　三棱 12 克　文術 12 克

諸藥烘乾研粉，煉蜜為丸，一天 2～3 次，每次 6～12 克，感冒停服。

2013 年 4 月 13 日回訪：除大便偏軟，腰痛未盡癒外，其他有顯著改善。

面漸華，精神振，肛門墜脹消失，心悸氣短好些，小便轉淡，睡眠轉安，目霧肢麻好許多，脈弦細，舌漸榮，血壓 120/65 毫米汞柱。

2013 年 8 月 21 日二診：諸症十去八九，唯腰稍乏，大便略軟，釜底少薪也，加益腎強精藥刺蝟皮 60 克，九香蟲 30 克，紫河車 30 克，如法製丸鞏固。

◎醫案 24

何某　女　45 歲　2012 年 9 月 10 日初診

【主訴】 乳癌術後 2 年，體弱不復。

【病史】 9 年前（2003 年）產後乳痛，乳汁阻塞導致乳腺炎數年不癒，延至 2 年前（2010 年）確診為乳腺癌。手術切除後，醫院予白花蛇舌草、半枝蓮、消癌片等中藥及中成藥長服，漸次出現諸多不良症狀。鄰居歐某介紹，特來求治。

刻見：①畏冷易感，疲倦頭暈，額頭悶脹。②小便灼熱刺痛偶見血（不敢同房，否則尿血刺痛數日）。眠差嗜睡目霧。③身面浮腫。④左脅刺痛。⑤晨起口苦口臭。⑥易發口腔潰瘍。

【檢查】 脈弦細，舌淡胖，苔白膩。

【辨證】 腎陰腎陽俱虧，肝鬱不舒；濕熱瘀毒內蘊，心神失養。

【治法】 溫腎陽，滋腎陰，疏肝鬱；利濕熱，敗瘀毒，養心神。

【處方】 玉屏風散、六味地黃丸、當歸芍藥散等化裁。

黃蓍 40 克　雲防風 10 克　白朮 15 克　人參 30 克
西洋參 30 克　麥冬 30 克　北五味 15 克　生地 60 克
山藥 30 克　黃精 30 克　澤瀉 30 克　豬茯苓各 30 克
丹皮 30 克　當歸 15 克　赤芍 30 克　川芎 10 克
桃紅各 15 克　柴胡 15 克　黃芩 15 克　枳實 30 克
阿膠 30 克　黃連 15 克　魚鰾膠 60 克　螞蟻 60 克
海馬 15 克　秋石 15 克　琥珀 15 克　珍珠 15 克
龜板 15 克　石菖蒲 7 克　遠志 7 克　龍骨 15 克
赤小豆 30 克　全蟲 15 克　蜈蚣 15 克　田七 15 克
酸棗仁 30 克　柏子仁 30 克　靈芝 30 克　合歡皮花各 15 克
石蓮子 30 克　苡仁 30 克　土苓 30 克　滑石 30 克
王不留 15 克　檀香 15 克

諸藥為散，煉蜜為丸，每服 6～12 克，日 2～3 次。

感冒及消化不良停服。

2012 年 11 月 7 日回訪：神增。

2012 年 12 月 30 日二診：服丸劑即停他藥。形豐面華，精神慧爽，言談舉止一如常人。脅痛已微，頭暈脹大減，身面不腫。小便症狀消失（性生活亦無），腰不酸脹了，感冒極少，食慾見振，大便漸成形，睡眠安穩，口腔潰瘍許久未出現（吃點辛辣厚物及乾東西亦無），眼睛清晰了，晨起口乾苦好許多。

目前尚有些許不適：家處農村，經常勞作，勞動後偶感疲倦眩暈，乳房手術處偶刺痛。

【檢查】 脈弦細有神，舌漸榮，血壓 120/75 毫米汞柱。

仿前稍事變化。

上等黃耆 60 克	雲防風 15 克	白朮 30 克	白人參 40 克
西洋參 40 克	麥冬 30 克	北五味 15 克	炒生地 60 克
山藥 60 克	黃精 30 克	澤瀉 30 克	豬茯苓各 30 克
丹皮 30 克	當歸 25 克	赤芍 30 克	川芎 15 克
桃紅各 15 克	柴胡 25 克	黃芩 15 克	枳實 45 克
阿膠 60 克	黃連 15 克	魚膘膠 120 克	螞蟻 100 克
海馬 30 克	秋石 15 克	琥珀 25 克	珍珠 15 克
龜板 25 克	石菖蒲 12 克	遠志 12 克	龍骨 25 克
赤小豆 30 克	全蟲 25 克	蜈蚣 25 克	田七 30 克
酸棗仁 60 克	柏子仁 30 克	靈芝 60 克	合歡皮花各 25 克
石蓮子 30 克	苡仁 30 克	土苓 30 克	滑石 30 克
王不留 25 克	檀香 15 克	枸杞 30 克	猴頭菇 60 克

諸藥為散，煉蜜為丸，每服 6～12 克，日 2～3 次。

感冒及消化不良停服。

2013 年 4 月 21 日回訪：精神振作，感冒少了，即使感冒了，服一包感冒沖劑馬上就好，而以前必須輸液方解，小便灼熱消失，食慾好了，大便成形，睡眠安穩，口腔潰瘍未發作，眼睛明亮。

◉醫案 25

謝某　女　30 歲　2012 年 9 月 3 日初診

【主訴】 病雜久治不癒。

【病史】 問題多，久懸未決。小孩發育遲緩於我處服藥頗好，因求丸藥調理。

刻見：①過敏性鼻炎 2 年，感冒或遇冷空氣則打噴嚏，流清涕，額頭悶痛。查鼻腔黏膜水腫淡紅。②腰痠冷痛，背心發涼。③易感易汗，易脫髮。④面白神差，頭暈不耐思考，記憶下降，身強不舒。⑤眠差嗜睡。⑥平素食可，小便可，大便數日一行。⑦一年前產後受涼（車上吹空調 2 小時）引發足涼麻木不仁。⑧易上火，有慢性咽炎（查咽部輕度紅腫，說話久了或大聲說話後出現咽痛，聲嘶）。

【檢查】 左脈沉細，右脈弦細乏力，舌淡苔白膩。血壓 90/60 毫米汞柱。

【辨證】 腎陽不足，氣血雙虧。

【治法】 溫陽固腎，益氣養血。

【處方】 玉屏風散、金匱腎氣丸、十全大補湯等化裁。

黃蓍 100 克　雲防風 30 克　白朮 60 克　西洋參 60 克
黨參 100 克　麥冬 60 克　北五味 30 克　柴胡 30 克

檀香 30 克	砂仁 30 克	海馬 30 克	螞蟻 100 克
桂枝 30 克	生甘草 30 克	桔梗 30 克	生地 100 克
山藥 100 克	山萸 30 克	澤瀉 30 克	茯苓 30 克
丹皮 30 克	當歸 30 克	川芎 25 克	白芍 30 克
桃紅各 15 克	阿膠 60 克	黃連 15 克	魚膘膠 100 克
酸棗仁 30 克	柏子仁 60 克	靈芝 30 克	合歡皮花各 25 克
枳實 30 克	桑椹子 60 克	黑芝麻 60 克	雞血藤膏 60 克
寄生 60 克	續斷 60 克	杜仲 60 克	枸杞 40 克
製首烏 40 克	秋石 30 克	焦三仙各 30 克	

諸藥烘乾研粉，煉蜜為丸，一天 2～3 次，每次 6～12 克，感冒停服。

2012 年 11 月 6 日回訪：初服數天，口稍燥，囑用玄參、生甘草適量泡開水送服丸藥，果效。

2013 年 1 月 13 日二診：難得感冒，因此鼻炎極少時間發作，腰冷痛及背心涼消失，神振面華，慢性咽炎好了，睡眠安穩，脈弦細有力，尺脈稍弱，舌淡紅少華。西洋參增至 100 克，阿膠增至 100 克，加玄參 60 克，如法製丸鞏固之。

⊙醫案 26

唐某　女　72 歲　2010 年 11 月 19 日初診

【主訴】 腰軟如折，煩渴思飲 1 月。

【病史】 8 月前出現一次腰軟消渴，小便失禁，經治好轉，1 月前復發。醫院查血糖正常，排除糖尿病。住院治療一月，主要用抗生素和營養藥，症狀未減，出院求中醫治療，其子與我相識，故邀診。

刻見：①腰軟如折，不痛不脹，癱臥於床，小便失禁，甚為痛苦。問答自如，無言謇語澀，醫院檢查排除中風腦梗等中樞神經系統疾病。②素有腦血管痙攣，故經常頭暈腦脹。發病時食慾差，平時尚可。③口乾口苦喜飲（冷熱均可）。④嗇嗇惡寒伴微熱（全天主要畏冷，發熱之症一天 2～3 度發），發熱後出極少毛毛汗。此症發作時小便失禁嚴重。⑤大便正常。⑥脘腹不痛，按之軟。

【檢查】 脈浮滑有力，舌胖淡少華，上佈少量薄白乾苔。

【辨證】 腎陽虧虛，氣不化津；復感外寒，內外交困。

【治法】 溫陽化氣，助陽解表。

【處方】 腎著湯、金匱腎氣丸化裁。

麻黃絨 6 克	乾薑 12 克	白朮 20 克	大熟地 20 克
山藥 20 克	山萸 20 克	澤瀉 15 克	茯苓 20 克
丹皮 12 克	肉桂粉 1 克（分沖）	附片 12 克（先煎）	懷牛膝 12 克
車前仁 12 克	金櫻子 20 克	芡實 30 克	寄生 25 克
續斷 25 克			

3 劑，水煎內服。

路途遙遠，複診不便，丸藥善後。

黃蓍 120 克	人參 60 克	當歸 60 克	大熟地 60 克
山藥 60 克	山萸 30 克	澤瀉 20 克	茯苓 60 克
丹皮 20 克	肉桂 20 克	附片 20 克	車前仁 15 克
懷牛膝 20 克	白芍 30 克	川芎 25 克	白朮 60 克
乾薑 25 克	芡實 30 克	金櫻子 30 克	淫羊藿 25 克
仙茅 25 克	巴戟 25 克	枸杞 40 克	菟絲子 40 克

補骨脂40克　製首烏30克　續斷40克　　覆盆子30克

上等蜂蜜適量，諸藥烘極乾，煉蜜為丸，早晚各服6～9克，感冒停服。

2010年11月24日晚回訪：服湯藥5天（3劑服完），腰有力矣，可直坐床上，小便漸正常，頭暈微，食增，口乾苦大減，服藥第一、二天遍身微汗。現在畏冷極微，數天一次而已。

繼服湯劑3劑鞏固。

2010年11月27日下午回訪：身冷更輕，口乾苦消失，停藥。囑以清淡營養之飲食調理10天。待正復邪退始服丸藥。

（遵仲景意：風家表解而不了了者，十二日癒。）

2010年12月8日回訪：初診症狀消失，唯見陣陣發熱（陽氣來復，吉兆也）。囑今日開始服丸藥。

2011年1月10日回訪：藥服一月，發熱已除，其他症狀癒後未復作。唯大便偏燥，囑加服少量芝麻。

2011年3月7日回訪：丸藥服畢，諸症已癒。大便正常，精神好，眠食佳，可參加勞動。

按語：腰軟如折，仲景稱「腎著」，乃寒濕附著腎經。《金匱要略．五臟風寒積聚病脈證並治》：「腎著之病，其人身體重，腰中冷，如坐水中，形如水狀，反不渴，小便自利，飲食如故，病屬下焦，身勞汗出，表裏冷濕，久久得之，腰以下冷，腹重如帶五千錢。」治宜散寒祛濕，甘薑苓朮湯主之。」甘薑苓朮湯又名腎著湯。

消渴者，實因腎陽虧虛，氣不化津，津不上承故口乾。腎司二便，關門不利，小便失禁也。虛者易感外邪，故病程中一直有表邪為害，治之不可不知！

◉醫案 27

劉某　女　37 歲　2013 年 3 月 18 日初診

【主訴】 未老先衰。

【病史】 13 年前生產引發諸症，久治不效。

刻見：①頭腰痛（游走性不固定），感冒、眠差、受涼、經後等更顯、面白神差。②大便乾燥，3～7 天一行。夜尿 3 次。③眠差夢多。④唇乾不思飲。

【檢查】 脈沉細，尺弱，舌淡胖，舌脈紫。

【辨證】 腎虛血弱。

【治法】 溫腎強精，養血活絡。

【處方】 十全大補湯等化裁。

上等黃耆 100 克	當歸 30 克	白人參 60 克	西洋參 100 克
阿膠 100 克	魚膘膠 100 克	螞蟻 100 克	龜板 60 克
鹿角 30 克	雪蛤油 30 克	海馬 30 克	海狗腎 2 條
棗仁柏子仁各 60 克		檀香 30 克	湘蓮肉 60 克
芡實 60 克	枸杞 60 克	製首烏 60 克	山藥 100 克
川芎 25 克	白芷 25 克	玄胡 30 克	田七 60 克
桃紅各 15 克	全蟲 30 克	蜈蚣 30 克	殭蠶 30 克
烏蛇 60 克	青木香 30 克	天麻 60 克	二芍各 30 克
炙甘草 30 克	猴頭菇 60 克	雞血藤膏 60 克	耳環石斛 60 克
柴胡 30 克	枳實 60 克	香附 30 克	合歡皮花各 25 克
珍珠 30 克	琥珀 30 克	硃砂 15 克	黑芝麻 60 克
火麻仁 60 克	大雲 60 克	黃精 60 克	丹參 60 克

諸藥為散，煉蜜為丸，每服 6～12 克，日 2～3 次。

感冒及消化不良停服。

2013 年 8 月 24 日回訪（介紹親戚魏某治腎結石）：頭痛癒後至今未發，腰痛消失，大便暢，一天一次，不起夜了，睡眠很好。查脈弦細，尺應指，舌漸榮。藥後無不適，口不乾。

⊙醫案 28

蔣某　女　39 歲　2012 年 11 月 13 日初診

【主訴】 腰冷半年。

【病史】 長住潮濕房屋，年輕胎產頻數。2 年前藥流後疲倦便溏，今年 6 月查有腎炎，尿蛋白（+）。經常尿少身腫。自行服黃蓍、當歸、冬瓜、赤小豆、鯉魚一月後浮腫漸退，繼發腰冷半年至今不癒。經人介紹，慕名求治。

刻見： ①腰冷經少，畏寒面白，近半年更顯。②感冒，勞累或房事後尿少身腫。③眠差夢多。④易脫髮。⑤正產 2 次，小產 6 次。⑥牙易出血。

【檢查】 脈沉細小緊，尺弱，舌淡苔白膩。血壓 90/65 毫米汞柱。

【辨證】 腎陽虧虛，氣血不足，寒濕內蘊。

【治法】 溫腎陽，補氣血，散寒燥濕。

【處方】 金匱腎氣丸、十全大補湯等化裁。

桂枝 20 克	肉桂 20 克	熟附片 20 克	炒生地 100 克
山藥 100 克	山萸 60 克	澤瀉 40 克	茯苓 60 克
丹皮 30 克	黃蓍 100 克	人參 100 克	黨參 100 克
二朮各 30 克	當歸 30 克	川芎 30 克	白芍 30 克

桃紅各15克	炙甘草30克	乾薑20克	海馬45克
海狗腎2條	螞蟻150克	魚膘膠150克	雞血藤膏60克
懷牛膝30克	枸杞30克	菟絲子30克	車前子30克
補骨脂30克	製首烏30克	覆盆子30克	北五味子30克
酸棗仁60克	柏子仁30克	靈芝30克	合歡皮花各25克
琥珀30克	阿膠60克	九香蟲30克	青鹽30克

諸藥烘乾研粉，煉蜜為丸，一天2～3次，每次6～12克，感冒停服。

2012年12月30日回訪：血壓115/80毫米汞柱。腰冷消失，經血增加，色正常，睡眠安，形豐面華。

2013年8月12日回訪（介紹他人求治）：諸症盡癒，至今未發。

◉醫案 29

陳某　女　46歲　2010年12月4日初診

【主訴】 身患雜病7年，久治不效。

【病史】 7年前即體弱多病，精力不濟，經常說錯話。妹妹介紹，特來求治。

刻見：①大腦不耐思考，經常出現幻覺，許多怪異畫面如神靈般縈繞大腦。②畏冷易汗，腰痠脹，右半身麻木，偏頭痛（右側）。③晚上雙足屈伸不利。④心悸怔忡，胸悶氣短，喜嘆氣。⑤失眠多夢，易驚醒，煩躁。⑥目霧乾澀，髮易脫。⑦易發口腔潰瘍，身有紫癜。⑦面萎少華，疲乏無力。⑨停經3月（一直帶有避孕環）。

【檢查】 脈沉弦細乏力，舌淡。血壓120/58毫米汞柱。

【辨證】 氣血大衰，心脾不足，肝腎有虧，心神失養。

【治法】溫補氣血，調養臟腑，養心安神。

【處方】八珍湯、歸脾湯、枕中丹等化裁。

黃蓍 120 克	人參 60 克	西洋參 60 克	阿膠 90 克
龜板 30 克	鹿膠 30 克	當歸 60 克	川芎 30 克
二芍各 20 克	二地各 30 克	茯苓 60 克	白朮 60 克
合歡花 25 克	遠志 15 克	石菖蒲 15 克	桃紅各 15 克
龍眼肉 30 克	棗仁 60 克	檀香 25 克	丹參 40 克
砂仁 15 克	龍骨 30 克	懷牛膝 25 克	枸杞 60 克
製首烏 30 克	黑芝麻 30 克	靈芝 30 克	螞蟻 30 克
田七 30 克	紫河車 40 克	蓮米 30 克	柏子仁 30 克
山藥 90 克	雞血藤膏 60 克		

上等蜂蜜適量，諸藥烘極乾，煉蜜為丸，早晚各服 9 克，感冒停服。

2011 年 3 月 12 日回訪（其妹就診告之）：「服一月，臉色紅潤像化了妝一樣（白中透紅），變年輕了，精神振作，渾身有力，吃飯睡眠正常。身體好了，已外出打工……」囑之：她回家了，一定來複查一下！

按語：氣血大虧，衍生諸症。八珍湯，歸脾湯加減運用，氣血可復！脈沉細乏力，舌淡少華，久虛大虛之舌脈證；弦為肝脈，因虛生鬱也！治療虛鬱兼顧，不可偏廢。

治療此案，我極為慎重。沉疴痼疾，一劑丸藥可癒乎？初診余認為症狀太雜，似癔症難治療，勸其另請高明。然患者痛苦之狀，盼望之神，信任之深，促使我苦思冥想，擬方試服，不料一藥而癒。實踐證明，丸藥有事半功倍之效！

◉醫案 30

黃某　女　38 歲　2011 年 5 月 31 日初診

【主訴】 近 3 年體弱多病，整天乏力。

【病史】 工作無規律（經常使用電腦，工作兩天休息一天），夫妻不睦，長期心情不佳，不愛活動，引發諸多症狀，久治不癒。朋友介紹，慕名求丸藥調理。

刻見：①失眠 3 年，加重 3 月，難入睡，易驚醒，亂夢連連。②納差運遲。③小便頻數。④面白神差，肢麻目澀。⑤話說多了頭麻口麻，身麻。⑥胸悶氣短，情緒低落，又易激惹。⑦月經失調（今年 3 月未至，4 月來兩次，5 月推後 10 天，平時經少色暗）。⑧長期頭痛（不固定，以額頭、枕部多見），膝關節痠痛（遇冷加重）。⑨有膽囊炎史，今年 4 月查有肝血管瘤，肝功能正常。

【檢查】 脈沉細弦澀，舌淡，舌脈瘀。

【辨證】 肝鬱不舒，心脾兩虧，腎虛血弱。

【治法】 疏肝解鬱，養心健脾，固腎調血。

【處方】 四逆散、歸脾湯、八珍湯等加味。

醋柴胡 20 克	枳實 30 克	醋白芍 30 克	炙甘草 10 克
合歡花 25 克	綠萼梅 25 克	酒丹參 40 克	黃耆 90 克
人參 100 克	西洋參 100 克	龍眼肉 30 克	當歸 30 克
炒棗仁 60 克	炒白朮 40 克	木香 15 克	炙遠志 15 克
大棗肉 30 克	茯苓 60 克	酒川芎 25 克	大熟地 40 克
桃紅各 15 克	製香附 25 克	檀香 25 克	山藥 100 克
山萸 40 克	澤瀉 20 克	丹皮 20 克	枸杞 40 克
製首烏 40 克	百合 40 克	龜板 30 克	龍骨 40 克
石菖蒲 15 克	阿膠 90 克	魚膘膠 60 克	芡實 40 克

金櫻子 40 克　雞血藤膏 60 克 靈芝 60 克　北五味 30 克
蓮米 40 克　益智仁 25 克

上等蜂蜜適量，諸藥烘極乾，煉蜜為丸，早晚各服 9 克，感冒停服。

2011 年 11 月 2 日二診：丸藥服完 2 月，工作繁忙，未及時複診。改善有：睡眠好轉，每晚可睡 4 小時，夢減少，第二天頭不暈了。食增，以前不敢吃晚飯，現在早點吃，活動一下無礙。頭痛大減，精神振作，不像以前整天疲倦，頭腦昏沉（以前每天必須午睡，現在可以不睡了）。

上方去澤瀉、丹皮、阿膠增至 150 克，加螞蟻 30 克，海馬 30 克，如法製丸善後。

⊙醫案 31

張某　女　73 歲　2012 年 8 月 26 日初診

【主訴】 數病纏身，久治不效。

【病史】 年老病雜，醫院查有缺鉀、高血壓、腦血管痙攣、胃病。整天除了吃飯就是吃藥，終無寸功。兒媳介紹，慕名求治。

刻見：①易感汗少，不耐寒熱。②面白形瘦，頭或悶痛，或眩暈欲仆，心悸怔忡。③眠差夢多。④食慾差，嘈雜難受。⑤耳鳴。

【檢查】 脈沉弦細乏力，苔薄。血壓 180/105 毫米汞柱。

【辨證】 氣血雙虧，脾腎不足；因虛致瘀，心腦失養。

【治法】 調補氣血，健脾固腎，養心安神。

【處方】 十全大補湯、參苓白朮散、六味地黃丸等化裁。

黃蓍 15 克　海馬 15 克　阿膠 20 克　人參 15 克
西洋參 15 克　茯苓 15 克　白朮 15 克　當歸 15 克
川芎 15 克　白芍 15 克　大熟地 15 克　桃紅各 15 克
苡仁 15 克　蓮肉 15 克　山藥 30 克　扁豆 15 克
砂仁 10 克　陳皮 15 克　丹參 15 克　檀香 15 克
山萸 15 克　澤瀉 15 克　丹皮 10 克　枸杞 15 克
製首烏 15 克　青木香 15 克　酸棗仁 15 克　柏子仁 15 克
靈芝 15 克　合歡皮花各 10 克　田七 15 克　麥冬 15 克
北五味 10 克　天麻 15 克　磁石 10 克　枳實 20 克

諸藥為散，煉蜜為丸，每服 6～12 克，日 2～3 次。感冒及消化不良停服。

2012 年 9 月 23 日回訪：諸症好轉。

2012 年 10 月 1 日二診：神增食振，頭暈心悸及頭悶脹痛減半，嘈雜好轉，睡眠轉安，耳鳴好許多。

【檢查】 脈弦細緩有神，舌轉榮。血壓 140/70 毫米汞柱。

【辨證】 治法處方仿前。

黃蓍 15 克　海馬 30 克　阿膠 30 克　人參 30 克
西洋參 30 克　茯苓 15 克　白朮 15 克　當歸 15 克
川芎 15 克　白芍 15 克　大熟地 15 克　桃紅各 15 克
苡仁 25 克　蓮肉 15 克　山藥 30 克　扁豆 15 克
砂仁 25 克　陳皮 25 克　丹參 30 克　檀香 25 克
山萸 15 克　澤瀉 15 克　丹皮 15 克　枸杞 15 克
製首烏 15 克　青木香 25 克　酸棗仁 60 克　柏子仁 30 克

靈芝 30 克	合歡皮花各 15 克	田七 15 克	麥冬 25 克
北五味 25 克	天麻 30 克	磁石 15 克	枳實 30 克
螞蟻 30 克	魚膘膠 60 克	龜板 25 克	龍骨 25 克
石菖蒲 12 克	遠志 12 克	焦三仙 30 克	

諸藥為散，煉蜜為丸，每服 6～12 克，日 2～3 次。感冒及消化不良停服。

2012 年 12 月 15 日回訪（其孫求治告之）：難得感冒了，頭暈已微，胃部症狀消失，食慾大振，精神較前好許多，喜歡外出散步鍛鍊了，睡眠安穩，耳鳴消失。

◉醫案 32

劉某　女　51 歲　2013 年 6 月 25 日初診

【主訴】 體弱多病，久治不癒。

【病史】 長住潮濕環境，產後肝鬱不快。查膝關節骨質增生，心肌缺血，糜爛性胃竇炎，十二指腸炎。半年前停經，身體更加不適。多年尋醫問藥少效。兒媳不孕症經我治癒，介紹求診。

刻見：①形瘦面萎，頭暈心悸，畏冷易感。②納差運遲，胃脹打嗝，腹脹不適，大便偏乾，黏稠不爽。小便量少，偏黃而頻數。③眠差夢多。④口乾舌燥。⑤目霧身強。

【檢查】 脈弦細，尺弱，舌淡苔膩乾。

【辨證】 肝胃不和，氣血雙虧，脾腎不足。

【治法】 疏肝和胃，調補氣血。

【處方】 逍遙散等化裁。

當歸 12 克	白芍 12 克	柴胡 12 克	茯苓 15 克

白朮12克	炙甘草12克	生薑6克	大棗3枚
薄荷6克，後下	白蒺藜12克	潼蒺藜12克	生地15克
香附12克	枳實12克		

5劑，水煎內服。

2013年7月7日二診：神增食振。

刻見：腹脹，頭暈減不多，此乃脾虛未復，氣滯不暢，清陽不升，清竅失養。

前方加木香12克，砂仁8克，黨參15克，湘蓮肉12克，繼服5劑。

2013年7月18日三診：腹脹頭暈好些，食增眠安。要求徹底治癒，擬丸藥調理。

【辨證】脾腎虧虛，氣血不足；肝鬱不舒，鬱而化熱。

【治法】固腎養血，疏肝健脾。

【處方】八珍湯、四逆散、六味地黃丸等化裁。

上等黃耆30克	西洋參60克	黨參30克	雪蛤油15克
阿膠45克	田七45克	丹參60克	檀香30克
麥冬30克	北五味30克	柴胡30克	枳實45克
二芍各30克	炙甘草30克	青陳皮各25克	鬱金30克
薑黃30克	茯神30克	茯苓60克	白朮30克
枳殼30克	當歸25克	川芎25克	生地30克
百合30克	棗仁30克	柏子仁30克	山藥30克
黃精30克	澤瀉45克	丹皮15克	螞蟻30克
白及30克	砂仁15克	桃紅各15克	香附30克
木香30克	焦三仙各30克		

諸藥為散，煉蜜為丸，每服6～12克，日2～3次。感冒及消化不良停服。

2013年8月20日回訪：服藥一月，月經復至。自覺服丸藥後「心裏餓得難受，想吃肉，特別是三線肉」，此乃脾胃運化增強所致，吉兆也！胃悶脹大減，精神好了，身有力。睡眠安穩，頭暈心悸輕許多。腹脹微，大便轉暢，小便淡黃。脈弦細有神，舌淡紅苔薄。

⊙醫案 33

劉某　女　43歲　2012年9月7日初診

【主訴】 長期體弱多病。

【病史】 離異多年，9年前患肺結核，去年查出胃潰瘍。近10天症狀加重。

刻見：①背心痛，臍周痛。②咽乾痰多。③頭暈腰乏疲倦。④大便偏乾。

【檢查】 脈細偏沉，舌淡邊暗，苔白膩。

【辨證】 中氣虧虛，痰瘀互結，氣機不調。

【治法】 補中氣，化痰瘀，調氣機。

【處方】 苓桂朮甘草湯、小陷胸湯等化裁。

茯苓30克　桂枝12克　蒼朮12克　炙甘草12克
陳皮20克　全瓜蔞30克　半夏麴12克　黃連12克
沙參15克

3劑，水煎內服。

2012年9月13日二診：背心痛大減，臍周痛已微，咽痰減少，頭暈疲倦好些，大便仍偏乾。

【檢查】 脈弦細，舌淡邊暗，白膩苔漸退。

辨證治法處方仿前。

茯苓30克　桂枝12克　二朮各10克　炙甘草12克

陳皮 20 克　　全瓜蔞 30 克　半夏 12 克　　黃連 12 克
沙參 15 克　　桔梗 15 克

3 劑，水煎內服。

2012 年 9 月 18 三診：背心痛繼減，臍周痛消失，咽痰仍較多，色白而稠，頭暈疲倦已微，大便略乾欠暢，小便可，口不乾不思飲。

查脈弦細有神，舌較前榮，苔正。繼前藥。

茯苓 30 克　　桂枝 12 克　　二朮各 10 克　炙甘草 12 克
陳皮 25 克　　全瓜蔞 30 克　半夏 12 克　　黃芩 12 克
沙參 25 克　　桔梗 15 克　　苡仁 25 克　　冬瓜仁 30 克
膽南星 12 克

3 劑，水煎內服。

2012 年 9 月 26 日四診：背心痛消失，臍周痛癒後未復作，咽痰極少，腰痠、頭暈、疲倦繼減，大便略乾欠暢，尿頻，口乾稍思飲，食慾可，睡眠差。

【檢查】 脈弦細有神，舌較前榮，苔正。如前用藥。

茯苓 30 克　　桂枝 10 克　　二朮各 10 克　炙甘草 12 克
陳皮 15 克　　全瓜蔞 30 克　半夏麴 12 克　黃芩 12 克
沙參 25 克　　桔梗 15 克　　苡仁 25 克　　膽南星 12 克
赤小豆 30 克　棗仁 30 克　　柏子仁 10 克

3 劑，水煎內服。

2012 年 10 月 15 日五診：現在主要是尿頻失眠。

【檢查】 脈沉細，尺弱，舌淡邊暗，苔薄。

【辨證】 腎氣虧虛，肝鬱不舒，痰濕內蘊。

【治法】 固腎強本，疏肝解鬱，利濕化痰。

【處方】 水陸二仙丹、四逆散、溫膽湯等化裁。

芡實 30 克	金櫻子 30 克	柴胡 15 克	枳殼 15 克
白芍 15 克	炙甘草 10 克	陳皮 12 克	半夏麴 12 克
茯苓 20 克	竹茹 12 克	棗仁 20 克	黃芩 10 克
枸杞 20 克	黃精 20 克	木香 10 克	苡仁 20 克

3 劑，水煎內服。

2012 年 10 月 23 日六診：尿頻改善，睡眠漸安，大便可，咽痰繼減。舌脈如前。繼服五診方 3 劑。

2012 年 11 月 1 日七診：患者職業是食店管理，多勞心熬夜，長期接觸冷水，湯劑麻煩，擬丸藥調理。

刻見：①體虛疲倦，舌暗眠差。②胃潰瘍 2 年，肺結核 9 年，離異長期肝鬱不舒。③形瘦氣短。④咽有痰（與長期吃辛辣厚物有關）。⑤月經提前量少。⑥牙易出血。

【檢查】 脈沉細，舌淡暗，苔膩。血壓 90/55 毫米汞柱。

【辨證】 氣血大虧，風濕夾瘀；心腎不交，心神失養。

【治法】 大補氣血，活血通絡，祛風除濕；交通心腎，養心安神。

【處方】 十全大補湯等化裁。

黃蓍 100 克	西洋參 100 克	黨參 100 克	二冬各 30 克
北五味 15 克	茯苓 30 克	白朮 30 克	黃精 60 克
當歸 30 克	川芎 15 克	白芍 30 克	炒生地 60 克
桃紅各 15 克	香附 30 克	柴胡 30 克	合歡皮花各 25 克
枳實 60 克	丹參 30 克	檀香 30 克	砂仁 30 克
龜板 30 克	龍骨 30 克	石菖蒲 15 克	遠志 15 克
琥珀 30 克	珍珠 30 克	硃砂 15 克	苡仁 60 克

蓮肉 30 克	山藥 100 克	佛手 30 克	海馬 30 克
海狗腎 2 條	阿膠 100 克	黃連 25 克	魚膘膠 150 克
螞蟻 150 克	川貝 30 克	烏蛇 30 克	雞血藤膏 60 克
酸棗仁 60 克	柏子仁 60 克	靈芝 60 克	刺蝟皮 100 克
九香蟲 30 克	青木香 30 克	全瓜蔞 60 克	鬱金 30 克
焦三仙 30 克			

諸藥烘乾研粉，煉蜜為丸，一天 2～3 次，每次 6～12 克，感冒停服。

2012 年 11 月 18 日回訪：睡眠轉安，藥後口稍乾，黎明發熱微汗，此乃佳兆也！

2013 年 4 月 13 日回訪：頗好，精神慧爽，面華形豐，舌暗轉榮，睡眠漸穩，少吃辣椒，胃好些，咽痰也少了，經量多些。

現在遵囑：想開了，生命和健康重要。少打麻將，有空則散步鍛鍊，性格不像以前急躁，一切都好了！

◉醫案 34

陳某　女　56 歲　2012 年 2 月 3 日初診

【主訴】 體弱多病。

【病史】 身腫 40 年，身癢 4 年，身痛半年。半年前大量服用強的松鎮痛止癢，健康受到極大影響。親戚介紹，改中藥治療。

刻見：①畏冷身腫重痛，腰痛甚。全身皮膚瘙癢。②手指屈伸不利。③大便乾燥異常，夜尿 4 次。④眠差夢多。⑤面部烘熱。

【檢查】 脈弦緊，舌淡胖而潤。血壓 210/120 毫米汞柱。

【辨證】 寒濕阻絡，氣血素虧。

【治法】 溫陽散寒，除濕止痛。

【處方】 麻黃湯化裁。

麻桂各15克 杏仁12克 炙甘草20克 蒼朮15克
熟附片20克 芒硝10克（分次沖服，大便得下勿服）

囑溫服取汗，2劑，水煎內服。

2011年2月4日電話告之：服第一劑未出汗，囑兩劑藥共煎溫服蓋被取汗。

2011年2月6日二診：藥後小汗出，身痛減，腰腿稍有力，畏冷略緩，大便轉暢，夜尿2次。查脈弦稍緊，舌胖淡潤。

繼前方化裁。

麻桂各25克 杏仁20克 炙甘草20克 蒼朮20克
熟附片30克 五加皮25克 黨參15克

2劑，水煎內服。

2011年2月11日三診：服藥2劑，共出3次小汗，腰腿較前靈活。

藥後口不乾。現在主要是睡眠極差，晚上面烘熱。查脈弦緊轉弦緩，舌淡胖潤。

擬葛根湯化裁治之。

葛根30克 麻桂各20克 白芍20克 炙甘草15克
大棗3枚 生薑6克 烏蛇20克 澤蘭20克
益母草20克 芡實30克 五加皮20克
硃砂1克（分次沖服）

2劑，水煎內服。

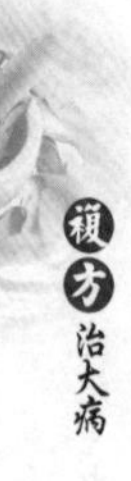

2011年2月17日四診：藥後取汗，諸症繼減。

刻見：身痛未完全消失，睡眠仍差，夜尿2次。查脈弦，舌漸榮。

葛根25克　麻桂各20克　白芍15克　炙甘草15克
大棗3枚　生薑6克　天仙藤15克　澤蘭20克
黨參20克　當歸20克

3劑，水煎內服。

2012年2月26日五診：諸症暫平，現在食慾可，大便基本正常。回憶以前產後，經期過早過多接觸冷水，平素嗜食辛辣厚味，常幹重體力活等，因而身體虛弱。求根治方。擬丸藥善後。

刻見：①腰劇痛轉微痛，現在腰部主要是發緊。②雙膝關節下蹲困難，肩關節上舉疼痛，手指屈伸不利。③夜尿4次。④夜寐不寧，眠差夢多。⑤身腫大減，未痊癒。⑥皮膚瘙癢。⑦目霧。⑧面部陣陣烘熱已微，未盡癒。

【檢查】 脈弦細略緊，舌胖淡紅少華，苔薄白。血壓150/90毫米汞柱（服降壓藥後）。

【辨證】 寒濕痼結，化熱釀毒，氣滯血瘀；肝腎素虧，氣血不足。寒熱虛瘀，錯綜複雜，非複方大方不足以克之，非一朝一夕可癒也。

【治法】 驅寒濕，洩熱毒，調氣血，培肝腎，益氣血。

【處方】 葛根湯、四妙散、八珍湯、六味地黃丸等化裁。

葛根40克　麻黃絨20克　桂枝20克　赤芍30克
蒼朮20克　熟附片20克　蛇床子20克　苡仁40克
懷牛膝30克　絡石藤30克　豨薟草30克　桑枝30克

桑寄生 40 克	桑椹子 40 克	桑螵蛸 40 克	海桐皮 30 克
萆薢 30 克	夜交藤 40 克	赤小豆 40 克	歸尾 30 克
丹參 40 克	生地 40 克	西洋參 100 克	茯苓 40 克
山藥 100 克	山萸 30 克	澤瀉 30 克	丹皮 30 克
炮甲 30 克	全蟲 30 克	蜈蚣 30 克	青鹽 10 克
螞蟻 30 克	乳沒各 30 克	血竭 30 克	地鱉蟲 30 克
露蜂房 30 克	鬱金 20 克	龜板 30 克	硃砂 15 克
棗仁 30 克	柏子仁 40 克	靈芝 30 克	合歡皮 30 克

諸藥烘乾研粉，煉蜜為丸，一天 2～3 次，每次 6～9 克，感冒停服。

2012 年 4 月 24 日回訪：查脈弦細緩，舌漸榮。腰痛減大半，膝關節好許多，肩關節輕鬆靈活，睡眠轉安，身腫微，身形變瘦，眼睛清晰，面部烘熱消失，大便正常，夜尿仍 4 次。

2012 年 8 月 28 日回訪：腰痛微，腰緊消失，雙膝關節活動自如，肩關節不痛，手指靈活，夜尿 1 次，睡眠轉安，身腫消失，身癢極微。查脈沉弦緩有神（左略澀），舌淡紅苔薄白。血壓穩定在 130/85 毫米汞柱（未服降壓藥）。

按語：身腫，身痛，身癢，畏冷，尿頻，脈弦緊，舌胖淡，寒濕內蘊，陽氣不足也。他醫見身癢多以涼藥治之，陽更虛也，或用西藥激素暫時止癢，以致後來出現諸多副作用，造成非常複雜的局面，治療難度加大。初以麻黃湯化裁，驅寒濕，止疼痛，邪去正未復；繼以葛根湯加味扶正祛邪；久病重症，湯劑難癒，根治須賴丸藥。丸藥能全面照顧病情，丸藥力大效宏，能一舉搗毀病巢，迅速恢復正氣！

辨證為寒濕作祟，故以葛根湯加朮附溫經散寒除濕；濕鬱化熱，加苡仁、絡石藤、防己、豨薟草、桑枝、萆薢等清熱利濕；久病入絡，用澤蘭、益母草、歸尾、全蟲、蜈蚣、乳沒、地鱉蟲、露蜂房等入絡搜剔濕濁瘀毒，且可通經活絡止痛，又澤蘭、益母草有消腫利水之功；裏熱入血動血——身癢，故用凌霄花、鬱金涼血散瘀止癢；睡眠困難，故用硃砂、冰片動靜結合，鎮靜兼開竅，一可安神，二可清熱解毒，增強止癢之功，加入棗仁、柏子仁、靈芝、合歡皮安神倍增。雖沉痾痼疾，亦可痊癒！

◉醫案 35

陳某　女　67歲　2012年5月10日初診

【主訴】 年老病多，久治不效。

【病史】 查有胃糜爛、胃下垂、膽囊炎。平時多勞心，性格急躁，近年出現諸多問題，久治少效。鄰居介紹，特來求治。

刻見： ①身軟乏力，形體臃腫。②頭痛，腰腿疼痛。③易感冒，背心冷，不耐寒熱，易發烘熱。④眠差夢多。⑤納差運遲。⑥口膩口乾，易口腔潰瘍。大便偏乾，小便略熱。⑦手足心熱，肢麻足腫。⑧目霧，迎風流淚。

【檢查】 脈沉細緊，尺弱，舌淡胖，苔白膩乾。

【辨證】 濕盛血虧，脾腎不足，肝胃不和。

【治法】 益氣養血，除濕通絡，疏肝和胃。

【處方】 十全大補湯等化裁。

黃耆100克　當歸30克　黨參100克　西洋參100克

湘蓮肉 100 克	枸杞 60 克	桑椹子 60 克	棗仁 60 克
柏子仁 60 克	雪蛤油 60 克	田七 60 克	烏蛇 60 克
海馬 30 克	海狗腎 2 條	魚膘膠 200 克	螞蟻 200 克
寄生 60 克	續斷 60 克	石楠藤 60 克	鹿含草 60 克
秦艽 60 克	木瓜 60 克	浮小麥 60 克	穭豆皮 60 克
龜板 30 克	龍牡各 30 克	遠志 15 克	石菖蒲 15 克
雞血藤膏 60 克	白朮 60 克	枳實 60 克	懷牛膝 60 克
丹參 60 克	乳沒各 30 克	琥珀 30 克	綠豆 30 克

諸藥烘乾研粉，煉蜜為丸，一天 2～3 次，每次 6～12 克，感冒停服。

2013 年 8 月 18 日回訪：身體靈活，精神振作，身痛消失（天氣變化時略略發作），背心早就不冷了，大便暢通，小便灼熱消失，睡眠欠穩（較前好多了，勞心則睡不好），藥後無不適。脈由緊轉緩，尺部應指，舌淡胖，苔薄膩。

囑其少為後人及老伴勞心，放慢生活節奏，適當鍛鍊，睡眠自可慢慢好轉。

按語：兩年前，患者服湯劑數月，療效亦佳，但不持久，停藥則犯病。此次服丸藥至今一年餘，回訪數次，除睡眠不甚滿意外，其他問題基本解決，可見丸藥明顯優於湯劑！

老年人，風燭殘年，臟腑虛衰，氣血大虧，只能吃補藥，或攻補兼施。丸藥劑型，方大量多，可容補氣養血、健脾固腎、理氣活血等諸方面藥物。當然，還須辨證處方用藥，按照君臣佐使的配伍原則。

◉醫案 36

文某　女　26 歲　2014 年 5 月 23 日初診

【主訴】 尿頻 3 年。

【病史】 自幼體弱，3 年前產後身體更差，出現尿頻等症狀，多處治療不效。親戚介紹，特來求診。

刻見：①尿頻，尿等待，尿不盡，躺下或坐下即有尿意，夜尿 4 次。②面白形單，易疲倦，易眩暈，易煩躁，易脫髮，白髮多。③大便偏乾，2～3 天一行，口稍燥，面有黑斑及皮疹。④腰軟肢麻，眠差夢多，牙齒鬆動易出血。⑤月經週期長（7 天淨），量偏多，有瘀塊。

【檢查】 脈沉細，尺弱，舌淡，苔薄膩。

【辨證】 氣血不足，肝腎精虧，膀胱失約。

【治法】 益精養血，滋肝固腎，溫腎縮尿。

【處方】 聖癒湯、左歸丸、桑螵蛸散等化裁。

上等黃蓍 90 克	白人參 60 克	西洋參 100 克	當歸 45 克
川芎 30 克	白芍 60 克	生地 90 克	桃紅各 30 克
茯苓 60 克	山萸 60 克	澤瀉 30 克	鐵棍山藥 150 克
丹皮 60 克	枸杞 60 克	生製首烏各 60 克	龜鹿膠各 60 克
懷牛膝 60 克	龜板 120 克	桑螵蛸 60 克	龍牡各 60 克
遠志 25 克	石菖蒲 25 克	海馬 60 克	雪蛤油 90 克
阿膠 300 克	桑椹子 90 克	黑芝麻 60 克	棗仁 90 克
柏子仁 60 克	靈芝孢子粉 30 克	合歡皮 60 克	升柴各 45 克
枳實 90 克	芡實 60 克	金櫻子 60 克	刺蝟皮 60 克
丹參 90 克	湘蓮肉 60 克	雞內金 60 克	

諸藥烘乾研粉，以膏代蜜為丸，一天 2～3 次，每次 6～12 克，感冒停服。

【膏方】 濃縮成300ml膏汁備用。

黨參200克	桑螵蛸200克	狗腎200克	魚膘膠200克
二仙丹600克	蓮米300克	二至丸400克	雞內金500克

2014年6月17日回訪：小便次數少些，夜尿2次。大便轉暢，牙不出血不鬆了。藥後口不乾，胃不脹。囑經常按壓百會穴可升陽縮尿。

第二節・反覆感冒

◎醫案 1

周某 女 47歲 2010年2月21日初診

【主訴】 長期畏冷易感。

【病史】 體弱多病，長期感冒，服藥無計，每年輸白蛋白數瓶，取效亦微。親戚介紹，特來求治。

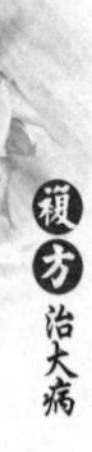

刻見：①長期畏冷易感，氣短眩暈，疲倦身乏。經期全身冷痛如水澆。②晚上盜汗。③納差運遲，消化不良。④手足麻木。⑤失眠煩躁。

【檢查】 脈弦細滑，尺弱，舌淡，苔薄膩乾。

【辨證】 肝腎不足，氣血大虧，肝鬱脾虛。

【治法】 大補氣血，培補肝腎，疏肝健健。

【處方】 八珍湯、參麥地黃丸化裁。

黃耆180克	人參60克	西洋參60克	茯苓60克
白朮60克	炙甘草15克	當歸40克	川芎25克
白芍30克	熟地60克	桃紅各15克	麥冬60克
北五味30克	山藥150克	山萸30克	澤瀉20克
丹皮20克	懷牛膝30克	枸杞60克	菟絲子40克

補骨脂40克	製首烏40克	黑芝麻30克	胡桃肉30克
龜板30克	遠志15克	石菖蒲15克	龍骨30克
阿膠100克	靈芝60克	棗仁60克	丹參30克
螞蟻30克	紫河車30克	鹿膠30克	紫石英20克
合歡花30克	香附30克	雞血藤膠60克	焦三仙30克

上等蜂蜜適量，諸藥烘極乾，煉蜜為丸，早晚各服6～9克，感冒停服。連服2劑。

2010年10月2日回訪（介紹親戚李某求治）：服兩月，諸症大減。前後服了半年，身體徹底調養好了，面色紅潤，吃得睡得，幹活有力，感冒極少，經期也不畏冷感冒了。「早知有這麼好的效果，幾年前就該來治療……」後介紹鄰居多人求治，甚表感謝！

按語：長期感冒，頭暈脹，身軟無力，經期全身關節冷痛，元氣大虧也；氣少不足以息，畏冷，氣虛之證；盜汗為陰虛。雖然病重而雜，取八珍湯補氣血，參麥地黃丸滋腎陰。女子以陰血為本，捨此不治。用白蛋白只可暫時增強人之免疫力，非自身正氣強壯可比也！

◉醫案 2

江某　女　24歲　2013年3月3日初診

【主訴】反覆感冒。

【病史】反覆感冒，近一月感冒，服西藥不癒。

刻見：①咳嗽痰稠，鼻塞。畏冷身乏。②咽痛口乾思熱飲。大便偏乾，食差。③時值經淨，面白少華。

【檢查】脈沉細略緊，舌淡苔膩，尖略紅。

【辨證】風邪未盡，痰熱戀肺，氣血素虧。

【治法】開宣肺衛，理肺化痰，建中固本。

【處方】三拗湯、止嗽散等化裁。

麻黃 7 克	杏仁 12 克	炙甘草 15 克	蟲退 12 克
射干 15 克	桔梗 15 克	陳皮 15 克	紫菀 25 克
白前 25 克	百部 25 克	大貝 15 克	全瓜蔞 24 克
太子參 25 克	生薑 6 克	大棗 3 枚	

3 劑，水煎內服。

2013 年 3 月 10 日二診：除睡眠欠佳外，其他改善明顯：畏冷及咳嗽大減，咽不痛了，面有華，身有力，食增便暢。

【檢查】脈沉細略弦，舌淡苔膩。

【辨證】痰熱戀肺，肺失清肅；營衛不和，氣血素虧。

【治法】清肺化痰止咳；調和營衛，補益氣血。

【處方】桂枝湯、止嗽散等化裁。

麻黃絨 3 克	桂芍各 5 克	杏仁 12 克	炙甘草 15 克
蟲退 12 克	射干 15 克	桔梗 15 克	陳皮 15 克
紫菀 15 克	白前 15 克	百部 15 克	大貝 15 克
全瓜蔞 20 克	太子參 25 克	寄生 15 克	芡實 15 克
生薑 6 克	大棗 6 枚		

3 劑，水煎內服。

2013 年 5 月 9 日三診：感冒咳嗽等癒後至今未作。要求丸藥調理。

刻見：①面白神差，疲倦易累，胸悶氣短。②白天畏冷易感，晚上煩熱盜汗，夜寐不安。③口淡乏味，食差便軟，尿後餘瀝。④頭昏沉沉，頸強不適。⑤有慢性咽炎。⑥月經量少，色暗夾塊。⑦腰部冷痛，冬天更甚。⑧易脫髮。回憶幼時經常鼻血，大便秘結（7天左右一次）。

【檢查】 脈沉細，尺弱，舌淡苔膩，尖略紅。血壓90/60毫米汞柱。

【辨證】 氣陰（血）虧虛，脾腎不足，肝鬱不舒；表衛不固，清陽不升。

【治法】 益氣養陰（血），健脾固腎，疏肝安神。

【處方】 天王補心丹等化裁。

黃蓍100克	歸芎各30克	西洋參100克	黨參100克
沙參60克	玄參60克	雪蛤油60克	湘蓮肉60克
棗仁60克	柏子仁60克	浮小麥60克	穭豆皮60克
龜板60克	龍牡各30克	遠志15克	石菖蒲15克
北五味30克	二冬各45克	丹參30克	檀香30克
砂仁30克	生地60克	珍珠30克	茯神30克
黃精60克	山藥100克	芡實30克	金櫻子30克
枸杞30克	製首烏30克	魚膘膠100克	螞蟻100克
阿膠100克	硃砂30克	桑椹子30克	玉蝴蝶30克
雞血藤膏60克	靈芝60克	合歡皮花各25克	女貞子30克
枳實30克	山楂30克		

諸藥烘乾研粉，以膏代蜜製丸，一天2～3次，每次6～12克，感冒停服。

【膏劑】 濃縮成300ml膏汁備用。

浮小麥250克	穭豆皮250克	湘蓮肉250克	夜交藤250克
桑椹子250克	靈芝250克	黨參200克	山楂200克

2014年2月1日回訪：除感冒不時發作外（較前少一半），其他諸症十去八九：疲倦，畏冷及煩熱盜汗消失，食慾增加，大便成形，頭不昏了，月經正常，腰部脹

痛發涼不復存在。脈弦細有神，舌淡紅而榮。

按語：江某稟賦不足，長期體弱多病。畏冷為陽虛氣弱，煩熱盜汗乃陰虛內熱，口淡乏味是脾虛，腰部冷痛責腎衰。

⊙醫案 3

李某　女　31歲　2010年10月8日初診

【主訴】 8年前結婚，婚後即畏冷易感。

【病史】 長期畏冷易感冒，幾乎天天吃感冒藥。查有B肝小三陽和低血壓（90/50 毫米汞柱）。經人介紹，慕名求治。

刻見：①畏冷易感，面白少華。②頭暈痛，煩躁，身乏無力。③眠差夢多。④脫髮，目霧，經少。

【檢查】 脈沉細，舌淡。

【辨證】 氣血雙虧，肝腎不足。

【治法】 大補氣血，培補肝腎。

【處方】 八珍湯、六味地黃湯等。

黃蓍60克　西洋參30克　人參30克　茯苓30克
白朮30克　陳皮15克　當歸30克　川芎25克
白芍25克　大熟地45克　山藥90克　山萸25克
澤瀉25克　丹皮25克　枸杞30克　懷牛膝25克
菟絲子25克　製首烏25克　元肉25克　棗仁45克
柏子仁25克　木香15克　阿膠60克　龜膠25克
鹿膠25克　紫河車25克　女貞子30克　麥冬25克
五味15克　丹參30克　香附15克　旱蓮草30克
桑椹子30克

上等蜂蜜適量，諸藥烘極乾，煉蜜為丸，早晚各服 9 克，感冒及經期停服。

2011 年 2 月 18 日回訪：藥後略上火，囑以淡鹽溫水送服無此弊。丸藥在 3 個月內服完，精神增，面轉紅潤，感冒減少，頭暈消失。

按語：氣為陽，血為陰，氣主溫煦，血主濡養。醫聖張仲景曰：陰陽和則病自癒。《黃帝內經》說：陽亢則熱，陽虛則寒，陰盛則寒，陰虛則熱。在調治氣血過程中，藥物寒熱屬性必須把握好，否則補氣（陽）藥偏勝，即出現熱象，補血（陰）藥偏勝，即出現寒象。上例補腎陽藥嫌多，滋養陰血藥稍少，故服後上火，所幸偏頗不大，仍有較好療效。切記切記！

年輕女子陰血虧虛而出現諸症，補其氣血為治本之法。

長服感冒藥緩解之，大有人在。殊不知，感冒藥傷肝傷腎，副作用很大，不可多服、長服。「一正壓百邪」，扶正氣固根本為治之上策！

第三節・乳腺增生

◉醫案 1

趙某　女　39 歲　2011 年 8 月 5 日初診

【主訴】 乳腺增生 20 年。

【病史】 20 年前醫院查有乳腺增生，近幾年症狀加重，久治不癒。同事介紹，慕名求治。

刻見：①乳房及小腹脹痛，腋下淋巴結腫痛，左肩胛隱痛，經前加重。②左側腹股溝脹痛。③雙手指發緊發脹。④失眠。⑤胎產頻數，產後活動較多，引發子宮下垂。⑥畏冷肢厥。⑦常因家庭之事肝鬱不快。

【檢查】 脈沉弦細澀，尺弱，舌淡胖。

【辨證】 肝鬱不舒，氣血雙虧，腎氣不足。

【治法】 疏肝解鬱，補腎養血，活血通絡。

【處方】 柴胡疏肝散、桃紅四物湯加味。

醋柴胡 30 克　青陳皮各 25 克　川芎 25 克　枳實 30 克
香附 30 克　二芍各 25 克　當歸 40 克　大熟地 40 克
桃紅各 15 克　人參 40 克　西洋參 40 克　茯苓 40 克
白朮 40 克　檀香 25 克　川楝 25 克　玄胡 25 克
全蟲 25 克　蜈蚣 10 條　田七 30 克　丹參 40 克
乳沒各 20 克　合歡皮 30 克　橘核 25 克　三棱 20 克
文術 20 克　薑黃 20 克　阿膠 100 克　鹿角 30 克
山藥 90 克　山萸 30 克　海馬 30 克　雞血藤膏 40 克

上等蜂蜜適量，諸藥烘極乾，煉蜜為丸，早晚各服 9 克，感冒停服。

2012 年 2 月 25 日二診：乳中腫塊減小，腋下淋巴結不痛，左肩胛痛平，左側腹股溝痛緩，手指發緊發脹感有減，睡眠轉佳，面色轉紅潤。

除惡務盡，繼服丸藥。

【檢查】 脈沉弦細，尺弱，舌淡紅少華，苔薄白。

【辨證】 腎虛血弱，肝鬱氣滯，痰瘀互結。

治療溫腎陽，補陰血，疏肝解鬱，化痰軟堅，活血通絡。

【處方】 十全大補湯、逍遙散、海藻玉壺湯、活絡效靈丹等加味。

黄著60克	肉桂20克	黨參60克	人參60克
茯苓60克	白朮30克	生甘草10克	當歸30克
白芍30克	川芎30克	熟地30克	桃紅各15克
香附25克	蒲黄25克	五靈脂25克	醋柴胡20克
枳實30克	海藻25克	海帶25克	昆布25克
川貝25克	青陳皮各25克	法夏25克	連翹25克
獨活25克	鹿角25克	白芥子25克	丹參30克
乳沒各25克	全蟲30克	蜈蚣30克	三棱25克
文朮25克	海馬30克	紫石英25克	合歡皮25克

上等蜂蜜適量，諸藥烘極乾，煉蜜為丸，早晚各服9克，感冒停服。

2012年9月2日回訪（患者係某超市負責人，半年後介紹多人就診）：乳房腫塊消散，身體變好了，面色紅潤。

按語：女子多虛多鬱（瘀），因虛致鬱（瘀）者屢見不鮮！虛者補之，鬱者疏之，瘀者散之，婦科之疾，思過半矣！

◎醫案 2

李某　女　42歲　2014年4月19日初診

【主訴】 乳房脹痛18年。

【病史】 體弱多病，形瘦面白。長期乳房脹痛，多方求治無效，近年體質更差，慕名求丸藥調理。

刻見：①乳腺增生18年。按之有塊，平時疼痛不休，經至緩解。②帶多清稀無味，經後小腹隱痛。③疲倦易累，不耐寒熱，畏冷易感，感冒則咽痛。④有慢性咽炎，慢性鼻炎，經常鼻腔乾燥。⑤眼睛乾澀模糊，頭暈眠差，納呆口苦，食後胃脹（查糜爛性胃炎）。⑥腰痠尿頻。⑦右脅竄痛，經少夾塊。

【檢查】 脈沉弦細略緊，舌淡紅少華，苔薄。

【辨證】 氣血（陰）不足，肝鬱脾虛腎虧，氣滯血瘀痰凝。

【治法】 調補氣血（陰），疏肝健脾固腎，理氣活血化痰。

【處方】 八珍湯、六味地黃丸、四逆散等化裁。

西洋參100克	茯苓60克	白朮60克	炙甘草30克
青皮30克	當歸30克	川芎30克	赤芍60克
生地90克	山藥90克	山萸45克	澤瀉30克
丹皮30克	枸杞60克	夏枯草30克	知柏各30克
龜鱉膠各60克	懷牛膝30克	桃紅各30克	全蟲30克
蜈蚣30克	炮甲30克	川楝30克	玄胡30克
香附30克	升柴芩各30克	枳實60克	阿膠100克
螞蟻30克	雪蛤油60克	刺蝟皮60克	酸棗仁60克
柏子仁30克	硃砂15克	青鹽15克	雞冠花60克
百合60克	玄參60克	川貝60克	牡蠣60克
麥冬60克	北五味30克	雞內金60克	五穀蟲60克
萊菔子60克			

諸藥烘乾研粉，煉蜜為丸，一天2～3次，每次6～12克，感冒停服。

2014年5月28日回訪：藥後胃無礙。精神振作，平時乳房不痛，經期略作，白帶減少，鼻腔乾燥及頭暈消失，睡眠漸安。

按語：一個「虛」、一個「鬱」總括此案病機。李某陰虛突出，故用藥側重滋陰潤燥，兼理氣活血化瘀。

第四節・腎系疾病

◉醫案 1

白某　女　40歲　2010年4月7日初診

【主訴】腎盂腎炎6年。

【病史】16年前生產大出血而身體變差，6年前查有腎盂腎炎。受涼則全身腫脹，惡寒發緊，小便減少。經常住院治療，浮腫反覆，病情加重，擔心向尿毒症、腎衰方面發展。經人介紹，慕名求治。

刻見：①畏冷易感，經少頭暈，心悸怔忡。②眠差夢多。③手足麻木，目霧髮白，身有紫癜。④納差運遲。⑤大便乾燥如羊屎難下。

【檢查】脈沉細小弦（左偏緊澀），舌淡少華，苔薄膩，邊有齒印。

【辨證】腎虛濕滯，氣血雙虧。

【治法】補腎利濕，益氣養血。

【處方】三拗湯、六味地黃湯加味。

麻黃絨12克　杏仁泥12克　炙甘草10克　生地30克
山藥30克　山萸20克　澤瀉20克　茯苓25克
丹皮15克　大雲25克　當歸15克　柏子仁30克
益母草12克　赤小豆20克

2劑，水煎內服。

2010 年 4 月 11 日二診：藥後微汗，身緊減輕，大便稍暢，刻見：食慾欠佳，手足麻木，小便乏力，時值經期。舌脈如前。

麻黄絨 10 克　杏仁泥 12 克　炙甘草 10 克　黄蓍 30 克
白朮 15 克　雲防風 10 克　二地各 25 克　山藥 30 克
山萸 20 克　澤瀉 20 克　茯苓 25 克　丹皮 12 克
大雲 20 克　當歸 15 克　柏子仁 20 克　赤小豆 20 克
黨參 25 克

2 劑，水煎內服。

2010 年 4 月 15 日三診：藥後仍有小汗出，身緊消失，大便正常。

刻見：現在陣陣發熱，精神增加，手足仍麻木，食慾差，小便乏力。

查左脈沉細，右脈沉弦細稍帶緊，舌淡苔膩厚。

【處方】

麻黄絨 10 克　杏仁泥 12 克　炙甘草 10 克　黄蓍 30 克
雲防風 10 克　白朮 15 克　二地各 25 克　山藥 30 克
山萸 20 克　澤瀉 20 克　茯苓 25 克　丹皮 12 克
大雲 25 克　當歸 15 克　柏子仁 20 克　益母草 10 克
赤小豆 15 克　烏藥 12 克　黨參 25 克　續斷 20 克
雞血藤 20 克

3 劑，水煎內服。

2010 年 4 月 21 日四診：近半月改善明顯，以前不敢奢望，信心倍增，心情愉快！治本是關鍵。脾腎不固，氣血不充，徒賴西藥，捨本逐末！擬丸藥善後。

【檢查】 脈沉細（右顯緊澀），雙尺弱，舌淡苔膩。

【辨證】腎陽虧虛，氣化失司；水濕內停，氣血不足。

【治法】溫陽化氣，健脾利水，調補氣血。

【處方】金匱腎氣丸、八珍湯、歸脾湯等加味。

熟附片25克	肉桂25克	二地各60克	山藥120克
山萸40克	澤瀉40克	茯苓100克	丹皮30克
車前仁30克	懷牛膝40克	白朮60克	當歸50克
川芎25克	赤芍30克	桃紅各15克	人參60克
西洋參60克	黃耆120克	雲防風25克	龍眼肉40克
棗仁60克	遠志20克	大雲60克	柏子仁60克
益母草40克	澤蘭40克	赤小豆60克	苡仁60克
蓮米40克	雞血藤膏60克	海馬30克	螞蟻40克
阿膠150克	枸杞40克	菟絲子40克	麥冬30克
北五味30克	補骨脂40克	合歡皮25克	黑芝麻60克

上等蜂蜜適量，諸藥烘極乾，煉蜜為丸，早晚各服9克，感冒停服。

2012年6月5日回訪：身腫消失，觀察2年未反覆。即使感冒和經期亦無（以前感冒、經期、房事後身即腫），小便正常，大便稍乾（多吃水果和蔬菜即暢），經量較前增多（以前很少，一天即淨，點滴而已），感冒少了，面華形豐。

2014年1月27日五診：

【主訴】經血減少。

【病史】腎盂腎炎癒後至今未發。近一年經血極少，一天即淨。除此外還有諸多症狀，要求膏方調理。

刻見：①大便乾燥，甚則如羊屎難下，3天左右一行，大便不通則食慾變差。②白髮多。③陰道乾燥，夫妻生活困難。④右足發麻。

【檢查】 脈沉細，舌淡苔膩，舌脈紫。

【辨證】 精血雙虧。

【治法】 益精養血。

【處方】 聖癒湯、左歸丸等化裁。

上等黃耆300克 白人參60克 西洋參100克 黨參300克
丹參200克 當歸90克 川芎60克 二芍各150克
二地各200克 桃紅各60克 山藥200克 山萸120克
澤瀉90克 茯苓120克 丹皮90克 枸杞300克
懷牛膝90克 龜板300克 龜膠60克 生製首烏各300克
阿膠300克 魚膘膠200克 螞蟻90克 海馬30克
雪蛤油30克 紫河車60克 玄參300克 麥冬200克
桑椹子300克 桑螵蛸150克 柏子仁200克 酸棗仁60克
火麻仁90克 草決明120克 黑芝麻200克 湘蓮肉60克
大雲120克 仙茅120克 仙靈脾150克 百合200克
玉竹200克 黃精200克 女貞子150克 旱蓮草150克
合歡皮120克 三棱120克 文朮120克 浮小麥300克
五穀蟲120克 楂麴各200克 雞內金200克

上味共煎濃汁，文火熬糊，入諸膠及蜂蜜，烊化收膏。早晚以沸水沖飲一匙。

2014年5月14日回訪：經血增多，3天淨，接近以前正常狀態。大便暢通，一天一次，偶便結多飲水即可。食慾增加。陰道不乾燥了，夫妻生活滿意。

表示每年要服一劑膏方滋補氣血，固腎強精。

按語：《素問》：腎者主水，受五臟六腑之精而藏之。水液代謝必賴陽氣之蒸化。陽不足，氣化失司，水液停聚，泛溢肌膚則身腫；水飲上衝，則心悸頭暈；浸漬經絡則麻木動，振振欲擗地也！脾不統血，陽不攝血，則身現紫癜……

丸藥處方之金匱腎氣丸溫陽化氣行水，加車前仁、懷牛膝力增！八珍湯雙補氣血，於婦女尤妙！歸脾湯健脾養血，安神首選！

其中附片、肉桂為關鍵藥，不用陽無以生，氣不能化，然又不可多用，量大傷陰助熱，反而壞事！

末診因經少求治，精血虧虛也。聖癒湯養氣血，左歸丸固腎精，單以此兩方調補精血，力量遠遠不夠，須加血肉有情之品如紫河車、阿膠、雪蛤油、螞蟻、海馬、桑螵蛸等方能獲取大效！

◉醫案 2

唐某　女　25 歲　2011 年 7 月 23 日初診

【主訴】 感冒半月，服藥不效。

【病史】 平素體弱，患慢性腎炎半年。現感冒半月，服西藥不效。母親多年胃病經我治癒，因來求診。

刻見：①流清涕，打噴嚏。②頭脹痛，畏冷出虛汗。③腹瀉腹脹。④眠差。

【檢查】 脈沉細，舌淡胖。

【辨證】 陽虛外感。

【治法】 溫陽透邪。

【處方】 麻黃附子甘草湯化裁。

麻黃 10 克　熟附片 12 克　炙甘草 6 克　蔥白 1 根
生薑 10 克　黨參 15 克　茯苓 15 克　白朮 15 克

砂仁 12 克　　香附 12 克

2 劑，水煎內服。

2011 年 7 月 26 日二診：神增，頭脹痛消失，腹脹平，大便正常，畏冷汗出不復存在。刻見：清涕未止。

【檢查】 脈弦細，舌胖淡紅。

【辨證】 表邪未盡，肺竅不利。查鼻腔充血。

【治法】 疏風透邪，宣肺利竅。

【處方】 蒼耳子散化裁。

蒼耳子 12 克　　辛夷花 12 克　　薄荷 12 克　　蟲退 12 克
黨參 20 克　　茯苓 20 克　　白朮 15 克　　炙甘草 12 克
砂仁 12 克　　苡仁 15 克　　棗仁 15 克　　蔥白一根

3 劑，水煎內服。

2011 年 8 月 2 日三診：諸症已癒。要求調補身體（因體弱多病而未婚）。

刻見：①半年前某下雪天受涼引發劇烈腰痛（醫院確診急性腎炎），服西藥暫緩，但腰痛伴身腫反覆發作，至今未癒。②經少色淡，帶多而稠。③脫髮，易感，眠差。

【檢查】 脈弦細，舌胖淡。

【辨證】 肝腎虧虛，氣血不足。

【治法】 培補肝腎，調和氣血。

【湯劑】 八珍湯等化裁。

黨參 15 克　　茯苓 15 克　　白朮 12 克　　炙甘草 12 克
陳皮 10 克　　當歸 10 克　　川芎 6 克　　白芍 12 克
二地各 12 克　　棗仁 20 克　　芡實 15 克　　蓮米 15 克

3 劑，水煎內服，服完接服丸藥。

【丸劑】 玉屏風散、生脈散、八珍湯等加減治療。

黃蓍30克　雲防風15克　白朮30克　白人參30克
西洋參30克　二冬各25克　北五味15克　當歸25克
川芎15克　白芍25克　二地各25克　桃紅各12克
香附15克　砂仁15克　檀香15克　丹參20克
茯苓30克　炙甘草15克　陳皮15克　山藥90克
山萸25克　澤瀉15克　丹皮15克　懷牛膝25克
枸杞30克　菟絲子30克　補骨脂30克　製首烏30克
黑芝麻30克　雞血藤膏30克　海馬15克　螞蟻30克
阿膠60克　魚膘膠60克　棗仁30克　柏子仁30克
靈芝30克　蓮米30克　芡實30克　木香15克

諸藥烘乾研粉，煉蜜為丸，一天2～3次，每次6～12克，感冒停服。

2012年1月18日回訪：食慾增加，精神大振，感冒極少，面有澤，脈弦細，舌漸榮。

2014年5月23日回訪（介紹他人求治）：眠食俱佳，體質增強，腰痛身腫消失，至今一年多未復發，月經正常，經血增多，醫院查腎炎癒。已結婚生子。

按語：寒入胞宮，少陰病也，麻附細辛湯證。初服緩解，繼予根治，藥用海馬、螞蟻、阿膠、魚膘膠等溫腎壯陽，益精養血。腎主氣化溫煦，腎得堅固，功能正常，水行血暢，腰痛平而身腫消。

第五節・脫　髮

⊙醫案 1

劉某　女　35歲　2010年9月7日初診

【主訴】脫髮3年。

【病史】脫髮3年，近1年加重。還有其他問題，長期服湯藥不效。經人介紹，求丸藥調理。

刻見：眠差夢多，晚上耳鳴，面白神差，腰痛肢涼經少。

【檢查】脈弦細，尺弱，舌淡少華。血壓100/65毫米汞柱。

【辨證】氣血雙虧，腎氣不足，心神失養。

【治法】益氣養血，補腎安神。

【處方】八珍湯、六味地黃丸、枕中丹等化裁。

黃蓍90克	西洋參60克	人參30克	當歸30克
川芎25克	白芍30克	熟地60克	茯苓30克
白朮30克	甘草10克	二冬各30克	五味子25克
山藥90克	山萸30克	澤瀉25克	丹皮25克
懷牛膝25克	枸杞25克	菟絲子25克	補骨脂25克
製首烏30克	黑芝麻60克	阿膠60克	龜板30克
鹿膠30克	紫河車30克	棗仁60克	丹參30克
田七25克	靈芝25克	覆盆子25克	黃精30克

上等蜂蜜適量，諸藥烘極乾，煉蜜為丸，早晚各服9克，感冒停服。

2010年11月5日回訪（介紹朋友求治）：藥服半月，頭髮不像以前大把大把地掉了。服至現在更好些，睡眠香甜。

2011年2月2日二診：

【症狀】頭髮不掉了，身體暖和，面色紅潤，精神振作。補述此次月經提前10餘天，睡眠較前一段時間差，耳仍鳴叫（10 年前第一次產後即出現）。

【檢查】 脈弦細，舌淡紅少華。

【辨證】 氣血見增，腎氣有長，仍有所虧。

【治法】 繼前法加重益精添髓之藥力。

上方阿膠增至 100 克，龜板增至 60 克，加磁石 30 克，龍骨 30 克，如法製丸善後。

2013 年 3 月 2 日回訪（介紹他人求治脫髮）：頭髮茂密，耳鳴止，眠香甜，頭暈不作，月經正常，唯經期頭暈稍作，足證精血不充則大腦旋轉也！

按語：髮為血之餘，腎主髮，髮脫責之精血虧虛也。益精養血，為治本之道。

◉醫案 2

沈某　女　35 歲　2011 年 9 月 11 日初診

【主訴】 脫髮 4 年。

【病史】 4 年前開始脫髮，考慮是胎產頻數而致。早晨梳頭成片成片脫落，現在都不好意思出門。另外身體還有許多問題。四處尋醫問藥，毫無寸功。平時工作忙，熬藥麻煩。同事介紹，慕名求治。

刻見：①脫髮 4 年，近半年加重。②長期便秘，4～7 天一行，服蜂蜜水隔天一次。小便偏黃。③經前口乾思冷飲，平時口苦口臭。④手足麻木，記憶力差，眠差夢多，目霧肢涼。⑤納差運遲。⑥平素易急燥。

【檢查】 脈弦細（左偏沉），尺弱，舌淡嫩紅，尖有紅點，苔薄膩。

【辨證】 肝腎精虧，陰虛陽亢。

【治法】 培補肝腎，滋陰潛陽。

【處方】 歸芍地黃湯、天王補心丹、枕中丹等加味。

黃蓍 60 克	人參 30 克	西洋參 60 克	當歸 25 克
白芍 30 克	二地各 40 克	山藥 90 克	山萸 25 克
澤瀉 15 克	茯苓 30 克	丹皮 15 克	懷牛膝 25 克
枸杞 30 克	菟絲子 30 克	生製首烏各 30 克	黑芝麻 60 克
丹參 30 克	玄參 60 克	麥冬 60 克	北五味子 25 克
雞血藤膠 60 克	阿膠 100 克	龜板 30 克	石菖蒲 15 克
遠志 15 克	龍骨 30 克	二至丸 60 克	柏子仁 60 克
靈芝 40 克	枳殼 30 克	焦三仙 30 克	

上等蜂蜜適量，諸藥烘極乾，煉蜜為丸，早晚各服6～9克，感冒及經期停服。

2011 年 10 月 30 日回訪：服藥 40 天（感冒及經期除外），經期口乾消失，神增面華。藥後無不適，胃不脹，大便不似以前乾燥，睡眠轉佳，早上 6 點能按時起床且不像以前疲倦（以前整天疲倦，暈暈欲睡）。查脈沉細滑，舌漸轉正，舌尖不紅，苔略膩。囑中午加服一次。

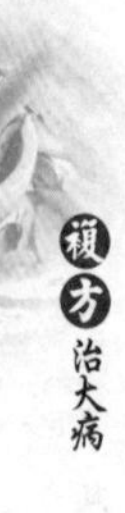

按語：病情複雜而症狀多，湯劑不便，以複方大方治之，得心應手，遊刃有餘也！腎其華在髮，司二便，通腦藏神，故脫髮、便結、失眠責之腎虛。陽亢火擾之因有三：一是陰血虧虛，虛熱內生；二是女子多鬱，鬱久化火；三是精血虛於下，邪火亢於上。故辨為肝腎精虧，陰虛陽亢。治法宗培補肝腎，滋陰潛陽。

歸芍地黃湯滋肝腎，補陰血，清虛熱，用於肝腎兩虧、陰虛血少、頭暈目眩、耳鳴咽乾、午後潮熱、腰腿痠痛、腳跟疼痛等，六味地黃湯加當歸、芍藥是也！

美髯丹常用於肝腎精虧脫髮。天王補心丹由生地、人參、元參、天冬、麥冬、丹參、當歸、黨參、茯苓、石菖蒲、遠志、五味子、酸棗仁、柏子仁、硃砂等組成，具有補心安神、滋陰清熱的功效，適用心腎不足、陰虧血少所致的虛煩心悸、睡眠不安、精神衰疲、夢遺健忘、不耐思慮、大便乾燥或口舌生瘡等病症。

枕中丹交通心腎，養心安神，增強記憶力，療效上乘！

特別指出，方中雞血藤膠《中國醫學大辭典》載：主治百病，胃寒痛，筋骨痠痛，風痪，濕痺，轉筋，虛損，遺精，白濁，大腸下血，老人氣血虛弱，手足麻木癱瘓，婦女勞傷氣血，乾血勞，子宮虛冷，經水不調，赤白帶下，跌打損傷。臨床用之頗效。

婦女以血為本，以血為用，故重用阿膠，大補陰血，固其根本也！

第六節・腦系疾病

◉醫案 1

馬某　女　53歲　2012年7月30日初診

【主訴】 腦溢血10天。

【病史】 去年9月患腦梗塞，醫院搶救好轉。10天前繼發腦溢血，住院治療緩解，出院求中醫治療。

刻見：①家人攙扶蹣跚而至，面少華，左半身乏力，雙足痠痛（*左足甚*）。②打呵欠，打噴嚏，流口水。③眠差夢多，胸緊煩躁。

【檢查】脈弦細澀偏沉，舌淡。血壓 170/95 毫米汞柱。

【辨證】氣血雙虧，因虛致瘀。

【治法】調補氣血，活血化瘀，安神固本。

【處方】補陽還五湯等化裁。

赤芍 12 克	川芎 12 克	歸尾 12 克	地龍 12 克
黃蓍 45 克	桃紅各 10 克	懷牛膝 15 克	田七粉 3 克，沖服
芡實 20 克	酸棗仁 45 克	黨參 30 克	雞血藤 30 克
丹參 15 克	合歡皮 15 克	夜交藤 20 克	茯苓 20 克

7 劑，水煎內服。

【效果】以上方為基礎加減服 2 月，病情穩定，可自行散步。

查血壓 145/90 毫米汞柱。

2012 年 12 月 23 日二診：近 5 天頭暈加重，面白神萎，心悸動甚，行走吃力。食差便溏，小便淋瀝難盡。耳鳴肢麻，胸悶氣短，眠差夢多。涎湧淚多，晨起口苦。

【檢查】脈細，尺弱，舌胖淡嫩。血壓 160/90 毫米汞柱。

【辨證】氣血雙虧，脾腎不足，清竅失養。

【治法】益氣養血，健脾固腎，昇陽安神。

【處方】十全大補湯、補中益氣湯、補陽還五湯等化裁。

黃蓍 60 克	人參 60 克	西洋參 60 克	茯苓 30 克
白朮 30 克	炙甘草 10 克	當歸 30 克	川芎 30 克
白芍 30 克	炒生地 30 克	桃紅各 25 克	香附 25 克
升柴各 12 克	海馬 30 克	螞蟻 100 克	全蟲 15 克
蜈蚣 15 克	魚膘膠 100 克	龜板 30 克	龍骨 30 克

遠志 15 克　石菖蒲 15 克　枸杞 30 克　製首烏 30 克
蓮肉 30 克　芡實 30 克　金櫻子 30 克　珍珠 15 克
琥珀 15 克　硃砂 15 克　磁石 15 克　丹參 30 克
檀香 30 克　砂仁 30 克　田七 30 克　天麻 30 克
麥冬 30 克　北五味 30 克　酸棗仁 60 克　靈芝 30 克
合歡皮花各 15 克　枳實 60 克　雞血藤膏 60 克　杜仲 30 克
地鱉蟲 30 克　焦三仙 30 克

諸藥烘乾研粉，煉蜜為丸，一天 2～3 次，每次 6～12 克，感冒停服。

2013 年 2 月 11 日回訪：睡眠轉安，頭暈大減，心悸好轉。血壓 115/80 毫米汞柱。

2013 年 4 月 16 日三診：血壓 130/80 毫米汞柱，精神好些，手有力，行走較前有力靈活。大便偏軟，一天 2 次。小便淋瀝，頭暈失眠、耳鳴腦響、胸悶氣短好些，涎淚較前少些，仍易發熱怕熱，說話欠流利。

要求進一步改善：頭暈失眠，耳鳴腦響，胸悶氣短，食慾。

【檢查】 脈沉細，尺弱，左較弱，舌淡胖。

【辨證】 氣血雙虧，脾腎不足，血虛血瘀。

【治法】 大補氣血，健脾固腎，活血通脈。

【處方】 十全大補湯、參苓白朮散、左歸丸等化裁。

上等黃蓍 60 克　海龍 60 克　白人參 60 克　茯苓 30 克
炒白朮 60 克　枳殼 60 克　當歸 30 克　川芎 30 克
桂芍各 25 克　大熟地 30 克　桃紅各 25 克　炒苡仁 60 克
湘蓮肉 60 克　山藥 60 克　穭豆皮 60 克　扁豆 30 克
丹參 30 克　檀香 30 克　砂仁 30 克　山楂 60 克

山萸30克　黃精60克　鹿心血30克　杜仲30克
懷牛膝30克　龜板30克　龍牡各30克　遠志25克
石菖蒲25克　菟絲子30克　車前仁15克　覆盆子30克
枸杞30克　北五味30克　浮小麥60克　魚膘膠100克
螞蟻100克　全蟲30克　蜈蚣30克　芡實30克
金櫻子30克　珍珠30克　琥珀30克　硃砂30克
磁石30克　田七30克　天麻30克　酸棗仁60克
合歡皮花各25克　白蒺藜30克　潼蒺藜30克　雞血藤膏60克
地鱉蟲30克　水蛭30克　刺五加30克　益智仁30克

諸藥烘乾研粉，煉蜜為丸，一天2～3次，每次6～12克，感冒停服。

2013年9月10日回訪：精神大振，頭暈消失。食慾增，足有力。大便成形，一天一次。小便正常。睡眠轉安，唯耳鳴腦響偶作（較前好許多）。查脈弦細有神，尺仍較弱。舌漸紅潤，血壓135/80毫米汞柱。

按語：此病首當預防，治療頗難。用藥不外健脾固腎，調補氣血，活血化瘀。千萬勿一味活血通脈也，所以此類病單純服用一些中成藥如華佗丸再造丸、三七片、丹參片等少效。

◉醫案2

周某　女　74歲　2013年9月3日初診

【主訴】中風1年。

【病史】1年前突發左半身癱瘓，他處治療效不顯。歐某介紹，特來求治。

刻見：①左半身麻木，眼睛動，肢冷（左側較甚，冬天四肢易凍傷）。頭暈面萎形瘦，言語問答自如。②食可。大便不爽，小便尚可。③心悸汗多，足轉筋。項強，目霧，耳鳴。④口渴思飲。⑤長期身痛。十年前右臂患帶狀疱疹遺留神經痛至今未癒。

【檢查】 左脈沉弦緊澀，右脈沉細小弦，舌淡夾瘀，苔薄。

【辨證】 氣血雙虧，肝腎不足，因虛致瘀，風濕阻經。

【治法】 補氣血，培肝腎，通血脈，祛風濕。

【處方】 聖癒湯、當歸四逆湯等化裁。

黃耆 60 克	白人參 12 克	太子參 15 克	當歸 12 克
川芎 12 克	白芍 15 克	二地各 20 克	桃紅各 10 克
桂枝 12 克	雞血藤 20 克	北細辛 4 克	大棗 3 枚
枸杞 20 克	寄生 20 克	續斷 20 克	石楠藤 15 克

3 劑，水煎內服。

2013 年 9 月 10 日二診：手足有力，食增。其他如大便仍難（非燥糞）。

【檢查】 脈沉弦細小緊（漸有緩象），舌如前。

黃耆 60 克	白人參 12 克	太子參 15 克	當歸 12 克
川芎 12 克	白芍 15 克	二地各 20 克	桃紅各 10 克
桂枝 12 克	雞血藤 20 克	北細辛 4 克	大棗 3 枚
枸杞 20 克	寄生 20 克	續斷 20 克	石楠藤 15 克
桑椹子 15 克	大雲 12 克		

5. 劑，水煎內服。

2013 年 9 月 22 日三診：諸症進一步好轉。大便正常，足轉筋消失，臂痛如前。二診方加薑黃 15 克，杜仲 15 克，繼服 3 劑。

2013 年 10 月 3 日四診：藥後口乾夜顯，其他又有改善，要求丸藥治療。

【檢查】 脈沉細有緩象（右更好），舌漸榮。

擬十全大補湯等化裁。

上等黃耆 60 克　人參 30 克　西洋參 45 克　當歸 30 克
川芎 25 克　白芍 30 克　二地各 30 克　桃紅各 25 克
桂枝 25 克　雞血藤膏 30 克　北細辛 15 克　枸杞 30 克
寄生 30 克　續斷 30 克　海馬 15 克　田七 30 克
二冬各 30 克　北五味 25 克　阿膠 30 克　螞蟻 30 克
薑黃 30 克　全蟲 10 克　蜈蚣 10 克　香附 25 克
木香 25 克　茯苓 30 克　白朮 30 克　湘蓮肉 30 克
桑椹子 45 克　柏子仁 30 克　太子參 30 克　玉竹 30 克
五穀蟲 45 克　二芽各 30 克

諸藥烘乾研粉，煉蜜為丸，一天 2～3 次，每次 6～12 克，感冒停服。

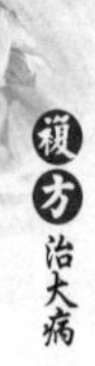

2013 年 12 月 18 日回訪：以前走路恍惚不穩，現在走路足有力穩定了。左半身麻木減半，面漸華。頭暈大減，大便正常。心悸輕了，足轉筋消失。查脈沉細緩有力，舌榮。

按語：虛瘀致癱，如此年高之人，服藥大效而輕鬆治癒。以其在農村長年勞作，自身氣血雖虛尚暢有關。

第七節・經帶病

⊙醫案 1

吳某　女　42 歲　2011 年 3 月 1 日初診

【主訴】 停經8月。

【病史】 去年失眠經我治癒，今年停經8月，於當地治療不效，特來求診。

刻見：①平時月經紊亂，自停經後，一直咽乾飲水不解，潮熱微汗。②有乳腺增生史，生氣則乳房刺痛。③小便頻。④食辛辣和腹部受涼必腹瀉。⑤胸悶氣短。⑥睡眠差，易驚醒。醒後心悸怔忡，有莫名恐懼感。⑦因家庭瑣事經常肝鬱不快。

【檢查】 脈弦細，尺弱，舌淡苔膩。

【辨證】 肝腎不足，陰血虧虛，肝鬱氣結。

【治法】 滋陰養血，疏肝解鬱。

【處方】 生脈散、六味地黃丸加味。

太子參12克	麥冬12克	北五味6克	生地20克
山藥20克	山萸15克	澤瀉12克	茯苓12克
丹皮12克	百合15克	柴胡8克	合歡花8克

3劑，水煎內服。

2011年3月4日二診：咽乾大減，查脈弦，舌淡紅少華。要求服丸藥治療。

【辨證】 同上。

【治法】 培補肝腎，滋陰養血，活血調經，疏肝解鬱。

【處方】 參麥地黃丸、八珍益母丸等加味。

西洋參100克	黨參100克	二冬各60克	北五味30克
當歸60克	赤芍30克	二地各60克	山藥150克
山萸40克	澤瀉30克	茯苓60克	丹皮30克
百合60克	益母草30克	川芎25克	桃紅各15克
三棱30克	文朮30克	鱉甲30克	阿膠100克

香附25克　柴胡25克　紫石英20克　海馬20克
肉桂10克　棗仁60克　靈芝60克　雞血藤膏100克

上等蜂蜜適量，諸藥烘極乾，煉蜜為丸，早晚各服9克，感冒停服。

2011年10月2日回訪：咽乾徹底解決，服藥40餘天經血即至。現在堅持鍛鍊，精神狀態大為好轉。

按語：患者表現為陰虛體質，調經為何用肉桂？因血得溫則行，不可不知！

◉醫案2

文某　女　27歲　未婚　2012年4月9日初診

【主訴】停經3月。

【病史】平時體弱經亂，因停經求治。

刻見：①查有卵巢囊腫（5.3公分×5.1公分）。②平時月經紊亂，近年經血減少。現停經3月。③面白肢厥，唇暗，面色乍紅乍白。④眠差夢多。⑤耳鳴、髮脫、腰軟。⑥全身游走性刺痛。⑦牙齦易出血，咽部易發炎。⑧性格內向，經常肝鬱不快。因身體不好，至今未談戀愛。⑨回憶幼時因貧長期穿濕鞋（上學較遠，特別是冬天）。

【檢查】脈弦細乏力，尺弱，舌淡少華，苔薄白。結膜白，血壓80/55毫米汞柱。

【辨證】氣血雙虧，肝鬱腎弱，因虛致瘀。

【治法】溫補氣血，疏肝調經，固腎養血。

【處方】十全大補湯、八珍益母丸等化裁。

黃蓍100克　肉桂15克　人參60克　西洋參100克
當歸頭60克　川芎25克　白芍30克　二地各40克

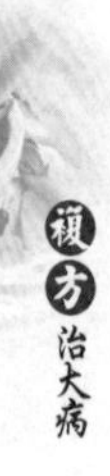

茯苓 30 克　白朮 25 克　桃仁 25 克　紅花 25 克
香附 25 克　合歡皮花各 25 克　玫瑰花 25 克　益母草 30 克
芡實 30 克　苡仁 30 克　丹參 40 克　乳沒各 30 克
阿膠 200 克　魚膘膠 40 克　螞蟻 30 克　海馬 30 克
海狗腎 2 條　紫石英 20 克　紫河車 30 克　雞血藤膏 60 克
寄生 40 克　續斷 40 克　秋石 30 克　青鹽 15 克
杜仲 30 克　補骨脂 30 克　胡桃肉 30 克　失笑散 50 克
小茴 20 克　棗仁 40 克　柏子仁 30 克　靈芝 40 克
柴胡 25 克　枳實 30 克　九香蟲 20 克　臘梅花 20 克
龜板 30 克　龍骨 30 克　石菖蒲 15 克　遠志 15 克
天麻 30 克　枸杞 30 克　製首烏 30 克　山藥 60 克
檀香 25 克　山楂 40 克

諸藥烘乾研粉，煉蜜為丸，一天 2～3 次，每次 6～9 克，感冒停服。

2012 年 10 月 21 日二診：本月 12 日月經至，量少色暗，3 天淨。國慶節查卵巢囊腫（1.6 公分×2.3 公分）。手足厥冷有改善。唇漸榮，睡眠好些，面漸華，耳鳴減，全身游走性刺痛消失，牙齦出血及咽炎好了，腰較前有力些。結膜漸紅，血壓 95/60 毫米汞柱。

現在重點解決：經期小腹發涼，囊腫。

【檢查】 脈弦細漸有神，尺漸應指。舌淡漸榮，苔薄白。

【辨證】 氣血雙虧，肝鬱腎弱，因虛致瘀。

【治法】 溫補氣血，疏肝調經，固腎養血。

【處方】 十全大補湯、桂枝茯苓丸等化裁。

黃耆 100 克　海馬 60 克　螞蟻 200 克　黨參 200 克

西洋參100克　當歸頭60克　川芎30克　赤芍60克
炒生地60克　茯苓60克　白朮30克　桃紅各30克
香附30克　合歡皮花各30克　桂枝30克　丹皮30克
三棱30克　文朮30克　海藻60克　昆布60克
炙甘草30克　田七40克　琥珀40克　地鱉蟲30克
刺蝟皮100克　九香蟲30克　青木香30克　乳沒各30克
雞血藤膏60克　失笑散60克　鱉甲60克　小茴30克
柴胡60克　枳實60克　丹參30克　檀香40克
砂仁30克　阿膠200克　魚膘膠200克　海狗腎2條
棗仁40克　靈芝40克　枸杞30克　製首烏30克
山藥150克　澤瀉30克　山楂60克　焦三仙30克

上味共煎濃汁，文火熬糊，入諸膠及蜂蜜，烊化收膏。早晚以沸水沖飲一匙。

2012年11月3日回訪：睡眠轉安，藥後胃稍脹。

2013年2月22日回訪：月經正常，準時來，5天淨，經量較前多，自認為基本正常。經期小腹不涼了。一月前超音波檢查卵巢囊腫消失。面色乍紅乍白及唇暗症狀不復存在，面已有華。牙齦出血和咽炎癒後至今未發。腰有力了，精神振作。脈弦細有神，舌漸榮。

2014年6月22日回訪（介紹同事王某求治婦科病）：已婚，今年2月產一女嬰。諸症癒後未復發。

◉醫案3

熊某　女　31歲　2011年1月20日初診

【主訴】 反覆崩漏1年。

【病史】 1年前小產後，月經淋瀝不盡達半月。每月如此，至今不癒。產前月經正常。

刻見：①經前腰痠背痛，乳房作脹。②病後煩躁，多思多慮，多鬱多疑，心悸怔忡。③食少。④記憶力差。⑤入睡難。⑥面白神萎。

【檢查】 脈沉細弱（右略滑），尺弱，舌淡胖，苔膩厚，尖有紅點。血壓 95/60 毫米汞柱。

【辨證】 肝鬱脾虛腎弱，衝任不固，心神失養。

【治法】 疏肝健脾強腎，固衝攝血，滋養心神。

先予開路藥——疏肝和胃，安神止血。擬丹梔逍遙散加味。

當歸 10 克	白芍 12 克	醋柴胡 10 克	茯苓 12 克
白朮 12 克	生甘草 6 克	薄荷 6 克	丹皮 12 克
梔子炭 12 克	荊芥炭 12 克	烏賊骨 12 克	藿香 12 克
佩蘭 12 克	炒棗仁 15 克	知母 10 克	

7 劑，水煎內服。

服完上藥，諸症減，脈起苔退，舌尖紅點消失。

接服丸藥：逍遙散、歸脾湯、固沖湯等加味。

當歸 60 克	白芍 30 克	醋柴胡 25 克	茯苓 60 克
白朮 30 克	炙甘草 20 克	黃耆 100 克	人參 60 克
黨參 120 克	龍眼肉 30 克	棗仁 60 克	木香 15 克
遠志 15 克	大棗 30 克	浮小麥 60 克	枸杞 30 克
菟絲子 30 克	補骨脂 30 克	製首烏 30 克	黑芝麻 30 克
胡桃肉 30 克	茜草 20 克	龍牡各 30 克	山萸 30 克
五倍子 20 克	烏賊骨 20 克	血餘炭 20 克	阿膠 120 克
龜板 30 克	石菖蒲 15 克	北五味子 20 克	大熟地 30 克
山藥 90 克	合歡皮 20 克	合歡花 20 克	靈芝 60 克

上等蜂蜜適量，諸藥烘極乾，煉蜜為丸，早晚各服 9 克，感冒經期停服。

2011 年 4 月 9 日回訪：藥後胃不脹，口不乾，二便無異。感覺諸症好些。主要表現在：月經前後不定，7 天淨，人有力些，頭腦清醒些，睡眠稍好，食慾增加。查左脈弦細滑，尺仍不應指，右脈沉弦細滑。苔稍退，尖紅微。囑其中午加服一次。

2011 年 7 月 3 日回訪：丸藥服完，諸症已癒。月經應期而至，5 天淨。精神振作，面色紅潤，眠食俱佳。經期腰痠背痛及乳房脹痛消失，感冒後略有感覺。頭清醒不暈（丸藥服一半頭即不暈矣）。

按語：婦女以血為用。經，帶，胎，產，大量消耗氣血，血不養心，心失所主，心神失養，出現多思多慮，多鬱多疑，心悸怔忡，煩躁等；血不養肝，肝失疏洩，肝不藏血，肝鬱土壅，出現乳房作脹，崩中漏下，月經淋瀝不盡，食少等；初診脈弱，苔厚，舌尖紅點，顯為氣鬱太過，濁邪太盛。先以開路藥丹梔逍遙散加味疏肝和胃，安神止血。待邪去大半，方可調補氣血，如無開路藥清利濕濁，宣暢氣機，調和中焦，恐丸藥壅滯，難以發揮作用，醫者不可不知！

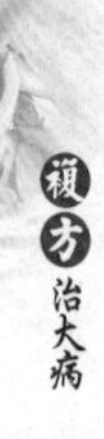

⊙醫案 4

盧某　女　38 歲　2011 年 4 月 19 日初診

【主訴】 陰道炎反覆發作不癒。

【病史】 16 年前產後流血甚多，加之納呆胃鈍，故而身體變差。4 年前醫院查有黴菌性陰道炎，夫妻生活及經後嚴重。長期用西藥內服外用，效果不佳。西藥用後精神變差，形瘦憔悴。不得已，轉中醫治療。

刻見：①帶多如豆腐渣，瘙癢難耐。②眠差夢多。③黑眼袋多，面有黑斑。④月經兩月三至。⑤口乾夜甚，手足厥冷。

【檢查】 脈沉細緊澀，尺弱，舌淡有瘀，苔薄膩。

【辨證】 氣血雙虧，腎氣不足，肝鬱血瘀。

【治法】 補腎養血，疏肝解鬱，調血安神。

【處方】 六味地黃丸、四逆散加味。

內服湯劑方

黃蓍 25 克　當歸 12 克　白芍 12 克　大熟地 20 克
山藥 20 克　山萸 15 克　澤瀉 12 克　茯苓 15 克
丹皮 12 克　柴胡 12 克　枳實 12 克　香附 12 克
合歡皮 12 克　棗仁 15 克　黨參 20 克　夜交藤 20 克

5 劑，水煎內服。

外用洗方　蛇床子、苦參各 50 克，煎水外洗。

2011 年 5 月 7 日二診：諸症有減，查舌脈同前。處方如下：

黃蓍 30 克　當歸 12 克　赤芍 12 克　大熟地 20 克
山藥 20 克　山萸 15 克　澤瀉 12 克　茯苓 15 克
丹皮 12 克　柴胡 10 克　枳實 12 克　香附 12 克
合歡皮 12 克　棗仁 15 克　黨參 20 克　土苓 12 克
苡仁 15 克　蛇床子 12 克　夜交藤 20 克

5 劑，水煎內服。

2011 年 5 月 22 日三診：眠轉佳，月經 5 月 3 日～5 月 7 日，經期陰道炎未作，帶減癢輕，眼袋減少，神增。

【檢查】脈弦細（右偏沉），舌淡苔薄。

【辨證】腎虛血弱，肝鬱夾濕。

【治法】補腎養血，疏肝利濕。

【處方】同前。

黃蓍30克　黨參20克　歸芍各12克　大熟地20克
山藥30克　山萸15克　澤瀉12克　茯苓15克
丹皮12克　柴胡10克　枳實12克　合歡皮12克
棗仁粉4克　苡仁15克　蛇床子12克　百合12克
夜交藤15克

5劑，水煎內服。

2011年6月5日四診：諸症減，經期陰道炎未作。查脈弦細欠暢，舌淡紅。月經提前5天，4天淨。上方加阿膠10克繼服5劑。

2011年8月17日五診：經常外出，煎藥不便，擬丸劑治療。

刻見：①停藥久了陰道炎稍有反覆（特別是經期和房事後），發作時下身瘙癢，帶下量多如豆腐渣狀。②調經（月經仍兩月三至，色紅量多）。③眼袋、黑斑未徹底治癒。

【檢查】脈沉弦細略緊，舌淡紅少華，苔薄。

【辨證】腎虛血弱，肝鬱濕滯。

【治法】補腎養血，疏肝解鬱，化濕瀉濁。

【處方】六味地黃丸、四逆散等加減。

西洋參100克　當歸40克　二芍各30克　二地各60克
山藥90克　山萸30克　澤瀉30克　茯苓60克
丹皮30克　苡仁90克　黃蓍90克　敗醬草30克

苦參30克	土茯苓30克	蛇床子30克	百合30克
花粉30克	龍牡各30克	棗仁60克	丹參30克
石蓮子30克	茜草30克	醋柴胡30克	枳實30克
玫瑰花30克	合歡花30克	菟絲子40克	枸杞40克
阿膠200克	魚膘膠60克	雞血藤膏100克	龜板60克
柏子仁40克	芡實40克	金櫻子40克	五倍子20克

上等蜂蜜適量，諸藥烘極乾，煉蜜為丸，早晚各服9克，感冒停服。

2014年3月7日回訪（患者為附近幼兒園老師，介紹多人求治）：陰道炎徹底好了，黑眼袋消失，最令人驚奇的是：面之黑斑亦不見了。

據患者講：每年花在臉的錢不下數萬，但越保養越起皺紋，越保養越沒光澤。幸虧朋友介紹，服中藥黑斑得以根本解決！人變精神，心態也好了。「早知這麼有效，幾年前就該來治，效果還要好些……」的確，人走過彎路，上過當，才知現在擁有的是多麼珍貴！

◉醫案 5

李某　女　39歲　2011年6月20日初診

【主訴】 卵巢早衰3年。

【病史】 3年前小產後（孕4月胎死腹中），身體變差，月經紊亂。半年前重慶某醫院確診：卵巢早衰。服西藥初效，現停經數月。同事介紹，慕名求治。

刻見：①五年前始月經錯後，經中有塊。有時月經淋瀝不盡達半月之久（一年1～2次）。三年前產後月經數月一行（2～6月），量少。服西藥雌激素治療半年，用之來，停即閉。為此甚感憂鬱，以致情緒低落，精神委頓。②睡眠極差，不易入睡，易驚醒，夢多。③平素煩躁，烘熱伴微汗。④目霧，脫髮嚴重。⑤有慢性咽炎。⑥肢冷，小腹發涼。

【檢查】 脈沉細澀，舌淡苔膩。

【辨證】 氣血大虧，衍生諸症。

【治法】 益氣養血，疏肝調經。

【處方】 補中益氣湯、八珍湯加味。

黨參 30 克　白朮 15 克　黃耆 30 克　升麻 5 克
柴胡 7 克　當歸 12 克　炙甘草 6 克　陳皮 12 克
枳殼 12 克　白芍 12 克　川芎 10 克　生地 15 克
桃紅各 8 克　茯苓 15 克　苡仁 20 克　合歡皮 15 克
玫瑰花 12 克　棗仁 20 克　柏子仁 12 克　夜交藤 15 克

5 劑，水煎內服。

2011 年 7 月 3 日二診：藥後神增。湯劑麻煩，且久病非一朝一夕可癒，要求服丸藥治療。刻見如前述，另補充：小腹隱痛，胸緊窒悶。

【檢查】 脈沉弦細澀，尺弱，舌淡苔膩。

【辨證】 氣血大虧，肝鬱氣滯。

【治法】 大補氣血，疏肝調經。

【處方】 補中益氣湯、八珍益母丸等加味。

人參 40 克　白朮 40 克　黃耆 90 克　升麻各 20 克
當歸 30 克　青皮 25 克　枳實 25 克　白芍 30 克
川芎 30 克　大熟地 30 克　茯苓 40 克　益母草 25 克
桃紅各 15 克　香附 25 克　玫瑰花 25 克　合歡皮 25 克
失笑散 50 克　雞血藤膏 60 克　懷牛膝 30 克　枸杞 30 克

菟絲子 30 克　　補骨脂 30 克　　制首烏 30 克　　阿膠 100 克
魚鰾膠 60 克　　紫石英 25 克　　艾葉 20 克　　肉桂 20 克
鹿角 20 克　　海馬 20 克　　鱉甲 30 克　　螞蟻 30 克
靈芝 40 克　　棗仁 30 克

諸藥烘極乾研粉為丸，早晚各服 9 克，感冒停服。

2011 年 9 月 25 日二診：面色紅潤，人感覺有力，累得些了，精神明顯好轉。睡眠大大改善，因為睡眠好，所以不煩躁了，面色已華（不像以前萎黃而晦氣）。感冒和咽炎好些，以前感冒了咽炎必發，現在感冒了不吃藥，過幾天感冒和咽炎不知不覺就好了。少腹時時扯痛，5 天前月經似至，量極少，一天即淨。吉兆也！

查脈弦細有力，舌淡紅苔膩。

增加外用藥：

艾葉 30 克　　紅花 20 克　　小茴 30 克　　乾薑 20 克
肉桂 20 克　　烏藥 20 克　　當歸 25 克　　川芎 25 克
花椒 20 粒　　香附 25 克

打粉炒熱，早晚溫敷小腹，同時按摩小腹數分鐘。

◎醫案 6

尹某　女　29 歲　2010 年 10 月 10 日初診

【主訴】 月經不調 3 年。

【病史】 近 3 年月經不調，中西藥治療不效，朋友王某不孕症在我處治癒，慕名求治。

刻見：①月經錯後，少腹隱痛，經行不暢，夾有瘀塊 3 年。②畏冷肢厥，面白神差。③頭髮易掉。④大便乾燥，3 天一行。

【檢查】 脈弦細緊澀，舌淡胖，血壓 100/65 毫米汞柱。

【辨證】 血虛血瘀。

【治法】 調補氣血。

【處方】 八珍湯、失笑散加味。

黃蓍60克	人參30克	西洋參30克	黨參60克
當歸30克	川芎25克	二芍各20克	大熟地60克
桃紅各15克	香附25克	阿膠60克	蒲黃15克
五靈脂15克	山藥60克	山萸25克	澤瀉25克
茯苓25克	丹皮25克	柏子仁25克	棗仁40克
制首烏25克	懷牛膝25克	枸杞30克	菟絲子30克
補骨脂30克	芡實30克	蓮米30克	大棗30克
大雲25克	焦三仙各15克	上等蜂蜜適量	

諸藥烘極乾，煉蜜為丸，早晚各服9克，感冒停服。

2011年2月7日回訪（介紹朋友周某求治）：近幾月經血已調，飲食二便轉常，睡眠香甜，精神慧爽！

2011年5月20日回訪：脫髮減少，他症癒後未反覆。脈弦緩，舌淡紅。

按語：婦女以血為本，血行脈中，內至臟腑，外達肌膚，以營養滋潤之。血虛者，主要表現為面白無華或萎黃，口唇、眼瞼、爪甲淡白，頭暈目眩，心悸失眠，手足厥冷麻木，婦女經少色淡，愆期或閉經，舌淡，脈細無力等。

八珍湯氣血雙補，根本強壯，其他衍生之症無所遁形！失笑散由蒲黃、五靈脂組成，活血化瘀，調經止痛。

◉醫案 7

丁某　女　21歲　大學生　2011年1月21日初診

【主訴】 月經不調6年。

【病史】 月經錯亂6年。初潮15歲，初即亂，數月一至，開始未重視。19歲停經5月，查子宮內膜太薄。服黃體酮及婦科調經片等有效，藥停經閉。平時身體差難以支持學習，堅持服中藥湯劑一年少效。親戚介紹，求丸藥調理。

刻見： ①經行不暢有塊，帶下色黃味臭。②小腹發脹，喜溫喜按。③頭暈腰痠，面白神差，面部痘疹滿佈。注意力難集中。④不耐勞累，不耐寒冷，動則烘熱，手心有汗。⑤胸悶氣短，呼吸淺短，心悸怔忡。⑥眼睛模糊，乾澀怕光，頭髮易掉。⑦食後腹脹，消化不良。⑧二便尚調，近一月小便黃赤而臭（因飲水少）。⑨眠差夢多，易驚醒，愛說夢話，無故煩躁。⑩晨起口乾、口膩思熱飲。自覺頭骨軟痛，牙齒鬆動，牙釉質易脫落。

【檢查】 左脈沉細弱，右脈沉弱，舌胖淡紅少華，苔膩。

【辨證】 氣血（陰）大虧，肝脾腎不足，恐成虛勞。

【治法】 大補元氣，養血調經。

【處方】 補中益氣湯、歸脾湯、八珍湯等加減。

黃蓍60克	人參30克	黨參40克	當歸30克
白朮25克	升柴各12克	炙甘草10克	陳皮12克
川芎20克	白芍25克	大熟地30克	桃紅各10克
茯苓30克	龍眼肉25克	棗仁30克	遠志12克
石菖蒲12克	龜板30克	龍骨20克	紫石英20克

鱉甲 20 克	枸杞 25 克	菟絲 25 克	製首烏 25 克
紫河車 25 克	螞蟻 25 克	阿膠 90 克	山藥 60 克
山萸 25 克	澤瀉 15 克	丹皮 25 克	芡實 25 克
蓮肉 30 克	小茴 12 克	靈芝 30 克	檀香 10 克
合歡花 12 克	雞血藤膏 60 克		

上等蜂蜜適量，諸藥烘極乾，煉蜜為丸，早晚各服 9 克，感冒及經期停服。連服 2 劑。

2011 年 10 月 3 日二診：國慶節放假回家，特來複診，判若兩人。謂：「自服丸藥後則停西藥。月經每月至，比原來好多了。」面疹依稀數粒，精力好了，學習生活有信心，每天學習緊張，未感疲倦。頭不暈，腰不酸，眠食佳。查脈沉細，舌淡苔薄。上方去人參，加西洋參 60 克，阿膠增至 150 克，紫河車增至 40 克，如前法製丸善後。

◉醫案 8

伍某　女　18 歲　2012 年 1 月 28 日初診

【主訴】 痛經 2 年，久治不癒。

【病史】 平素畏冷面白，2 年前經期飢寒交迫（飢餓兼感冒）突發小腹劇痛，眩暈嘔瀉，服止痛藥無效。赴重慶、成都、西安等地求診，久治不癒，反覆發作。每次月經須住院輸液，否則疼痛欲死。朋友介紹，慕名求治。

刻見：①經期錯亂，經行不暢，經期第一天腹痛劇烈（約 1 小時），經淨痛減，腹痛伴劇烈腿痛（如被刑杖），痛處拒按，熱敷無效。②經期必腹瀉。③痛經發作，血壓極低（65/40 毫米汞柱）。

【檢查】脈沉細澀，舌淡紅少華，苔薄白。

【辨證】血虛感寒，因虛因寒而痛。

【治法】溫養氣血，活血調經。

【處方】玉屏風散、桃紅四物湯等化裁。在外讀書，湯劑不便，擬丸藥治療。

黃耆 40 克	雲防風 15 克	白朮 30 克	桃紅各 15 克
當歸 25 克	川芎 20 克	白芍 30 克	大熟地 30 克
柴胡 30 克	枳實 30 克	炙甘草 15 克	失笑散 40 克
肉桂 10 克	九香蟲 20 克	雞血藤膏 30 克	玄胡 25 克
香附 25 克	合歡皮 25 克	玫瑰花 25 克	阿膠 60 克
扁豆 30 克	砂仁 25 克	柏子仁 25 克	人參 30 克
海馬 25 克	焦三仙 30 克		

諸藥烘乾研粉，水泛為丸，一天 2～3 次，每次 6～9 克，感冒停服。

2012 年 2 月 20 日回訪（其母告之）：經期小腹稍脹不痛，身體亦好許多。

2013 年 8 月 21 日回訪（其母足痛求治）：痛經已癒，至今未發。其他症狀亦不復存在。

◉醫案 9

黎某　女　17 歲　2010 年 8 月 28 日初診

【主訴】痛經 3 年。

【病史】14 歲初潮，痛經 3 年，服藥不效。學習受到很大影響，成績下降。同學介紹，特來求治。

刻見：①經期第一天腹痛劇烈，有瘀血塊，經期白帶多。②大便乾燥如羊屎難下，平時嗜食辛辣。③感冒後久不了了。④平時汗少。⑤失眠多夢，須服安眠藥助眠。⑥間隔性頭暈痛。⑦記憶力極差。⑧面白形瘦神疲。

【檢查】 脈弦細弱，尺弱，舌胖淡嫩紅，舌脈稍紫。血壓 80/60 毫米汞柱。

【辨證】 氣陰虧虛，氣滯血瘀。

【治法】 益氣養陰，活血調經。

【處方】 玉屏風散、生脈散、桃紅四物湯加味。

黄著60克　防風25克　白朮30克　人参25克
西洋参30克　麥冬30克　五味子15克　柴胡25克
枳實30克　赤芍25克　甘草10克　蒲黄20克
五靈脂20克　川楝20克　玄胡20克　丹参30克
砂仁15克　香附25克　茯苓30克　青皮15克
當歸25克　川芎25克　生地30克　熟地30克
桃仁15克　紅花15克　合歡皮25克　雞血藤膠25克
柏子仁40克　火麻仁30克　阿膠30克　上等蜂蜜適量

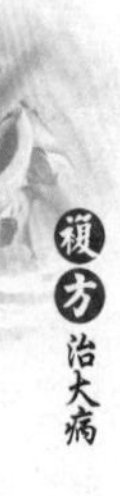

諸藥烘極乾，煉蜜為丸，早晚各服 9 克，感冒停服。

2010 年 10 月 19 日回訪：經期腹不痛，眠轉佳，服藥一星期就不用安眠藥了，精神增加。查脈較前有力，舌轉榮。

2011 年 3 月 26 日回訪：諸症大減，睡眠香甜，唯大便稍乾，脈弦細，舌淡紅。囑其少食辛辣之物，加服適量蜂蜜即可。

2011 年 11 月 5 日回訪（與我女兒同班）：記憶力增強，學習成績上升很快，這次考試是全年級第 5 名。

按語：妙齡少女，正值生長發育期，氣血未充，復加學習緊張，精血暗耗，如果再嗜食辛辣厚味，性格內向，沉默寡言，肝鬱不舒，諸因誘發痛經矣。

第八節・黑　斑

◉醫案 1

田某　女　40歲　2013年2月15日初診

【主訴】 8年前產後黑斑，久治不癒。

【病史】 病情複雜，中西遍治，久久難效。不遠千里，慕名求丸藥調理。

刻見：①兩頰黑斑，唇周紅疹瘙癢難耐，冬天及初春則發。②腸胃不好，大便乾燥如羊屎難下，3～4天一行。③頸項強痛，右側肩關節痠痛，手足屈伸不利。工作環境較潮濕。④眠差夢多。⑤月經量少，淋瀝7天淨，有較多瘀塊。帶多色黃。⑥尿頻（夜尿3～5次）。⑦畏冷肢涼。⑧牙易上火，眼屎較多。

【檢查】 脈弦細滑（寸略浮），尺弱，舌淡。

【辨證】 肝腎陰虧，濕熱內蘊。

【治法】 滋陰固本，利濕洩熱。

【處方】 參麥地黃丸等化裁。

西洋參100克	黨參100克	二冬各60克	生地100克
山藥100克	山萸60克	澤瀉30克	茯苓30克
丹皮30克	葛根30克	連翹30克	蒲公英30克
玄參60克	棗仁60克	柏子仁60克	靈芝30克
猴頭菇60克	合歡皮花各25克	阿膠100克	黃連15克
魚膘膠200克	螞蟻100克	蓮米60克	石蓮子30克
芡實60克	雪蛤油30克	苡仁60克	枸杞60克

製首烏60克　刺蝟皮60克　雞內金60克　海馬30克
海狗腎2條

諸藥為散，以膏代蜜製丸，每服6～12克，日2～3次。感冒及消化不良停服。

【膏藥處方】 濃縮成300ml膏汁備用。

桑葉50克　桑寄生　桑椹子　桑枝各150克
石楠藤150克　夜交藤250克　金櫻子250克　豨薟草150克
赤小豆250克

2013年7月13日回訪：唇周紅疹消失，黑斑變淡，服藥半月大便正常，睡眠轉安，手足靈活，頸項及肩關節痠痛消失，畏冷好許多，夜尿2次，牙不痛了，月經量增多，瘀塊少些，月經5天淨，黃帶消失，食慾可。

⊙醫案 2

陳某　女　44歲　2013年3月30日初診

【主訴】 黑斑10年。

【病史】 面萎黑斑，神差體弱。近10年症狀明顯，長期服藥小效，慕名求診。

刻見：

①面萎黑斑，疲倦易累。②頭暈悶脹（經常出現短暫性大腦缺血性症狀），眩暈伴乾嘔，意識尚清醒，查有頸椎骨質增生。③乳腺增生，經前乳房脹痛伴畏冷頭痛，經淨消失。以前產後未調理，經常肝鬱不快。④十年前查有宮頸小囊腫，已作雷射治療，近三年檢查復發。⑤畏冷盜汗，汗出濕衣。⑥易驚醒，眠差夢多。⑦肩背痠痛，活動及熱敷緩解（長期坐著工作）。回憶以前長住潮濕環境。

⑧易上火，易發口腔潰瘍，口渴思熱飲。⑨經少目霧，髮脫耳鳴。

【檢查】脈沉細略弦，舌淡胖，邊齒印，苔薄膩。

【辨證】肝腎不足，氣陰兩虧，肝鬱血瘀。

【治法】培補肝腎，益氣養陰，疏肝通絡。

【處方】十全大補湯等化裁。

上等黃耆60克	海馬30克	阿膠200克	黨參100克
西洋參100克	茯苓30克	白朮30克	枳實60克
青皮30克	當歸30克	川芎25克	赤芍30克
生地60克	桃紅各15克	玄胡30克	丹參30克
鬱金30克	香附30克	合歡皮花各25克	山楂60克
山藥60克	黃精60克	澤瀉25克	丹皮30克
枸杞60克	製首烏60克	湘蓮肉60克	魚膘膠100克
螞蟻100克	柏子仁60克	桑椹子60克	棗仁60克
雪蛤油60克	耳環石斛60克	寄生60克	續斷60克
狗脊60克	葛根60克	雞血藤膏60克	白蒺藜30克
潼蒺藜30克	龜板30克	龍牡各30克	遠志15克
石菖蒲15克	全蟲30克	蜈蚣30克	天麻30克
二至丸60克	秋石30克	知柏各10克	黃連10克

諸藥烘乾研粉，煉蜜為丸，一天2～3次，每次6～12克，感冒停服。

2013年11月24日回訪：諸症十去八九，精神振，黑斑淡，面有華，頭暈、目霧、畏冷、乳脹、盜汗、肩痛等均已好轉或消失，睡眠安穩，口腔潰瘍未出現，唯耳鳴時作，藥後不上火，胃不脹。

◉醫案 3

譚某　女　41歲　2011年6月7日初診

【主訴】 面生黑斑8年。

【病史】 近8年來面生黑斑，身體變差，牌友介紹，特來求治。

刻見：①面生黑斑，未老見衰。②頭暈腰痛，身軟乏力。③大便乾燥如羊屎。④有鼻炎史，易感易熱易汗。⑤胸悶氣短（感冒加重）。⑥眠差夢多。⑦無故煩躁，白髮多。

【檢查】 脈弦，尺弱，舌胖淡紅，苔薄。

【辨證】 氣陰虧虛，腎虛血弱。

【治法】 益氣養陰，補腎養血。

【處方】 參麥地黃丸加味。

黃蓍60克	西洋參100克	麥冬40克	北五味20克
當歸30克	白芍30克	熟地40克	山藥90克
山萸30克	澤瀉20克	茯苓40克	丹皮20克
玄參40克	生地40克	懷牛膝30克	枸杞30克
製首烏30克	黑芝麻30克	柏子仁30克	棗仁30克
阿膠100克	龜板30克	魚膘膠100克	螞蟻30克
丹參40克	桑椹40克		

上等蜂蜜適量，諸藥烘極乾，煉蜜為丸，早晚各服9克，感冒停服。

2011年11月2日二診：黑斑變淡減少，大便暢，眠轉佳，頭暈減半（生氣、經期、感冒後加重，不如前甚）。求根治方。

上方加合歡花30克，雞血藤膏60克，白蒺藜60

克，阿膠增至150克，如法製丸善後。

◉醫案 4

杜某　女　31歲　2012年2月27日初診

【主訴】 黑斑5年。

【病史】 5年前身體變差，出現面部黑斑和失眠等，久治不效。鄰居張某黑斑經我治癒，慕名求治。

除前症外。**刻見：**①長期畏冷頭痛（游走性），服止痛藥方解。②食慾欠佳。③眠差夢多。

【檢查】 脈沉細（右小緊），舌淡胖，苔薄白，舌脈紫。

【辨證】 氣血雙虧，因虛致瘀。

【治法】 調補氣血，活血安神。

【處方】 八珍湯等化裁。

西洋參60克	黨參60克	茯神30克	白朮15克
炙甘草15克	當歸15克	二芍各15克	炒生地30克
桃紅各10克	山藥30克	黃精30克	澤瀉15克
丹皮15克	棗仁30克	柏子仁30克	靈芝30克
合歡皮花各10克	熟田七30克	全蟲15克	蜈蚣15克
天麻30克	鉤藤30克	麥冬15克	北五味15克
魚膘膠60克	螞蟻60克	枳實30克	丹參30克
柴胡12克	香附15克	珍珠15克	硃砂5克
枸杞30克	製首烏30克	桑椹子30克	湘蓮肉60克

諸藥為散，煉蜜為丸，每服6～12克，日2～3次。感冒及消化不良停服。

2012年4月10日回訪：睡眠漸安，頭痛偶作，食慾增加。

2012年5月13日回訪：諸症繼減。

2012年6月28日二診：黑斑明顯變淡減少（不注意觀察，幾乎看不出來），睡眠轉安，頭痛偶發（原來無誘因，冷熱均可誘發，一月5～6次），食慾較好。

現在要求徹底解決：黑斑，乳房平軟，陰道乾燥，頭痛。

【檢查】 脈沉細弦澀，舌淡紅少華，舌脈紫色漸退。

【辨證】 氣血雙虧，腎虛血瘀。

【治法】 調補氣血，益腎活血。

【處方】 八珍湯等化裁。

西洋參100克	黨參60克	白人參30克	雪蛤油30克
茯神30克	白朮15克	炙甘草15克	當歸30克
二芍各15克	生地30克	桃紅各15克	山藥60克
黃精60克	澤瀉15克	丹皮15克	棗仁60克
柏子仁30克	靈芝孢子粉30克	合歡皮花各15克	熟田七30克
全蟲30克	蜈蚣30克	天麻30克	鉤藤30克
二冬各15克	北五味15克	魚膘膠60克	螞蟻60克
枳實30克	丹參30克	柴胡12克	香附15克
木香15克	珍珠15克	硃砂15克	琥珀15克
枸杞30克	製首烏30克	阿膠60克	桑椹子30克
湘蓮肉60克	五穀蟲30克	焦三仙各30克	

諸藥為散，煉蜜為丸，每服6～12克，日2～3次，感冒及消化不良停服。

2013年8月5日回訪（介紹同事張某調理婦科病）：身體較前好，黑斑消失，頭痛癒後至今未作。

第九節・肺系疾病

◉醫案

文某　女　72 歲　2011 年 5 月 3 日初診

【主訴】 咳喘 50 年。

【病史】 患病多年，久治難癒，近年加重，生活難以自理。查有肺氣腫、肺心病、肺結核。回憶丈夫患肺結核 40 年，3 年前逝世。兒媳介紹，攜之求診。

刻見：①咳嗽氣喘，痰多難咯，胸悶心悸 50 年。②面萎無華，畏冷疲倦，不耐寒熱，不耐勞累。③頭暈痛，腰腿痠軟，麻木乏力，足轉筋。④納呆運遲。⑤失眠通宵難寐。⑥肝鬱不舒，沉默寡言。

【檢查】 脈虛弦滑數，舌胖淡紅，苔膩白乾，舌脈紫，唇暗。心率 112 次/分，血壓 110/60 毫米汞柱。

【辨證】 肺脾腎三臟俱虛，痰濕瘀毒內蘊，心神失養，氣機逆亂，因虛致鬱（瘀）。

【治法】 培土生金，補腎納氣，行氣豁痰，活血化瘀。

【處方】 參苓白朮散、金匱腎氣丸、三子養親湯等加味。

黃耆 90 克	人參 100 克	西洋參 100 克	當歸 30 克
茯苓 40 克	白朮 30 克	苡仁 30 克	蓮肉 30 克
山藥 90 克	桔梗 20 克	扁豆 30 克	砂仁 15 克
陳皮 15 克	二冬各 25 克	北五味 25 克	熟附片 15 克
肉桂 15 克	丹參 60 克	沉香 25 克	川芎 20 克
赤芍 20 克	桃紅各 15 克	大熟地 40 克	山萸 25 克

胡桃肉30克　杜仲30克　淫羊藿30克　桑皮25克
杏仁25克　磁石25克　龍牡各25克　蛤蚧2對
川貝30克　地龍30克　白芥子25克　葶藶子25克
蘇子25克　麻黃絨15克　萊菔子25克　水蛭20克
阿膠100克　冬蟲夏草20克　靈芝40克　法夏25克
遠志25克　雞血藤膏60克　百部40克　海馬20克

上等蜂蜜適量，諸藥烘極乾，煉蜜為丸，早晚各服9克，感冒停服。

2011年7月9日回訪（患者之女與我是鄰居）：咳減喘平，痰少胸舒，精神見增，夜可安睡2小時，感冒少了，食增，心裏沒有以前累了。

2011年10月2日回訪：丸藥服完1月，精神更佳。咳喘只在勞累或感冒後稍作。睡眠轉好，每晚可安睡4小時，食振。最近幾個月才感冒3次，明顯減少許多，以前一月感冒5～6次。

按語：老年咳喘，最難治療，特別是肺腎虧虛兼痰飲內蘊者。肺為氣之主，腎為氣之根，脾為生痰之源，三臟兼顧，治為上也。如果久病累及心臟，出現心悸怔忡、胸悶胸痛等，不活血化瘀，養心護脈，定難奏效！

第三章｜男　科

第一節・雜　病

◉醫案 1

周某　男　39 歲　2013 年 6 月 19 日初診

【主訴】 身體變差，久治不效。

【病史】 應酬多，嗜菸酒，生活無規律，缺少鍛鍊活動。近年出現諸多問題，朋友介紹，特來求治。

刻見：①形胖神差，疲倦易累。②陽痿，夫妻生活困難，腰痠肢乏。目霧髮白，盜汗。③腹脹便軟，小便偏黃。④易發眩暈，心悸煩躁，胸悶氣短。⑤口苦口臭。⑥眠差夢多。⑦頭部易長瘡，近半月眼睛充血。

【檢查】 脈弦細（左較弱），舌淡苔膩厚，尖略紅。

【辨證】 脾腎氣虛，心肝血虧，濕熱內蘊。

【治法】 健脾強腎，疏肝養血，清熱利濕。

【處方】 參苓白朮散、六味地黃丸等化裁。

上等黃蓍 60 克　製黃精 60 克　西洋參 100 克　黨參 100 克
茯苓 30 克　茯神 60 克　二朮各 30 克　苡仁 90 克
黃柏 25 克　黃連 25 克　懷牛膝 60 克　湘蓮肉 60 克
石蓮子 60 克　山藥 100 克　丹參 30 克　檀香 30 克
砂仁 30 克　青陳皮各 30 克　二地各 60 克　山萸 60 克

澤瀉30克	丹皮30克	海馬40克	海狗腎2條
枸杞40克	製首烏40克	魚鰾膠100克	螞蟻100克
寄生60克	續斷60克	芡實40克	金櫻子40克
厚朴60克	枳實60克	枳殼60克	茺蔚子30克
白蒺藜30克	潼蒺藜30克	天麻30克	鉤藤30克
柴芩各25克	雪蛤油60克	赤小豆60克	穭豆皮60克
浮小麥60克	棗仁60克	柏子仁30克	合歡皮花各25克
葛根60克	阿膠100克	龜板60克	龍牡各30克
豆豉30克	鬱金30克	露蜂房30克	全蟲30克
蜈蚣30克			

諸藥為散，煉蜜為丸，每服6～12克，日2～3次。感冒及消化不良停服。

2013年10月11日回訪（今日介紹同事周某求治）：精神大振，房事滿意。頭暈消失，睡眠安穩。盜汗不復存在。唯應酬多時，大便仍乾稀不調。

按語：此案之亞健康狀態，是疾病之前兆，及時治療，預後較好，失治誤治，易積虛成損，誘發多種疾病。

患者脈弦細為血虛，尺弱是腎氣虛，苔膩厚乃濕盛，尖紅為濕鬱化熱。落實到臟腑，腹脹、便軟是脾虛，腰疲性差責腎虧，心悸乃心血不足，目霧為肝血不充，故辨為脾腎氣虛、心肝血虧、濕熱內蘊。治以健脾強腎，疏肝養血，清熱利濕。

參苓白朮散健脾益氣，六味地黃丸滋腎陰。加魚鰾膠、阿膠等增強養血之力，伍海馬、海狗腎、雪蛤油、龜板等增加滋腎陰之功，連、柏、柴、芩、赤小豆、葛根、鬱金等調氣清熱利濕，配露蜂房、蜈蚣等一可解毒消疹，二可壯陽治痿，藥切病機，一劑克之！

◉醫案 2

潘某　男　28歲　2012年8月31日初診

【主訴】 近年精力差，耳鳴頭暈。

【病史】 近幾年工作忙，應酬多（平時嗜酒及冰凍之物），漸次出現諸多問題。朋友介紹，特來求治。

刻見：①耳鳴頭暈（主要是枕部發悶發酸）。②腰軟而脹牽及大腿內側。③形胖神差，全身酸懶，無故煩躁。④性差髮白。⑤易上火，易發口腔潰瘍，盜汗失眠。⑥大便不爽，小便偏黃。

【檢查】 脈沉細而滯，舌淡苔膩。

【辨證】 肝腎虧虛，氣陰不足，清竅失養。

【治法】 培補肝腎，益氣養陰，強壯神經。

【處方】 耳聾左慈丸、生脈散等化裁。

生地炭90克	山藥60克	山萸30克	澤瀉15克
茯苓30克	丹皮15克	磁石30克	響鈴草30克
龍牡各30克	珍珠30克	西洋參100克	白朮30克
二冬各30克	北五味子25克	龜板40克	鱉甲40克
遠志15克	石菖蒲15克	蓮肉30克	芡實30克
金櫻子30克	石蓮子30克	天麻30克	海馬25克
螞蟻30克	阿膠100克	黃連15克	魚膘膠60克
雞血藤膏30克	懷牛膝30克	枸杞30克	製首烏30克
當歸25克	酸棗仁60克	柏子仁30克	靈芝60克
合歡皮花各25克	丹參30克	香附25克	秋石25克
青木香25克	葛根30克	刺蝟皮30克	五倍子25克

雞內金 60 克

諸藥烘乾研粉，煉蜜為丸，一天 2～3 次，每次 6～12 克，感冒停服。

2012 年 9 月 25 日回訪：服 20 餘天，耳鳴消失，頭暈好許多，腰腿仍軟，睡眠安穩。

2012 年 12 月 4 日回訪：耳鳴頭暈消失，腰腿不痛，盜汗不復存在，睡眠安穩，夫妻生活滿意。唯應酬較多，大便及消化欠佳（較前好許多，晚上知道餓了，以前不吃晚飯胃亦脹）。

2013 年 8 月 25 日回訪（其妻求治）：諸症癒後至今未發。

◉**醫案 3**

陽某　男　38 歲　2013 年 3 月 17 日初診

【主訴】 體弱多病，久治不效。

【病史】 幼時頭部外傷引發偏頭痛（左側），長期疲倦嗜睡。醫院查有痔瘡，白細胞偏低，6 年前查出痛風，3 年前車禍致腰椎骨折。病多而雜，久治不癒。慕名求丸藥調理。

刻見：①痛風引發雙足踝關節及足跟呈游走性疼痛，平時服降尿酸藥緩解症狀。②腰部外傷引發腰部脹痛。③形胖易感。④胃脹運遲，大便偏乾，夜尿 2 次。⑤目霧瘙癢。⑥夫妻生活困難。⑦背部有疹。

【檢查】 脈弦細小緊，尺弱，舌淡苔膩，尖略紅。血壓 140/90 毫米汞柱。

【辨證】 濕濁內蘊，血虛血瘀，肝腎精虧。

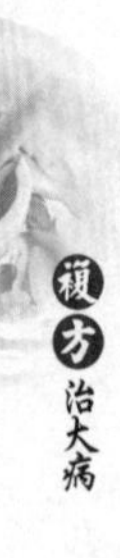

【治法】 利濕瀉濁，養血活血，添精補髓。

【處方】 防己黃蓍湯、四妙散、桃紅四物湯、六味地黃丸化裁。

上等黃蓍 60 克　蒼朮 30 克　黃柏 25 克　苡仁 60 克
西洋參 100 克　茯苓 60 克　當歸 30 克　丹參 40 克
乳沒各 30 克　赤芍 30 克　生地 40 克　桃紅各 15 克
山藥 60 克　澤瀉 30 克　丹皮 20 克　地龍 30 克
全蟲 30 克　蜈蚣 30 克　炮甲 30 克　烏蛇 40 克
玄胡 30 克　螞蟻 100 克　龜板 30 克　雪蛤油 45 克
鱉甲 30 克　雞血藤膏 40 克　香附 30 克　枳實 30 克
青木香 30 克　田七 60 克　枸杞 60 克　地鱉蟲 30 克
茺蔚子 30 克　棗仁 30 克　柏子仁 30 克　合歡皮花各 25 克
天麻 60 克　鉤藤 30 克　珍珠 30 克　琥珀 30 克
海馬 30 克　海狗腎 2 條　芡實 40 克　蓮肉 40 克
刺蝟皮 60 克

諸藥烘乾研粉，以膏代蜜為丸，一天 2～3 次，每次 6～12 克，感冒停服。

【膏劑處方】 濃縮成 300ml 膏汁備用。

絡石藤 60 克　豨薟草 100 克　石楠藤 100 克　忍冬藤 60 克
海桐皮 60 克　萆薢 100 克　桑寄生 150 克　桑枝 60 克
露蜂房 60 克　桑椹子 60 克　川懷膝各 60 克　丹參 60 克
赤小豆 100 克　續斷 150 克　杜仲 60 克　防己 60 克
金櫻子 150 克　芡實 150 克　湘蓮肉 150 克

2013 年 12 月 13 日二診：痛風已癒，至今未發，感冒明顯減少，消化增強。血壓 130/85 毫米汞柱。平時應酬多，運動少，生活少規律，近兩月身體又感不適。現在要求解決：胃脹，消化不良，近兩月加重。尿頻，性差，大便偏乾，2～3 天一行。

【檢查】 脈弦細小緊，舌淡苔膩，舌脈紫。

【辨證】 脾腎不足，精血雙虧，積滯內停。

【治法】 健脾固腎，消食化積。

【處方】 參苓白朮散、木香檳榔丸等化裁。

上等黃蓍 60 克　西洋參 100 克　黨參 100 克　茯苓 60 克
白朮 90 克　苡仁 60 克　湘蓮肉 60 克　山藥 90 克
扁豆 60 克　砂仁 30 克　青陳皮各 60 克　木香 60 克
檀香 60 克　榔片 60 克　黃連 30 克　稜朮各 90 克
香附 60 克　枳實 90 克　厚朴 90 克　萊菔子 90 克
山楂 120 克　二芽各 120 克　雞內金 120 克　草決明 90 克
田七 90 克　枸杞 60 克　製首烏 60 克　山萸 60 克
澤瀉 60 克　丹皮 30 克　懷牛膝 60 克　龜板 60 克
海馬 30 克　海狗腎 2 條　雪蛤油 30 克　螞蟻 90 克
青木香 60 克　魚腥草 30 克

水泛為丸，每服 6～12 克，日 2～3 次，感冒及消化不良停服。

2014 年 2 月 6 日回訪：大便一天一行，不乾燥。胃不脹了，消化增強。面有華，夜尿一次，夫妻生活滿意。

2014 年 5 月 21 日回訪（介紹陳某求治）：諸症癒後至今未發。

按語： 西醫之「痛風」，類似中醫之「痺證」。患者形胖濕盛，復加脾虛血弱，更因外傷夾瘀，房事不節等諸多因素綜合作用於人體而發病。

脈弦細是血虛，尺脈弱示腎虧，脈緊乃寒凝血瘀之兆。予防己黃蓍湯等化裁標本兼治。痛風癒後，復見納呆尿頻等脾腎兩虧症狀，繼以參苓白朮散等化裁健脾固腎。患者常年外出，膏方不便，易丸藥服之。陽某長期疾病纏身，很大程度與其作息不定和房事不節、腎精不保有關。

◉醫案 4

周某　男　52 歲　2011 年 5 月 24 日初診

【主訴】 長年勞累，體弱多病。

【病史】 居地潮濕，長年幹重體力活，加之年過半百，身體出現諸多問題，久治不效。慕名求丸藥調理。

刻見：①六年前突發腦出血，經治好轉。去年查有腦梗塞和血黏度增高。②十年前查：腰椎 3、4 移位，腰椎 5 膨出，頸椎骨質增生。平時腰痛，頸椎疼痛牽及右肩胛痛。近兩月加重，一直服西藥鎮痛。③十年前左手麻木，近半年復增疼痛。④形瘦面蒼，畏冷易感。⑤大便不爽，小便偏黃。⑥經常頭悶脹，耳悶聽力差，目霧乾澀，白髮過半矣。⑦性慾差，易勃起。不易入睡。

【檢查】 脈弦（右偏緊），舌小色淡，苔膩。

【辨證】 寒濕羈留，內舍血脈。

【治法】 溫陽散寒，祛風除濕，調和氣血。

【處方】 烏頭湯、玉屏風散、八珍湯加味。

製二烏各 30 克	麻桂各 20 克	黃蓍 90 克	雲防風 20 克
白朮 40 克	二芍各 30 克	葛根 30 克	薑黃 30 克
當歸 60 克	川芎 40 克	大熟地 60 克	桃紅各 25 克
人參 60 克	茯苓 40 克	炙甘草 25 克	檀香 30 克
枳實 30 克	香附 30 克	合歡皮 30 克	全蟲 30 克

蜈蚣 25 克	製馬錢子 30 克	露蜂房 30 克	白芥子 20 克
三七 30 克	地鱉蟲 30 克	水蛭 30 克	炮甲 30 克
螞蟻 30 克	丹參 60 克	血竭 30 克	鱉甲 40 克
骨碎補 30 克	豹骨 40 克	海馬 60 克	雞血藤膏 200 克
蘇木 30 克	大雲 60 克	柏子仁 60 克	桑椹子 60 克
魚膘 100 克	冰片 5 克	硃砂 25 克	天麻 30 克
山藥 100 克	枸杞 60 克	焦三仙 60 克	

上等蜂蜜適量，諸藥烘極乾，煉蜜為丸，早晚各服 9 克，感冒停服。

2014 年 5 月 2 日回訪（患者係外地人，長期在我地打工，介紹多人求治）：諸症十去七八，腰痛已癒，至今未作。難得感冒了，二便調，眠食俱佳，面有澤，幹活有力了。「以前長服西藥鎮痛，未吃中藥，所以耽擱這麼久。現在想來真後悔……」

按語：患者多種疾病纏身，無奈家中負擔重，強忍疼痛打工掙錢。查出病後，西醫說「骨質增生治不好」，所以前幾年斷了治療的念頭。因和劉某一起上班（劉某患腰椎骨質增生經我治癒），經劉介紹，要求丸藥治療。患者誠心，醫者細心，查脈問證，處方用藥，絲絲入扣，服藥數月，沉痾痼疾，終獲大效！

患者長期住潮濕地，關節冷痛，遇寒加重。查脈緊，斷為寒濕為害，遣烏頭湯溫陽散寒，祛風除濕；八珍湯、玉屏風散調和氣血，實衛固表；諸蟲入骨搜風，解痙止痛；冰片、硃砂芳香開竅通絡，鎮靜安神止痛。共奏溫陽散寒，祛風除濕，調和氣血之功。祛其邪，扶其正，焉不癒？世有一疾，必有一物降之，信不誣！

◉醫案 5

謝某　男　33歲　2012年1月19日初診

【主訴】 作息不定，諸病纏身。

【病史】 外出開車，嗜食辛辣，出現諸多問題，慕名求治。

刻見：①腰痛5年。近半年發作頻頻，疼痛劇烈，嚴重時「痛得鑽心」，不敢活動。②全身皮疹3年，醫院診為過敏性風團。大片大片斑塊隆起，高出皮膚，色略淡紅，以四肢及下身多見。吃辛辣及遇熱加重。瘙癢無度，全身抓痕纍纍。③失眠夢多。④大便乾燥。

【檢查】 脈弦細，舌尖稍紅。

【辨證】 久坐傷腎，絡阻作痛；濕熱內蘊，血熱生風。

【治法】 強腎活絡，清熱除濕。

【處方】 活絡效靈丹加味。

當歸15克　丹參20克　乳沒各12克　桑寄生25克
桑椹子20克　桑枝20克　續斷25克　懷牛膝25克
豨薟草25克　凌霄花15克　玄胡15克　全蟲
蜈蚣粉6克（分次沖服）

5劑，水煎內服。

2012年2月3日二診：藥後無不適。

刻見：腰痛減，皮疹退，大便暢。

【檢查】 脈弦，舌淡紅，苔薄白膩。

【辨證】 腎虛濕熱。

【處方】 六味地黃丸、活絡效靈丹等化裁。

生地60克　山藥60克　山萸30克　澤瀉30克

茯苓30克	丹皮30克	當歸30克	丹參60克
乳沒各30克	桑寄生40克	桑枝40克	桑椹子40克
續斷40克	螞蟻30克	懷牛膝40克	二芍各30克
枸杞40克	製首烏40克	夜交藤40克	杜仲40克
青鹽10克	豨薟草40克	炮甲30克	田七30克
全蟲30克	蜈蚣30克	蘇木30克	血竭30克
玄胡30克	香附30克	枳實30克	失笑散50克
鬱金30克	茜草30克	凌霄花30克	鱉甲30克
龜板30克	冰片10克	柏子仁30克	焦三仙30克

諸藥烘極乾為粉，水泛為丸，早晚各服9克，感冒停服。

2013年11月9日三診：身癢消失，至今未發。睡眠漸安。大便轉暢，腰痛已一年多未發。近幾月每天開車10小時以上，腎絡不和，腰痛復發。CT查：腰椎骨質增生，腰5、骶1椎間盤突出，腰4、5椎間盤膨出，腰3、4椎間許莫氏結節形成。

【檢查】 脈沉細，尺弱，舌淡紅，苔薄膩乾。

【辨證】 勞傷精血，腎絡不和；氣滯血瘀，瘀阻作痛。

【治法】 強腎養血，通經活絡。

【處方】 金匱腎氣丸等化裁。

桂芍各25克	海馬30克	生地120克	山藥90克
山萸40克	澤瀉30克	茯苓40克	丹皮30克
當歸30克	丹參30克	乳沒各30克	全蟲30克
蜈蚣30克	地鱉蟲30克	炮甲30克	血竭30克
螞蟻200克	田七60克	玄胡30克	茜草30克
露蜂房30克	烏蛇60克	西洋參100克	枸杞30克

製首烏 30 克	魚膘膠 100 克	龜板 30 克	鱉甲 30 克
懷牛膝 30 克	柏子仁 60 克	桑椹子 60 克	黑芝麻 60 克
火麻仁 60 克	芒硝 30 克	枳實 30 克	冰片 10 克

諸藥烘乾研粉，以膏代蜜製丸，一天 2～3 次，每次 6～12 克，感冒停服。

【膏方】 濃縮成 300ml 膏汁備用。

桑葉 50 克	桑枝 150 克	桑寄生 150 克	桑椹子 150 克
續斷 150 克	雞血藤 150 克	豨薟草 150 克	石楠藤 150 克
海桐皮 150 克	虎杖 150 克	夜交藤 150 克	萆薢 150 克
狗脊 150 克	露蜂房 150 克	黑豆 150 克	

2014 年 5 月 25 日回訪（其妻求治胃病）：皮膚病徹底治癒。休息則腰不痛，勞累後腰痛綿綿。精神較前好許多，現在外地開車。預計今年底回家再開一劑丸藥鞏固。

◉醫案 6

羅某　男　52 歲　2011 年 3 月 8 日初診

【主訴】 體弱多病，久治不效。

【病史】 長年外出打工勞累，住處潮濕，近年身體變差，服藥不效，慕名求治。

刻見：①雙手肘關節脹痛 1 年。因痛久失治略顯畸形不能伸直，近幾天脹痛加重。平時不活動稍痛，勞累後為劇痛。揉按及熱敷緩解。回憶 1 年前感冒誘發手痛，漸次加重至今不癒。②三年前腰部右側摔傷，感冒及天氣變化時疼痛明顯。③易汗盜汗，汗出濕衣。④血壓低（95/60 毫米汞柱），久蹲起立頭昏，甚則昏厥。⑤結膜白，舌白，面白，身癢。⑥大便乾燥。⑦易發口腔潰瘍。

【**檢查**】脈弦帶緊，舌淡少華。

【**辨證**】肝腎不足，氣血雙虧，寒濕阻絡。

【**治法**】培補肝腎，調達氣血，祛風除濕，通絡止痛。

【**處方**】十全大補湯、金匱腎氣丸、活絡效靈丹等化裁。

上等黃蓍60克	桂枝25克	人參60克	西洋參100克
茯苓30克	白朮30克	當歸30克	川芎30克
二芍各30克	二地各40克	二活各25克	桃紅各20克
香附25克	蘇木30克	熟附片10克	山藥60克
山萸30克	澤瀉15克	丹皮15克	懷牛膝25克
枸杞30克	製首烏30克	丹參30克	乳沒各30克
全蟲30克	蜈蚣30克	海馬30克	螞蟻30克
炮甲30克	血竭30克	田七30克	玄胡30克
地鱉蟲30克	製二烏各30克	製馬錢子30克	雞血藤膏60克
烏蛇30克	二冬各30克	北五味15克	桑椹子40克
黑芝麻40克	柏子仁40克	青鹽25克	秋石25克
阿膠100克	魚膘膠30克	龜板30克	龍牡各30克
檀香30克	枳實30克	雞內金60克	焦三仙30克

諸藥烘乾研粉，煉蜜為丸，一天2～3次，每次6～9克，飯後服，感冒停服。

2014年5月3日回訪（其子求治）：手痛至今未作，腰痛極微，感冒後略作。頭暈汗出偶發（在過度勞累和營養不好的時候輕微發作）。

按語：長年勞作，關節受損，風濕犯之，年過半百，精血已衰。證見寒熱錯雜，虛實互見，故予複方調之。

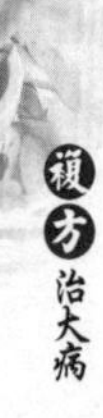

◉醫案 7

羅某　男　41 歲　2013 年 6 月 24 初診

【主訴】 體弱多病，久治不癒。

【病史】 長年勞心傷神，加之縱慾耗精，故而出現諸多症狀。數年尋醫問藥不效。經人介紹，特求丸藥調理。

刻見：①頭暈 1 年，伴心悸乾嘔，反覆發作。感冒後頭重如裹。平時昏沉不清晰。②眠差夢多。③畏冷易感易汗，長期手心汗多，平時疲倦易累，胸悶氣短。④慢性咽炎。晨起口乾膩不適。⑤右腿發涼僵硬，久站則腰痠腿脹。⑥大便不爽，溏軟黏稠，偶夾未消化食物。小便偏黃。⑦性差。眼睛乾澀發脹，髮易脫，耳鳴。⑧超音波檢查膽囊壁毛糙，膽囊息肉，腎結晶體。

【檢查】 脈弦澀而緊，尺弱，舌淡苔膩乾。血壓 95/70 毫米汞柱。

【辨證】 精血虧於下，心神蕩於上，清陽陷於中。其頭暈者有四：一為心神上越，二為氣虛清陽下陷，三為腎虛髓海失養，四為肝鬱不舒。肝腎精血虧虛，心腎不交而眠差夢多，眼睛乾澀，脫髮，耳鳴等。氣虛表疏則易感冒，易汗出。中陽不足則便溏。諸疾纏身，久治不癒，心身兼病，肝鬱不舒又可加重以上症狀。問題錯綜複雜，治療須抓主要矛盾——補氣血，滋肝腎，潛虛陽。

【治法】 益氣養血，培補肝腎，滋陰潛陽，疏肝安神。

【處方】 十全大補湯等化裁。

黃耆 50 克　白人參 50 克　西洋參 50 克　歸芍各 15 克
海馬 15 克　雪蛤油 30 克　湘蓮肉 50 克　棗仁 50 克

龜膠15克	鱉甲膠15克	升麻15克	靈芝孢子粉30克
柴胡15克	遠志15克	石菖蒲15克	鬱金15克
殭蠶15克	膽南星15克	白蒺藜15克	潼蒺藜15克
天麻30克	鉤藤30克	蟬衣15克	珍珠15克
枸杞30克	製首烏30克	魚膘膠30克	螞蟻50克
仙茅15克	仙靈脾15克	益智仁15克	草果15克
澤瀉15克	白朮15克	茯苓30克	山藥30克
芡實30克	茺蔚子15克	決明子15克	合歡皮花各12克
苡仁30克	荷葉15克	蔓荊子15克	磁石15克
五穀蟲30克			

諸藥烘乾研粉，煉蜜為丸，一天2～3次，每次6～12克，感冒停服。

2013年7月20日回訪：服藥25天，神增，目澀耳鳴有減。

2013年9月26日回訪：面有華。感冒極少了，耳鳴及頭暈大減（走路時頭暈略作，感冒後耳鳴稍見）。睡眠安穩，眼睛好了（感冒後眼睛略脹）。身汗少些，但手心汗如前。胸悶氣短好許多了。晨起口乾、口膩消失。咽炎仍不時發作，囑長服豬膚加雞子黃滋陰固腎就可。查脈弦漸緩，尺應指（仍偏沉），舌漸榮。血壓120/75毫米汞柱。現在每天跑步5公里，堅持鍛鍊以助疾病康復，可喜可賀！

按語：頭暈一證，與腎虛血虧關係極大。腦為髓海，腎虛髓海不充則頭目旋轉。先賢曰：草木之品難解七情之病，故方中用了大量固腎益精的動物藥，如雪蛤油、海馬、魚膘膠、螞蟻等以提高療效。

⊙醫案 8

游某　男　47 歲　2013 年 11 月 29 日初診

【主訴】 體弱病雜，不能工作。

【病史】 胃病 20 年，10 年前膽囊切除（膽結石），1 年前查有腎結石及甲亢（服甲巰咪唑一年餘）。近年體質更差，難以堅持工作。姐姐多年胃病經我一藥而癒，慕名求丸藥調理。

刻見：①形瘦面蒼，長期口苦口臭，便秘。②全身痠痛（頸肩腰背），性差，眼睛霧，記憶力差。③畏冷易感，感冒則頭痛。④納呆，惡冷食。⑤項強，易眩暈。⑥皮膚癢。⑦眠差，夢多。⑧易發口腔潰瘍。⑨平素汗少，但手足心易汗。

【檢查】 脈沉細（略顯弦緊），舌淡苔膩，舌脈紫。血壓 140/90 毫米汞柱，心率 85 次/分。

【辨證】 氣陰（血）不足，肝腎兩虧，臟燥腑滯。

【治法】 益氣養陰（血），滋補肝腎，通腑洩熱。

【處方】 十全大補湯、麥味地黃丸等化裁。

上等黃蓍 90 克	海馬 30 克	阿膠 150 克	肉桂 30 克
黃連 30 克	西洋參 100 克	黨參 100 克	茯神 60 克
白朮 60 克	枳實殼各 60 克	當歸 45 克	川芎 45 克
赤芍 60 克	生地 90 克	桃紅各 30 克	三棱 60 克
文朮 60 克	二冬各 60 克	北五味 60 克	山藥 90 克
山萸 60 克	澤瀉 60 克	茯苓 90 克	丹皮 60 克
桑椹子 90 克	柏子仁 90 克	柴胡 45 克	黃芩 30 克
赤小豆 90 克	苡仁 90 克	玄參 90 克	火麻仁 60 克
草決明 60 克	黑芝麻 90 克	生首烏 90 克	枸杞 90 克

天麻 60 克	螞蟻 90 克	丹參 60 克	田七 60 克
棗仁 90 克	葛根 90 克	寄生 60 克	續斷 60 克
合歡皮 60 克	雪蛤油 60 克	鬱金 60 克	檀香 30 克
砂仁 30 克	海狗腎 2 條	紫河車 60 克	秋石 30 克
山楂 60 克	五穀蟲 60 克	硃砂 15 克	仙茅 60 克
仙靈脾 60 克	巴戟天 60 克	知柏各 30 克	龜板 60 克

諸藥為散，煉蜜為丸，每服 6～12 克，日 2～3 次，感冒及消化不良停服。

2014 年 2 月 19 日回訪：身有力了，口苦口臭大減。大便正常，2 天一行。身痠痛消失，感冒少了，抵抗力增加。睡眠好轉，口腔潰瘍未作，手心汗消失，足心汗偶見。藥後口不乾，不上火。

按語：患者專程從雲南飛回四川求治，其病之重，其心之誠由此可知。自訴中西藥所用無數，鮮有寸功。此病真的難治嗎？其臨床表現紛繁雜亂，粗看確實無從下手，細究病因，氣虛陰虧使然。

畏冷易感是氣虛，口腔潰瘍為陰虧，此兩大辨證著眼處，務必抓住。

處方中補氣血用十全大補湯，滋陰津遣參麥地黃丸，另外還用了二仙湯（仙茅、仙靈脾、巴戟天、知柏、當歸）溫腎陽，降相火，於此案甚為合拍。全方用藥寒溫攻補，陽中求陰，陰中求陽。藥有所偏，方有所長。「執成方治病非醫也」，要知臨床疾病千變萬化，用藥須隨證而立。醫之經驗於此顯得特別重要！否則病家花錯錢，醫者治錯病，兩相誤也！

◉醫案 9

王某　男　56歲　2012年10月13日初診

【主訴】 腰痠背痛，反覆發作。

【病史】 腰痠背痛，小腿痠痛，久治不癒。近3天打噴嚏，眼睛發脹，前症加重。

【檢查】 脈浮細滑，尺弱，舌淡苔白膩。

【辨證】 風邪未盡，營衛鬱滯，腎元素虧。

【治法】 疏風透邪，宣暢營衛，益腎固本。

【處方】 葛根湯、四物湯等化裁。

葛根30克	麻桂各12克	白芍12克	當歸12克
川芎12克	生地20克	懷牛膝25克	寄生25克
續斷25克	二朮各12克	熟附片12克	炙甘草10克

3劑，水煎內服。

2012年10月17日回訪：諸症暫解。

2013年3月15日二診：右臂間歇性麻木半年，近半月疼痛不休。面白少華，雙足軟脹，腰痠背痛。

【檢查】 弦細緊，舌淡。

【辨證】 寒濕阻絡，氣滯血瘀，腎陽不足。

【治法】 溫陽散寒，通經活絡，強腎固本。

【處方】 葛根湯加朮附、桃紅四物湯等化裁。

葛根30克	麻桂各15克	白芍15克	大棗15克
生薑10克	炙甘草15克	薑黃15克	蒼朮15克
熟附片15克	石楠藤25克	寄生25克	續斷25克

3劑，水煎內服。

從本求治，擬丸調理。

刻見：①面白性差，查有前列腺炎。經常小腹及肛門發脹。②腰背及肩胛痛 10 餘年。③回憶以前長住潮濕環境。④平素較畏冷，有鼻炎咽炎史（發作時額頭脹痛及咽癢等）。⑤眼睛澀脹而霧。⑥食慾可，二便可，胃受涼則腹瀉。⑦耳鳴髮脫。

【檢查】 脈弦細緊，舌淡。

【辨證】 陽虛精虧，寒濕痼結，氣滯血瘀。

【治法】 溫陽強精，散寒通脈，調和氣血。

【處方】 龜鹿二仙膠、五子衍宗丸等化裁。

上等黃耆 100 克	黨參 100 克	西洋參 100 克	枸杞 60 克
製首烏 60 克	阿膠 60 克	龜板 30 克	鹿角 30 克
海馬 30 克	海狗腎 2 條	魚膘膠 100 克	螞蟻 100 克
當歸 30 克	菟絲子 30 克	車前仁 15 克	覆盆子 30 克
北五味 30 克	山藥 100 克	山萸 60 克	澤瀉 25 克
丹皮 25 克	丹參 30 克	檀香 30 克	砂仁 30 克
合歡皮花各 25 克	九香蟲 25 克	全蟲 30 克	蜈蚣 30 克
烏蛇 60 克	田七 60 克	白蒺藜 30 克	潼蒺藜 30 克
龍牡各 30 克	遠志 15 克	石菖蒲 15 克	珍珠 30 克
琥珀 30 克	磁石 30 克	桑螵蛸 30 克	桑椹子 60 克
淫羊藿 30 克	巴戟天 30 克	寄生 30 克	續斷 30 克
雞血藤膏 60 克	女貞子 30 克	湘蓮肉 60 克	骨碎補 30 克
枳實 60 克	蟲退 30 克	鳳凰衣 30 克	苡仁 30 克
穭豆皮 60 克			

諸藥烘乾研粉，煉蜜為丸，一天 2～3 次，每次 6～12 克，感冒停服。

2013 年 6 月 5 日回訪：小腹及肛門發脹消失，腰背肩胛疼痛若失，咽炎好了，眼睛清晰，耳鳴微，睡眠安，脈緩不緊，舌漸榮。

◉醫案 10

李某　男　40 歲　2011 年 1 月 20 日初診

【主訴】 體弱多病 3 年。

【病史】 近 3 年抵抗力變差，服湯藥不效，同事介紹，特來求治。

刻見：①腸胃不好，腹中雷鳴，消化欠佳，吸收不良，身體偏瘦。②眠差易醒。③不耐寒熱，易感冒，感冒則咽痛。④夜尿頻，性生活不滿意。⑤記憶力差。

【檢查】 脈虛弦，舌淡胖。

【辨證】 脾腎氣虛，精血有虧。

【治法】 健脾固腎，益精養血。

【處方】 參苓白朮散、五子衍宗丸等。

黃耆 90 克	人參 40 克	西洋參 60 克	茯苓 60 克
白朮 40 克	苡仁 30 克	蓮肉 40 克	淮山藥 120 克
扁豆 30 克	砂仁 12 克	大熟地 40 克	山萸 30 克
澤瀉 15 克	丹皮 20 克	龜板 40 克	遠志 12 克
石菖蒲 15 克	龍骨 25 克	合歡花 20 克	龍眼肉 40 克
棗仁 60 克	靈芝 60 克	懷牛膝 25 克	枸杞 60 克
菟絲 30 克	補骨脂 30 克	製首烏 40 克	益智仁 25 克
紫河車 25 克	螞蟻 30 克	海狗腎 3 條	阿膠 60 克
二冬各 25 克	北五味 25 克	黃精 30 克	淫羊藿 30 克

上等蜂蜜適量，諸藥烘極乾，煉蜜為丸，早晚各服 9 克，感冒停服。

2011 年 6 月 5 日回訪（半年後街上相遇）：判若兩

人，形體健壯，面色紅潤，精神飽滿，謂「丸藥服小半即效……」

按語：脾腎不足，精血有虧，人之根本不固，精氣神不駐！此類情況，社會比比皆是。參苓白朮散固後天之本，五子衍宗丸強先天之根，更有海狗腎、螞蟻、阿膠、紫河車、淫羊藿等填精益髓，補腎助陽，全方有保精全形之功！

◎醫案 11

胡某　男　43歲　2010年11月19日初診

【主訴】身體變差6年。

【病史】近幾年身體變差，醫院確診：骨量減少；左腎結石；外周動脈輕度硬化。當地治療不效。公司領導介紹，特求丸藥調理。

刻見：①面蒼少華，疲倦神差，抵抗力弱。②經常頭痛，畏冷易感。感冒則頭痛加重，故長服感冒藥。有過敏性鼻炎。③記憶差，好忘事，過目即忘。④口苦口臭。

【檢查】脈虛弦，舌淡胖，苔白膩乾，尖有紅點。

【辨證】元氣不足，衛表不固；腎精有虧，心火上擾。

【治法】益氣固表，補腎養血，清心安神。

【處方】玉屏風散、參麥地黃丸等加味。

黃耆100克	雲防風30克	白朮40克	西洋參100克
麥冬40克	北五味30克	生地80克	山藥100克
山萸30克	澤瀉20克	茯苓60克	丹皮20克
龜板40克	龍骨30克	石菖蒲15克	遠志15克
鬱金30克	丹參30克	田七30克	全蟲30克

蜈蚣 15 條　　螞蟻 30 克　　玄參 40 克　　炒棗仁 60 克
阿膠 100 克　　製首烏 60 克　　枸杞 60 克　　當歸 30 克

諸藥烘乾研粉，煉蜜為丸，一天 2～3 次，每次 6～9 克，感冒停服。

2011 年 8 月 6 日二診：難得感冒了。大半年感冒兩次，感冒後頭痛極輕，不吃藥忍一忍就好了。畏冷大減，手腳轉暖，記憶力好些，口臭減輕。遵囑養成飲水習慣。

現在複診是房事不滿意。

上方去全蟲、蜈蚣，加海馬 60 克，雪蛤油 60 克，如法制丸善後。囑保精方能全形。

按語：初診固本通絡，諸症得解。複診性差，責之本虛，以海馬溫陽，雪蛤油滋陰，陰平陽秘，精神乃治。欲要健康，清心寡慾，更在藥之上！

◉醫案 12

劉某　男　84 歲　2010 年 1 月 25 日初診

【主訴】 食慾減退，口淡乏味半月。

【病史】 平時體質尚可，半月前患臀部深部膿腫，醫院用大量抗生素後膿腫漸癒，繼發諸多不良症狀。出院求中藥治療。

刻見：①食慾減退，大便溏爛。②頭暈頭脹。③眠差夢多。④胸悶氣短，身乏無力。

【檢查】 脈弦細滑，舌嫩紅無苔。

【辨證】 脾腎不足，精血虧虛。

【治法】 健脾補腎，益精養血。

【處方】 六君子湯加味。

蔓荊子 12 克　天麻 15 克　當歸 12 克　白芍 12 克
黨參 25 克　茯苓 25 克　白朮 15 克　甘草 6 克
陳皮 12 克　香附 12 克　木香 12 克　砂仁 10 克
益智仁 12 克　石斛 12 克　菟絲子 15 克　山藥 15 克
蓮米 15 克　薑棗引

3 劑，水煎內服。

2010 年 2 月 2 日二診：食增，神振。脈弦滑，舌面續生少量薄白苔。前方加芡實 15 克，枸杞 20 克，取 3 劑，水煎內服。

2010 年 2 月 9 日三診：

症狀精神更好。年高根枯，擬丸藥調理。

【檢查】 脈弦滑（沉取乏力），尺弱，舌嫩紅，苔薄白。

【辨證】 脾腎不足，精血虧虛，餘毒未盡。

【治法】 健脾補腎，益精養血，兼清餘毒。

【處方】 歸脾湯、八珍湯、六味地黃湯加味。

黃耆 100 克　人參 60 克　西洋參 60 克　龍眼肉 30 克
當歸 60 克　棗仁 30 克　白朮 60 克　木香 20 克
遠志 15 克　乾薑 10 克　大棗 30 克　茯苓 30 克
陳皮 15 克　川芎 25 克　丹參 30 克　二芍各 20 克
大熟地 30 克　山藥 60 克　山萸 25 克　澤瀉 25 克
丹皮 25 克　懷牛膝 25 克　枸杞 40 克　菟絲子 40 克
補骨脂 40 克　製首烏 40 克　胡桃肉 30 克　骨碎補 30 克
益智仁 20 克　石斛 20 克　石菖蒲 15 克　田七 30 克
靈芝 40 克　天麻 30 克　紅景天 40 克　蓮米 40 克
芡實 40 克　香附 20 克　合歡花 20 克　木瓜 40 克
龜板 30 克　女貞子 30 克　二冬各 15 克　五味子 20 克

上等蜂蜜 600 克，煉蜜為丸，早晚各服 9 克，感冒停服。用野菊花茶送服。

2010 年 6 月 11 日四診：食大增，頭暈頭脹減半，睡眠轉佳，大便已調，尿頻乏力。

現在要求解決：醫院查有前列腺增生，夜尿頻（5～6 次），小便乏力，淋瀝不盡。足軟乏力，眠多嗜睡。頭暈脹，胸悶氣短，動則加重。

【檢查】 脈弦緩，尺弱。舌淡紅，苔薄膩。

【辨證】 腎氣不足，氣不固津，氣虛血瘀。

【治法】 溫補腎氣，活血化瘀。

【處方】 右歸丸、八珍湯加味。

熟附片 30 克	肉桂 30 克	二地各 60 克	山藥 90 克
山萸 60 克	懷牛膝 30 克	車前仁 30 克	當歸 60 克
白芍 40 克	黃耆 100 克	人參 100 克	西洋參 100 克
茯苓 60 克	白朮 60 克	枳實 40 克	炙甘草 20 克
川芎 25 克	桃紅各 25 克	全蟲 30 克	蜈蚣 30 克
天麻 40 克	龍骨 40 克	雞血藤膏 200 克	地鱉蟲 30 克
丹參 40 克	山楂 60 克	水蛭 30 克	乳沒各 30 克
海馬 30 克	螞蟻 30 克	田七 30 克	靈芝 40 克
刺蝟皮 60 克	芡實 60 克	金櫻子膏 60 克	棗仁 60 克
雞內金 40 克			

上等蜂蜜適量，諸藥烘極乾，煉蜜為丸，早晚各服 9 克，感冒停服。

2010 年 8 月 15 日回訪：足已有力，頭暈繼減，小便症狀改善不大。囑中午加服一次。

2011 年 11 月 27 日回訪：夜尿 2 次，其他諸症十去八九。囑經常運動，可增強心臟功能和改善大腦供血。

按語：深部膿腫癒後，慮其餘毒不盡，以解毒要藥野菊花茶送服丸藥，尤有深意。複診之尿頻為前列腺增生所致，增生者，氣滯血瘀也。故增活血化瘀，通絡行滯之全蟲、蜈蚣、地鱉蟲、水蛭等，尿頻可癒。徒賴溫腎固腎法治尿頻，失之遠矣！

⊙醫案 13

曾某　男　42歲　2011年2月27日初診

【主訴】 身體透支7年。

【病史】 近7年應酬多，嗜菸酒，運動少，身體透支。體檢：大腦椎基底動脈供血不足，血脂高，冠心病（心動過緩，心率52次／分）。西藥治療不效，同事介紹，慕名求丸藥調理。

刻見：①頭髮早白（始於9年前）。②消化弱，大便爛，小便頻。③手足發涼，全身酸脹。④睡眠極差，難入睡，易驚醒。⑤性生活質量差。

【檢查】 脈弦，尺弱，舌淡胖。

【辨證】 脾腎陽虛，精血不足。

【治法】 溫補脾腎，益精養血。

【處方】 五子衍宗丸、金匱腎氣丸加味。

黃耆120克	人參100克	當歸60克	菟絲子60克
覆盆子60克	枸杞60克	北五味30克	大熟地60克
澤瀉30克	茯苓60克	山藥150克	山萸60克
白朮40克	肉桂20克	熟附片20克	丹皮25克
刺蝟皮40克	蓮米60克	芡實60克	金櫻子膏60克

螞蟻 40 克	鹿角 30 克	海馬 30 克	淫羊藿 60 克
沙苑子 60 克	海狗腎 2 條	龜板 40 克	石菖蒲 15 克
遠志 15 克	龍骨 40 克	棗仁 60 克	靈芝 60 克
玉竹 30 克	丹參 40 克	檀香 20 克	九香蟲 20 克
紅花 15 克	合歡皮 20 克	雞血藤膏 100 克	

諸藥烘極乾為丸，早晚各服 9 克，感冒停服。

2011 年 11 月 6 日回訪：二便調（飲酒及食辛辣後大便變軟，平時正常），睡眠安穩，每晚可睡 4 小時，性生活滿意，感冒少了，心率 72 次/分。

囑注意休息，堅持運動，自己的身體，自己才能管理好！

按語：患者為單位一把手，操心多，接待多，應酬多，菸酒多，身體搞垮了，治療頗難。當心臟出現問題，才想起健康來。診畢囑其堅持運動，減少應酬，終獲顯效！中醫認為，脾腎為人之根本。脾腎虧虛，根本動搖，精血虧虛：在上眩暈，髮白；在下陽痿，二便不利；在外肢體厥冷；在內中氣虛寒而不食。治從根本抓，補腎健脾，氣血來復，諸症自癒！

◉醫案 14

周某　男　40 歲　2010 年 2 月 26 日初診

【主訴】 近 5 年病多久治不癒。

【病史】 長年勞作，性事頻頻，身體搞垮。查有腎結石，5 年前患急性肝病，後為 B 肝小三陽。多家醫院治療不效。朋友介紹，求丸藥調理。

刻見：①畏冷易感，形瘦神差，眩暈欲仆。②胃痛，飲食不慎易發。③易上火，大便乾燥，小便頻數。④性生活不滿意，夫妻生活困難。

【檢查】 脈虛弦，舌淡紅少華，苔膩白。

【辨證】 元氣不足，表陽不固；肝腎虧虛，精血不足。

【治法】 益氣固表，培補肝腎。

【處方】 玉屏風散、四君子湯、參麥地黃丸等化裁。

黃耆120克　雲防風30克　白朮30克　西洋參100克
茯苓30克　二冬各45克　五味子30克　當歸25克
白芍25克　大熟地60克　生地45克　山藥120克
山萸30克　澤瀉30克　丹皮30克　柴胡30克
枳實30克　丹參30克　芡實45克　金櫻子膏45克
女貞子60克　旱蓮草60克　枸杞30克　製首烏30克
黃精60克　懷牛膝25克　琥珀25克　蓮肉30克
龜板30克　螞蟻30克　海龍30克　巴戟30克
仙茅30克　棗仁45克　柏子仁45克　鱉甲30克

上等蜂蜜適量，諸藥烘極乾，煉蜜為丸，早晚各服9克，感冒停服。

2011年2月14日二診（今天介紹兩人求治）：半年前體檢B肝好了。抵抗力增強，感冒減少。胃痛減輕，飲食有增。性生活滿意，大便正常，小便稍頻。脈弦有神，舌淡紅苔膩白。面白神可，形瘦。飲食不慎仍易上火，偶發眩暈。

現在要解決：小便、胃病、頭暈、易上火，再補補腎。

黃耆120克　雲防風30克　白朮30克　西洋參100克
茯苓30克　甘草20克　陳皮20克　二冬各45克

五味子 30 克	當歸 40 克	白芍 25 克	大熟地 60 克
生地 45 克	山藥 120 克	山萸 30 克	澤瀉 30 克
丹皮 30 克	柴胡 30 克	枳實 30 克	丹參 30 克
芡實 45 克	金櫻子膏 45 克	女貞子 60 克	旱蓮草 60 克
枸杞 30 克	製首烏 30 克	黃精 60 克	懷牛膝 25 克
琥珀 25 克	蓮肉 30 克	楮實子 30 克	龜板 30 克
天麻 30 克	螞蟻 30 克	海龍 30 克	巴戟 30 克
仙茅 30 克	棗仁 45 克	鱉甲 30 克	炒苡仁 30 克
田七 15 克	鬱金 20 克	檀香 20 克	

上等蜂蜜適量，諸藥烘極乾，煉蜜為丸，早晚各服 9 克，感冒停服。

2013 年 6 月 11 日回訪（介紹親戚求治）：前症十去八九。

按語：患者為建築工人，長期擔抬重物，加之在外三餐不定，營養欠佳，年輕慾旺（性生活頻繁），脾腎焉有不虧？諸虛當補，玉屏風散補外（益氣實表），參麥地黃丸補內（補臟之營陰），四逆散、四君子湯調和肝脾氣機而建中。縱疑難沉痾，只要辨證準確，可藥到病除！

◉醫案 15

周某　男　21 歲　大二學生　2011 年 1 月 16 日初診

【主訴】 體弱多病，久治不效。

【病史】 作息不定，黑白顛倒，不愛吃早餐，不愛運動。近 2 年出現畏冷嗜睡等問題。醫院查無異。改中藥調理。

刻見：①面白神萎，疲倦嗜睡，畏冷易感。②腰痠足冷，周身酸懶。③心悸氣短，動則更顯。④眠差夢多。⑤盜汗。⑥小便偏黃，口苦口乾思飲。

【檢查】脈弦而短促，舌胖大，質淡紅，尖略紅。

【辨證】氣陰不足，肝腎虧虛，心神失養。

【治法】溫補陽氣，滋養陰血；補肝益腎，安神益智。

【處方】當歸補血湯、參麥地黃湯、枕中丹加味。

黃蓍100克　當歸60克　人參40克　西洋參60克
二冬各40克　北五味25克　白芍40克　二地各60克
山藥60克　山萸30克　澤瀉25克　茯苓60克
丹皮30克　龜板40克　石菖蒲15克　遠志15克
龍牡各30克　阿膠60克　鹿膠30克　紫河車30克
螞蟻30克　靈芝60克　棗仁60克　石蓮子40克
石斛30克　二至各30克　玉竹30克　雞血藤膏60克
懷牛膝25克　枸杞40克　菟絲子40克　補骨脂40克
製首烏40克　合歡花20克

諸藥烘極乾，煉蜜為丸，早晚各服9克，感冒停服。

2011年10月3日回訪（國慶節放假回家，專程到醫館道謝）：畏冷嗜睡在半年前就好了，現在精力充沛，不像以前那麼累了。周身不酸懶，眠食俱佳，感冒少了，汗亦不出。

遵囑多運動，多吃蔬菜，多吃水果，學習、休息、吃飯按時。

按語：大學生，自我安排時間多，學習、吃飯、睡眠少規律。周某黑白顛倒，隨心所欲，氣血失和，五臟不安，何來健康？初診告之生活須有規律，否則縱華佗再世，亦難癒也！

◉醫案 16

常某　男　40歲　2013年5月7日初診

【主訴】 反覆感冒8年。

【病史】 近8年體弱多病，反覆感冒等，久治不效。經人介紹，特來求診。

刻見：①面白少華，畏冷易感。感冒則鼻炎咽炎發作，鼻涕及咽痰稠多。②足軟尿頻（夜尿4次）。③耳鳴早洩，夫妻生活困難。

【檢查】 脈沉弦小緊，尺弱，舌淡苔白膩。

【辨證】 腎氣不足，衛外不固，兼夾風邪。

【治法】 益氣固腎，疏風透邪。

【處方】 玉屏風散、五子衍宗丸等化裁。

上等黃耆100克	雲防風25克	白朮30克	蒼耳子15克
辛夷花15克	殭蠶30克	玉蝴蝶30克	黨參100克
西洋參100克	麥冬30克	北五味30克	菟絲子30克
車前仁15克	覆盆子30克	枸杞60克	茯苓30克
湘蓮肉60克	山藥100克	龜板30克	龍牡各30克
遠志15克	石菖蒲15克	製首烏30克	海馬30克
海狗腎2條	阿膠100克	魚膘膠100克	螞蟻100克
芡實30克	金櫻子30克	大熟地30克	山萸30克
澤瀉15克	丹皮15克	懷牛膝30克	當歸30克
合歡皮花各15克	刺蝟皮60克	枳實60克	桔梗30克

諸藥烘乾研粉，煉蜜為丸，一天2～3次，每次6～12克，感冒停服。

2013年10月9日回訪：判若兩人，形體較前壯碩，皮膚好些，「較前年輕5歲」。抵抗力顯著增強，感冒後鼻炎少時間發作，不吃藥拖一拖也可以好。夜尿一次。夫妻生活滿意。脈弦細漸緩，尺應指，舌漸榮。

◉醫案 17

陳某　男　48 歲　2014 年 5 月 21 日初診

【主訴】 便爛 4 年。

【病史】 平時應酬多，嗜菸酒辛辣。近 4 年出現諸多症狀，陽某介紹，特來求治。

刻見： ①腸鳴亢進，矢氣頻作。大便爛，一天 5～6 次。②肛周潮濕灼痛瘙癢，下半身皮疹泛發，手心有汗。③眠差夢多。④夫妻生活差。

【檢查】 脈弦緊，舌淡胖，苔白膩。

【辨證】 脾腎不足，濕熱內蘊。

【治法】 健脾固腎，清利濕熱。

【處方】 參苓白朮散、六味地黃丸等化裁。

西洋參 100 克	黨參 100 克	茯苓 90 克	白朮 90 克
炙甘草 30 克	苡仁 120 克	湘蓮肉 60 克	鐵棍山藥 150 克
扁豆 60 克	砂仁 30 克	青陳皮各 30 克	木香 45 克
榔片 45 克	枳殼 45 克	厚朴 45 克	黃連 60 克
赤小豆 150 克	枸杞 60 克	製首烏 60 克	萊菔子 60 克
炒生地 100 克	山萸 60 克	澤瀉 90 克	丹皮 60 克
雪蛤油 30 克	大海狗腎 2 條	芡實 60 克	刺蝟皮 60 克
棗仁 60 克	龜板 60 克		

諸藥烘乾研粉，加冰糖 150 克為丸，一天 2～3 次，每次 6～12 克，感冒停服。

2014 年 6 月 30 日回訪：腸鳴偶作，大便成形，一天

1～2 次。應酬多飲酒多則大便轉軟，一天增多至 3 次。肛周潮濕瘙癢消失，下半身皮疹不復存在。手心汗較前少許多。睡眠安穩，夫妻生活滿意。

按語：酒者，五穀精華，人間甘露，小酌怡情，大酌傷身。陳某嗜酒如命，長久以往，助濕生熱。濕傷陽，熱傷陰，終為酒癆。此案乃濕熱作祟，漸次傷及脾腎。

方用參苓白朮散加味健脾清熱利濕；伍雪蛤油、龜板、海狗腎等固腎益精；其中西洋參、山藥、湘蓮肉、生地、雪蛤油、龜板等不溫不燥，對濕熱之質有利無弊；濕阻氣滯，欲祛濕，不理氣徒勞無功，故加青陳皮、木香、榔片、厚朴、萊菔子等理氣燥濕。

⊙醫案 18

周某　男　39 歲　2014 年 1 月 14 日初診

【主訴】 長年勞累，近年出現較多問題。

【病史】 近一年不適，服保健品及中藥湯劑若干無效。朋友介紹，慕名求診。

刻見：①面白畏冷，疲倦易累，易感易汗。手足厥冷，手足易麻。②額頭昏脹隱痛。③眼睛模糊。耳鳴，脫髮。④項強腰痠，盜汗為冷汗。⑤大便稀溏，不成形，一天一行，晨起腸鳴亢進，尿頻色黃。⑥皮膚發癢，易長紅疹。口燥舌邊易生潰瘍。牙易出血。

【檢查】 脈沉細澀略弦，舌淡苔薄膩。

【辨證】 脾腎陽虛，氣血雙虧，肝鬱氣陷。

【治法】 健脾溫腎，調補氣血，疏肝升清。

【處方】 右歸丸、聖癒湯、參苓白朮散等化裁。

上等黃耆120克 雲防風60克 二朮各90克 白人參100克
西洋參100克 黨參100克 麥冬90克 北五味90克
山藥120克 山萸60克 炒生地90克 枸杞90克
龜鹿膠各60克 鹿角60克 菟絲子60克 川斷仲各60克
當歸60克 肉桂30克 黃連30克 海馬60克
九香蟲30克 刺蝟皮60克 川芎30克 白芍60克
炒苡仁90克 湘蓮肉90克 炒葛根90克 酸棗仁90克
芡實60克 桑螵蛸60克 龍牡各45克 龜板60克
遠志15克 石菖蒲15克 螞蟻60克 阿膠90克
雞血藤膏60克 補骨脂60克 山楂60克 雞內金90克
升柴各30克 枳實殼各60克 潼白蒺藜各60克

諸藥烘乾研粉，煉蜜為丸，一天2～3次，每次6～12克，感冒停服。

2014年7月16日回訪：藥後胃不脹，口不乾。改善有：精神增加，頭暈痛已微，眼睛不模糊了，脫髮耳鳴略現，項強腰痠大減，唯晨起項強稍見，活動消失，勞累及房事後腰稍酸。盜汗不復存在，大便漸調，較前成形。小便淡黃。腸鳴消失，皮膚瘙癢消失，口腔潰瘍未出現了。

第二節・腦系疾病

◎醫案 1

李某　男　58歲　2010年8月21日初診

【主訴】 腦梗塞6年。

【病史】 腦梗後6年，繼發諸多症狀，生活不能自理，久治不效。慕名求丸藥調理。

刻見：①左半身不遂，手足屈伸不利。②面白神差，頭脹心悸，身軟乏力，煩躁易怒。③納差運遲。④易發口腔潰瘍。

【檢查】 脈沉細乏力，舌淡胖，苔膩。血壓 80/55 毫米汞柱。

【辨證】 氣血雙虧，瘀阻腦絡。

【治法】 益氣養血，化瘀通絡。

【處方】 八珍湯、活絡效靈丹加味。

黃蓍 100 克	西洋參 20 克	人參 20 克	當歸 20 克
川芎 20 克	赤芍 20 克	大熟地 20 克	桃紅各 10 克
茯苓 15 克	白朮 15 克	香附 12 克	砂仁 12 克
丹參 30 克	乳沒各 20 克	山藥 30 克	山萸 20 克
澤瀉 15 克	丹皮 15 克	全蟲 20 克	蜈蚣 20 克
玄胡 20 克	薑黃 20 克	蘇木 20 克	地鱉蟲 20 克
水蛭 15 克	寄生 20 克	續斷 20 克	葛根 30 克
麥冬 20 克	五味 15 克	田七 20 克	龜板 25 克

上等蜂蜜適量，諸藥烘極乾，煉蜜為丸，早晚各服 9 克，感冒停服。

2010 年 9 月 29 日回訪：其妻告之，藥後足有力，食慾見振，精神增加。

2011 年 2 月 6 日回訪：生活可以自理，經常外出散步運動。

◉醫案 2

匡某　男　77 歲　2012 年 2 月 29 日初診

【主訴】 腦溢血後 2 年。

【病史】 2年前某晨突發暈厥，意識不清。急送醫院搶救，CT示腦出血。頭顱微創手術排出瘀血後，繼發高熱不退，不省人事，經治一週無效，轉重慶某院治療1月熱退神清，回家調養。服某國家級專家藥至今（補陽還五湯和華佗再造丸等），病無進退，且增身癢、咯痰等。經人介紹，特來求診。

刻見：①右半身不遂，右肢發涼。②全身奇癢，搔癢無度，抓痕纍纍。③咳嗽痰多，言謇語澀，口角溢涎。④二便失禁，小便偏黃。⑤以前長臥濕地，長期負重勞作。

【檢查】 左脈弦細緩，右脈沉弦帶緊，舌淡嫩紅。血壓140/90毫米汞柱。

【辨證】 年高腎根動搖，長期勞作受濕；精血虧虛，濕瘀痼結，關節筋脈受損；痰濕內蘊，鬱而化熱。

【治法】 補腎養血，活血除濕，涼血止癢。

【處方】 六味地黃丸、生脈散、活絡效靈丹等化裁。

生地60克	山藥40克	山萸20克	澤瀉15克
茯苓20克	丹皮15克	西洋參60克	麥冬20克
北五味10克	當歸15克	丹參30克	乳沒各20克
赤芍20克	藏紅花2克	麝香1克	凌霄花20克
地龍20克	天竺黃20克	川貝20克	全蟲20克
蜈蚣20克	桑枝20克	桑寄生20克	桑椹子20克
螞蟻20克	龜板20克	鱉甲20克	芡實20克
金櫻子20克	阿膠30克	魚膘膠30克	雞血藤膏30克
絡石藤25克	豨薟草25克	鬱金25克	棗仁25克
靈芝25克	天麻30克	鉤藤25克	冰片5克
血竭20克	夜交藤30克	製首烏25克	枸杞25克

珍珠 25 克　　青木香 25 克　雞內金 30 克

諸藥烘乾研粉，水泛為丸，一天 2～3 次，每次 6～12 克，感冒停服。

【效果】 服藥 7 天，身癢即止。服 20 天後，痰和口水明顯減少，面有澤，肢轉暖，言語清楚，血壓 120/75 毫米汞柱。脈較前有神，舌漸榮。因療效好，上方連服 2 劑。

2013 年 2 月 5 日二診：右足較前有力，右側手足轉暖。說話基本能聽懂，口角溢涎消失。二便轉常。食可，神可，面有澤。停藥數月，諸症小發。

刻見： 痰涎復現，身癢略作。

【檢查】 脈細緩，舌淡嫩紅。血壓 140/90 毫米汞柱。

【處方】 仿前。

生地 60 克	山藥 40 克	山萸 20 克	澤瀉 15 克
茯苓 20 克	丹皮 15 克	西洋參 60 克	麥冬 20 克
北五味 10 克	當歸 15 克	丹參 30 克	乳沒各 20 克
赤芍 20 克	紅花 10 克	麝香 2 克	凌霄花 20 克
地龍 20 克	天竺黃 20 克	川貝 20 克	全蟲 20 克
蜈蚣 20 克	桑枝 20 克	桑寄生 20 克	桑椹子 20 克
螞蟻 60 克	龜板 20 克	鱉甲 20 克	芡實 20 克
金櫻子 20 克	阿膠 30 克	魚膘膠 60 克	雞血藤膏 30 克
絡石藤 25 克	豨薟草 25 克	鬱金 25 克	棗仁 30 克
靈芝 30 克	野天麻 30 克	鉤藤 25 克	冰片 5 克
血竭 20 克	夜交藤 30 克	製首烏 25 克	枸杞 25 克
珍珠 25 克	青木香 25 克	雞內金 30 克	水蛭 15 克
雪蛤油 10 克	琥珀 30 克	湘蓮肉 60 克	

諸藥烘乾研粉，水泛為丸，一天2～3次，每次6～12克，感冒停服。

2013年4月13日回訪：諸症進一步改善，經常外出散步運動。

2013年10月20日三診：停藥半年，飲食不節（嗜食肥甘厚味），復加10天前感冒咳嗽。諸症復發。

刻見：神萎乏力，嗜睡夜不安，痰多，受熱易發身癢。

【檢查】 脈沉細，舌淡嫩紅。

上等黃著30克　製黃精60克　西洋參90克　黨參90克
二冬各30克　北五味30克　炒生地60克　山藥90克
山萸60克　澤瀉25克　茯苓60克　丹皮25克
懷牛膝60克　龜板30克　龍牡各30克　遠志30克
石菖蒲15克　枸杞30克　制首烏30克　阿膠60克
鹿膠30克　鱉甲膠30克　杜仲60克　當歸30克
丹參30克　乳沒各30克　桑椹子60克　桑寄生60克
續斷60克　雞血藤膏60克　仙茅45克　仙靈脾45克
巴戟天45克　螞蟻60克　全蟲30克　蜈蚣30克
地鱉蟲30克　水蛭30克　二芍各45克　陳皮30克
薑半夏30克　川貝30克　天竺黃30克　夜交藤60克
絡石藤30克　茜草30克　鬱金30克

諸藥烘乾研粉，水泛為丸，一天2～3次，每次6～12克，感冒停服。

按語：患者子女多，經濟富裕，重視治療，不惜花費大量金錢搶救。恢復期亦是遍訪名醫，均告少效，且身癢及痰多症狀越來越重，慕名求治於我。詳加分析，毅然拋棄前醫慣用之補陽還五湯而用六味地黃丸化裁治療，果收顯效！身癢乃陰血不足，血虛生風也；痰多因大氣不轉，痰濁內生。治宗滋陰養血，活血通絡，看似不治中風而中風自癒！平常藥能癒大病！

第三節・過敏性紫癜

◉醫案

韓某　男　51歲　2013年2月8日初診

【主訴】 過敏性紫癜8月。

【病史】 8月前下肢出現紅疹伴疼痛，醫院確診為過敏性紫癜。住院治療半年（激素及抗生素等），紅疹反覆，足痛加重，不得已，改中醫調理。

刻見：①下肢紅疹泛發，行走片刻足痛劇烈，紅疹增多。②有痛風史。③面白形胖。④脫髮白髮多。⑤下身盜汗。

【檢查】 脈弦緊，舌淡胖。

【辨證】 氣陰雙虧，血熱妄行，溢於脈外。

【治法】 益氣養陰，涼血寧絡。

【處方】 聖癒湯、六味地黃丸、二至丸等化裁。

上等黃耆60克	西洋參45克	丹參60克	當歸30克
赤芍60克	炒生地90克	桃紅各10克	山藥60克
山萸30克	澤瀉30克	茯苓60克	丹皮60克
懷牛膝60克	龜板90克	枸杞40克	生製首烏各40克
阿膠100克	雪蛤油30克	螞蟻60克	雞血藤膏30克

赤小豆90克	苡仁90克	田七25克	敗醬草40克
紅藤40克	蒲黃20克	茜草40克	女貞子60克
旱蓮草60克	黑芝麻30克		

諸藥烘乾研粉，煉蜜為丸，一天2～3次，每次6～12克，感冒停服。

2014年5月9日回訪（介紹病友謝某求治）：紫癜及足痛已癒，盜汗消失，至今未發。

按語：盡信醫，吃大虧。韓某足疹疼痛，西藥謂之「過敏性紫癜」，長期用激素等治療，紅疹暫消，足痛加重，何也？激素可使骨骼鈣質流失也，造成骨質疏鬆等副作用。數月治療久久不癒信心已失，不得已，改中藥調理。治療此類疾病，遣方用藥完全遵循中醫理論，以六味地黃丸化裁，側重滋陰涼血，果癒。可見中醫之妙！

第四節・陽　痿

◉醫案 1

謝某　男　36歲　2012年3月21日初診

【主訴】 長期手淫，腎枯根搖，未老即衰，久治不效。

【病史】 16歲手淫，腎精妄洩。26歲結婚即陽痿，求治10餘年不癒。朋友介紹，特來求診。

刻見：①陽痿不舉，夫妻生活不能完成。②汗多口渴思飲。③疲倦嗜睡，不耐寒熱。④大便不爽，量少細軟，一天3～4次，小便點滴難盡。⑤腰痠足軟，小腹按之拘急不舒。肢麻髮脫。⑥眠差夢多，難入睡。

【檢查】 脈虛弦（左偏沉），尺弱，舌淡苔膩。

【辨證】腎精虧虛，陰損及陽；氣化失司，濕鬱化熱。

【治法】固腎強精，滋陰益陽，利濕洩熱。

【處方】金匱腎氣丸、左歸丸、二仙湯等化裁。

附片 15 克　　肉桂 15 克　　生地 100 克　　山藥 100 克
山萸 60 克　　澤瀉 60 克　　茯苓 100 克　　丹皮 60 克
枸杞 60 克　　製首烏 60 克　　龜鹿膠各 60 克　　懷牛膝 60 克
龜板 90 克　　上等黃蓍 100 克　　西洋參 100 克　　丹參 60 克
玄參 60 克　　麥冬 60 克　　北五味 30 克　　當歸 30 克
阿膠 200 克　　紫河車 90 克　　雪蛤油 90 克　　海馬 90 克
螞蟻 90 克　　露蜂房 60 克　　蜈蚣 30 克　　酸棗仁 60 克
柏子仁 60 克　　硃砂 30 克　　刺蝟皮 60 克　　九香蟲 30 克
仙茅 90 克　　仙靈脾 90 克　　知柏各 30 克　　柴芩連各 30 克
苡仁 100 克　　枳實 90 克　　白芍 60 克　　香附 30 克
木香 30 克　　橘核 30 克　　川楝 30 克　　雞內金 120 克
芡實 60 克

諸藥烘乾研粉，以膏代蜜為丸，一天 2～3 次，每次 6～12 克，感冒停服。

膏劑處方：濃縮成 300ml 膏汁備用。

黨參 200 克　　太子參 200 克　　狗腎 300 克　　夜交藤 300 克
女貞子 200 克　　旱蓮草 200 克　　金櫻子 200 克　　龍牡各 300 克
鮮麥芽 500 克　　雞內金 500 克

2012 年 5 月 22 日回訪：晨勃明顯，精神增加，出汗減少。大便漸成形，一天 2 次，小便增多轉暢。腰足有力，但不耐久行，睡眠安穩，夢少了。消化增強，藥後胃不脹，不上火。

2014 年 5 月 23 日回訪（介紹同事張某求治腎虛腰

痛）：夫妻生活基本滿意，唯房事後疲倦汗多，遵囑長吃羊肉羊腎。精力尚好。妻子今年2月產一健康男嬰。

按語：手淫之害，勝似鴉片，戀之難卻，傷人無痕。探其因：心動神搖，神搖精洩。婚後房事不節，腎精大虧，青年之體成老年之質。如果不從根本上將身體調理好，任其發展，恐成虛勞之證！

據證辨為陰陽虛，濕熱蘊。金匱腎氣丸益腎陽，左歸丸滋腎陰，二仙湯調陰陽、瀉相火，加血肉有情之品紫河車、阿膠、海馬、雪蛤油、龜鹿膠等峻補精血，伍蜈蚣、露蜂房壯陽通絡，入補益藥中有如虎添翼之力，更以膏代蜜，增加養血固腎安神之功。藥證合拍，一藥而癒，此丸藥複方之妙，複方克疑難也！

⊙醫案 2

朱某　男　42歲　2011年6月1日初診

【主訴】陽痿3年。

【病史】長期在外工作，近3年身體變差，服六味地黃丸出現陽痿等症狀。朋友介紹，特來求治。

刻見：①長期腰椎酸脹，超音波檢查無異。②陽痿，夫妻生活困難。小便深黃。③盜汗怕熱，口乾思冷飲。④膝關節發涼。⑤胃脹，飢則明顯，食後緩解。

【檢查】脈沉細弦，尺弱，舌淡胖，苔薄。形偏胖，面蒼黑。

【辨證】氣陰虧虛，腎精不足。

【治法】益氣養陰，溫補腎精。

【處方】經常出差，服湯不便，況久虛難復，擇丸藥緩圖，生脈散、金匱腎氣丸、七寶美髯丹等加味。

黄蓍 90 克	西洋參 100 克	二冬各 40 克	北五味 30 克
熟附片 20 克	肉桂 20 克	當歸 40 克	白芍 40 克
二地各 60 克	山藥 100 克	山萸 40 克	澤瀉 25 克
茯苓 40 克	丹皮 25 克	海狗腎 3 條	螞蟻 40 克
懷牛膝 30 克	枸杞 60 克	菟絲子 60 克	補骨脂 60 克
製首烏 60 克	杜仲 40 克	九香蟲 25 克	烏藥 25 克
雞血藤膠 60 克	秋石 30 克	魚膘膠 60 克	炒棗仁 40 克
龜板 40 克	石蓮子 40 克		

上等蜂蜜適量，諸藥烘極乾，煉蜜為丸，早晚各服 6～9 克，感冒停服。

2011 年 10 月 5 日二診：腰痛盜汗消失，小便正常，口不乾了。性生活滿意，唯膝冷減不多，天氣轉涼明顯。上方加海馬 60 克，獨活 30 克，如法製丸善後。

按語：此案上熱下寒，陰陽不和。桂附與秋石、石蓮子等並用，標本兼治，寒熱同療。

特別指出，六味地黃丸擅長滋陰，久服傷陽。

◉醫案 3

向某　男　36 歲　2007 年 12 月 19 日初診

【主訴】 陽痿 10 年。

【病史】 長期外出跑車，生活不定，10 年前即出現陽痿等症狀，久治無效。朋友介紹，特來求診。

刻見：①陽痿早洩，腰痠脹痛，畏冷易感，面白形瘦。②消化弱，食慾差，胃難心慌。③大便乾燥。④眠差多夢。

【檢查】左脈弦細澀，右脈弦細滑，舌淡嫩紅，苔膩。

【辨證】脾腎氣虛。

【治法】健脾補腎。

【處方】玉屏風散、參苓白朮散、六味地黃丸加味。

黃蓍 120 克	雲防風 30 克	白朮 60 克	人參 25 克
西洋參 45 克	黨參 60 克	茯苓 30 克	苡仁 25 克
蓮米 30 克	山藥 60 克	扁豆 25 克	砂仁 15 克
陳皮 15 克	紫河車 60 克	當歸 25 克	白芍 20 克
柏子仁 30 克	田七 25 克	川芎 25 克	大熟地 60 克
山萸 25 克	澤瀉 20 克	丹皮 20 克	玄胡 25 克
阿膠 60 克	龜板 30 克	鹿膠 30 克	枸杞 30 克
製首烏 30 克	雞血藤膠 60 克	菟絲子 30 克	五味 20 克

蜂蜜適量，諸藥烘極乾，煉蜜為丸，早晚各服 6～9 克，感冒停服。

2010 年 10 月 22 日回訪（其妻攜小孩就診）：告之丈夫服後效果特佳，幾年來很少感冒，食慾振，精神好，其他方面滿意……

按語：陽痿早洩，責之脾腎同病，根本動搖。不健脾開胃以助氣血之源，單固腎壯陽難以全功。

第四章｜消化系統疾病

第一節・胃　病

◉醫案 1

吉某　女　20歲　2011年3月11日初診

【主訴】 胃脘脹痛6年。

【病史】 6年前胃鏡查十二指腸潰瘍。胃痛與食辛辣厚物有關，痛時嘔酸。服西藥效果不好，副作用太大。同事介紹，特來求治。

刻見：手心易汗，乳房平軟，食慾不佳，形瘦面萎。

【檢查】 脈沉細，尺弱，舌淡紅少華，邊有齒印，苔膩。

【辨證】 脾腎不足，氣血雙虧，因虛而痛。

【治法】 健脾補腎，益氣養血。

【處方】 參苓白朮散、歸脾湯、枳朮丸等加味。

人參30克　黨參100克　茯苓60克　白朮40克
炙甘草15克　苡仁60克　蓮肉60克　山藥120克
扁豆30克　砂仁15克　陳皮15克　大棗30克
芡實60克　當歸40克　白芍40克　枸杞60克
菟絲子40克　香附25克　木香25克　靈芝40克
黃耆60克　龍眼肉40克　棗仁40克　益智仁20克

枳實 30 克

上等蜂蜜適量，諸藥烘極乾，煉蜜為丸，早晚各服 9 克，感冒停服。

2011 年 4 月 15 日回訪：胃痛消失，偶吃辛辣生冷等物亦未出現。食慾增加，手足心汗減少，睡眠轉佳，查脈弦細有神，舌淡紅，齒印減少，苔薄，面色紅潤有澤，精神增加。

2013 年 7 月 25 日二診：胃痛癒後，至今未發，轉治他症。

刻見：（婦科查）乳房小而平軟，其他第二性徵發育可，經少錯後，皮膚烘熱，不耐勞累。

【檢查】 脈弦細，舌淡紅苔薄。唇淡少華，指甲發白。血壓 90/60 毫米汞柱。

【辨證】 精血虧虛，發育滯後。

【治法】 益精養血，濡養臟腑。

【處方】 八珍湯加味。

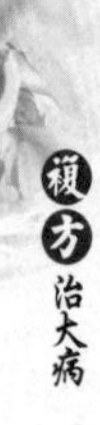

人參 100 克　西洋參 100 克　黃耆 40 克　茯苓 40 克
白朮 40 克　當歸 40 克　川芎 25 克　白芍 30 克
大熟地 40 克　桃紅各 15 克　香附 30 克　檀香 30 克
合歡皮 30 克　山藥 120 克　山萸 30 克　阿膠 200 克
魚膘膠 100 克　海狗腎 4 條　紫河車 40 克　螞蟻 30 克
田七 30 克　丹參 40 克　山楂 40 克　雞內金 60 克
枸杞 60 克　菟絲子 40 克　黃精 60 克　製首烏 40 克
龍眼肉 40 克　雞血藤膏 60 克　棗仁 40 克　蓮米 40 克
芡實 40 克　龜板 30 克　北五味 30 克

上等蜂蜜適量，諸藥烘極乾，煉蜜為丸，早晚各服 9

克，感冒停服。

另囑早晚按摩乳房。

2014 年 5 月 15 日回訪（其母求治眩暈）：乳房發育有改善，胃痛徹底治癒，面色紅潤，精神慧爽。

◉醫案 2

劉某　女　26 歲　2012 年 9 月 21 日初診

【主訴】 感冒咽痛 9 天。

【病史】 感冒發熱咽痛 9 天，住院輸液少效，改中醫治療。

刻見：①陣陣寒熱，動則小汗出。②頭暈嗜睡，目懶開。③胃脹痛打嗝，大便不暢偏乾。④小腹按之痛。⑤平素易感冒。

【檢查】 脈浮弦細，苔膩乾。

【辨證】 表邪未盡，營衛不和；肝鬱土虛，運化遲緩。

【治法】 透表邪，和營衛；疏肝健中，和胃導滯。

【處方】 柴胡桂枝湯、四逆散等化裁。

柴胡 25 克　黃芩 12 克　桂芍各 12 克　藿香 20 克
枳實 30 克　炙甘草 15 克　苡仁 30 克　太子參 30 克
茯苓 25 克　薄荷 12 克　火麻仁 15 克　生薑 6 克
大棗 3 枚

1 劑，水煎內服。

2012 年 9 月 22 日二診：藥後小汗，胃及小腹脹好些，寒熱消失，大便變暢。

刻見：頭暈，神差，咽不利。

【檢查】 脈浮弦小緊，苔膩乾。

【辨證】 久病傷正，表邪未盡。

【治法】 益氣透邪，疏肝健中，和胃導滯。

【處方】 玉屏風散、小柴胡湯等化裁。

黃蓍60克	荊防各15克	白朮15克	柴胡15克
黃芩12克	枳實30克	炙甘草12克	黨參30克
茯苓30克	木香12克	砂仁12克	火麻仁15克
棗仁25克	生薑6克	大棗3枚	

2劑，水煎內服。

2012年9月27日三診：諸症若失。回憶以前胎產頻數，產後生冷未禁，近年身體更差。擬丸藥調理。

刻見：①面白畏冷，易感易汗。感冒則咽痛胃脹。去年胃鏡查：糜爛性胃竇炎。婚後（20歲）身體變差，前症明顯加重。②連續3年，冬天或感冒後面目浮腫。下身及臀部厥冷，但夏天易發熱汗多。③耳鳴眩暈，眼睛模糊。④腰痛，勞累及房事後加重。⑤易發口腔潰瘍。⑥經期乳房脹痛，煩躁。

【檢查】 脈弦細，舌略淡胖，苔薄白。血壓90/50毫米汞柱。

【辨證】 氣血大衰，肝鬱腎弱，肝胃不和，陰虛陽亢。

【治法】 大補氣血，疏肝和胃，益精固腎，滋陰潛陽。

【處方】 玉屏風散、生脈散、十全大補湯等化裁。

黃蓍100克	雲防風25克	白朮45克	白人參100克
西洋參100克	二冬各45克	北五味15克	茯苓30克
炙甘草30克	當歸25克	川芎25克	白芍30克
炒生地100克	桃紅各15克	山藥100克	黃精60克

澤瀉 30 克	丹皮 30 克	鬱金 30 克	海馬 30 克
阿膠 100 克	黃連 30 克	魚膘膠 150 克	螞蟻 150 克
刺蝟皮 100 克	九香蟲 30 克	青木香 30 克	酸棗仁 60 克
柏子仁 30 克	靈芝 30 克	合歡皮花各 25 克	雞血藤膏 60 克
枸杞 30 克	製首烏 30 克	龜板 30 克	龍牡各 30 克
磁石 30 克	珍珠 30 克	遠志 15 克	石菖蒲 15 克
丹參 30 克	檀香 30 克	砂仁 30 克	海狗腎 2 條
玄參 45 克	寄生 30 克	續斷 30 克	升麻 30 克
柴胡 30 克	枳實 60 克	懷牛膝 30 克	琥珀 30 克
焦三仙 30 克			

諸藥烘乾研粉，煉蜜為丸，一天 2～3 次，每次 6～12 克，感冒停服。

2012 年 12 月 1 日回訪：神增面華，感冒少了，咽炎輕些，汗減少許多，眩暈微，勞累後腰不痛（但夫妻生活後腰軟），身體轉暖，胃部症狀消失，耳鳴次數減少許多，眼睛明亮，睡眠安穩。血壓 105/75 毫米汞柱。

2013 年 3 月 5 日二診：唯夫妻生活後腰軟，其他已癒。前方加鹿筋 60 克，雪蛤油 60 克，如法製丸善後。

◉醫案 3

李某　男　43 歲　2010 年 9 月 12 日初診

【主訴】 糜爛性萎縮性胃炎 2 年。

【病史】 胃脹 2 年。醫院查：糜爛性萎縮性胃炎。

刻見： 納差便爛，背心受涼則乾嘔，以前嗜酒。

【檢查】 脈弦細小數，舌淡胖。

【辨證】 肝鬱脾虛氣滯。

【治法】 健脾行滯。

【處方】 香砂六君子湯。

香附 15 克　木香 12 克　砂仁 12 克　黨參 30 克
茯苓 20 克　白朮 15 克　炙甘草 10 克　陳皮 12 克
山藥 20 克　炒苡仁 20 克　生薑 6 克　大棗 12 克
焦三仙各 15 克

3 劑，水煎內服。

2010 年 9 月 16 二診：胃脹已減，大便欠調。查脈沉弦細小數，舌胖淡紅。上方山藥增至 30 克，用煨生薑，繼進 3 劑。

2010 年 9 月 20 日三診：病無進退。查脈弦細小數，舌同上。予半夏瀉心湯。

半夏麴 12 克　炙甘草 6 克　黨參 15 克　乾薑 10 克
大棗 10 克　黃連 3 克　黃芩 5 克　枳殼 10 克

3 劑，水煎內服。

2010 年 9 月 25 日四診：諸症大減，以前服中西藥無數，均未根治。前方繼服 3 劑，擬丸藥善後。

刻見：①胃脹微，大便成形，一天 2 次，乾嘔消失（背心受涼亦未發）。②眠差夢多。③性生活不滿意。

【檢查】 脈弦（右沉弱），尺弱，舌淡胖，苔薄中裂。

【辨證】 心脾有虧，腎虛肝鬱。

【治法】 疏肝健脾，養心強腎。

【處方】 歸脾湯、參苓白朮散加味。

黃蓍 60 克　人參 30 克　黨參 60 克　龍眼肉 30 克
當歸 30 克　棗仁 60 克　白朮 60 克　靈芝 30 克
木香 20 克　炙甘草 10 克　乾薑 15 克　遠志 20 克

大棗 30 克	茯苓 60 克	茯神 30 克	香附 20 克
砂仁 15 克	檀香 60 克	丹參 25 克	陳皮 15 克
補骨脂 25 克	菟絲子 25 克	枸杞 25 克	芡實 25 克
金櫻子 25 克	苡仁 30 克	蓮米 30 克	山藥 60 克
扁豆 25 克	刺蝟皮 20 克	益智仁 15 克	合歡花 15 克

上等蜂蜜適量，諸藥烘極乾，煉蜜為丸，早晚各服 9 克，感冒停服。

2010 年 10 月 12 日回訪：頗好，精神增，胃不痛不脹，食慾振。左脈弦而有神，右脈沉弦細，舌正。

2010 年 11 月 26 日回訪：初診症狀消失，精神慧爽，性生活滿意。查脈弦，舌正。

囑注意飲食起居，節制性生活為要！

按語：食少，胃脹，便爛，乾嘔，中虛生寒，腐熟無權，運化失司。以香砂六君子湯溫養脾胃，行氣化滯。

三診考慮寒熱夾雜，虛實互見，故以半夏瀉心湯加枳殼治之。最後以歸脾湯、參苓白朮散化裁善後，前方健脾養血安神，後方健脾利濕，用乾薑者溫中陽也。藥證相切，終獲大效！

◉醫案 4

劉某　女　55 歲　2012 年 8 月 23 日初診

【主訴】 胃痛 5 年。

【病史】 長住潮濕房子，經常接觸冷水。5 年前作風濕心臟病手術（二尖瓣狹窄），長服華法林（胃病可能與之有關）而胃痛多年，治療不效，慕名求丸藥調理。

刻見：①胃痛，查 HP（+），晚上痛甚，嘈雜灼熱，痛處拒按，痛處不固定。②小便澀痛。③經常腰痛，髖關節痠軟乏力。④面白易汗。⑤腦血管反覆痙攣疼痛。⑥眠差夢多。⑦目澀髮脫。⑧口中灼熱，有慢性咽炎。

【檢查】 脈弦細滑（右沉），尺弱，舌淡略胖。

【辨證】 肝胃不和，脾腎雙虧；氣血不足，心脈瘀滯。

【治法】 疏肝和胃，健脾固腎，養心通脈。

【處方】 四逆散、參苓白朮散等化裁。

柴胡30克　枳實60克　白芍30克　生甘草25克
蒲公英45克　烏賊骨30克　大貝30克　刺蝟皮60克
青木香30克　丹參30克　鬱金30克　檀香30克
砂仁30克　桔梗30克　連翹25克　玄參25克
天竺黃25克　秋石25克　黃連15克　螞蟻60克
西洋參100克　茯苓30克　白朮30克　苡仁30克
蓮肉30克　山藥100克　生地60克　黃精45克
澤瀉25克　丹皮25克　懷牛膝30克　枸杞30克
酸棗仁30克　柏子仁30克　靈芝30克　合歡皮花各15克
紅景天30克　烏蛇30克　阿膠60克　龜板30克
海馬15克　田七30克　焦三仙30克

諸藥烘乾研粉，煉蜜為丸，一天2～3次，每次6～12克，感冒停服。

2012年10月13日回訪（介紹其妹求治）：胃痛及髖關節痛消失，身有力，頭暈止，睡眠漸安，口熱未出現，查脈弦細滑有神，尺漸應指。舌漸榮。

2013年3月12日回訪：胃及腰痛癒後未復作，小便澀痛消失（只在天熱或飲水少時偶作），面色漸華，口熱及咽炎癒後未反覆，睡眠安穩，頭痛消失（生氣或感冒後偶作）。

◉醫案 5

屈某　女　71 歲　2012 年 8 月 5 日初診

【主訴】 胃病 7 年，久治不癒。

【病史】 胃病 7 年，初為胃竇炎，近查淺表性胃炎。平時問題多，服藥無計少效。半月前感冒諸症加重。當地醫生輸液胃脹加劇。親戚介紹，特來求治。

刻見：①疲倦易累，形瘦神疲。②胃脹拒按，甚則脹痛牽引胸脅，打嗝嘔酸，納差厭油。③畏冷易感。④五年前患腦梗塞，經治好些，唯平時枕部暈脹刺痛，耳鳴頻作。⑤口燥咳喘，咯痰不爽。

【檢查】 脈弦細略數，舌淡無苔。結膜蒼白。

【辨證】 肝胃不和，中虛飲停。

【治法】 疏肝和胃，建中化飲。

【處方】 四逆散、小半夏湯、香砂六君子湯等化裁。

柴胡 15 克　枳實 30 克　白芍 15 克　炙甘草 12 克
半夏麴 15 克　生薑汁 5 毫升　生薑 10 克　大棗 3 枚
香附 15 克　鬱金 15 克　砂仁 12 克　太子參 30 克
茯苓 25 克　白朮 15 克　青陳皮各 15 克　五穀蟲 15 克
九香蟲 12 克　白蒺藜 20 克　潼蒺藜 20 克　竹茹 15 克

7 劑，水煎內服。

2012 年 10 月 26 日二診：藥後諸症癒。停藥兩月，諸症復發。長期體弱多病，要求丸劑調理。

刻見：胃脘嘈雜，脹滿夜甚，枕部偏左陣陣跳痛，咳嗽咯痰，晚上口乾，畏冷易感，近一月身癢。

【檢查】脈弦細（右偏數而乏力），舌淡無苔。

【辨證】脾腎不足，氣血雙虧；肝胃不和，氣滯血瘀。

【治法】健脾固腎，調補氣血，疏肝和胃。

【處方】玉屏風散、生脈散、香砂六君子湯、六味地黃丸化裁。

上等黃蓍 30 克	雲防風 12 克	白朮 15 克	白人參 15 克
西洋參 30 克	麥冬 30 克	北五味 15 克	桔梗 15 克
枳實 25 克	全瓜蔞 30 克	大貝 25 克	烏賊骨 25 克
茯苓 25 克	炙甘草 15 克	青陳皮各 25 克	檀香 15 克
砂仁 12 克	香附 15 克	木香 15 克	半夏麴 15 克
川芎 15 克	當歸 25 克	白芍 25 克	二地各 25 克
桃紅各 10 克	山藥 30 克	山萸 30 克	澤瀉 15 克
丹皮 15 克	黃精 30 克	百合 30 克	阿膠 30 克
海龍 30 克	棗仁 30 克	螞蟻 30 克	田七 30 克
刺蝟皮 15 克	柏子仁 15 克	湘蓮肉 30 克	苡仁 30 克

諸藥烘乾研粉，煉蜜為丸，一天 2～3 次，每次 6～12 克，感冒停服。

2012 年 11 月 23 日回訪：服後頗好。

2014 年 5 月 1 日回訪（介紹親戚求治）：胃痛已癒，至今未作，頭痛消失，食慾好，咳嗽微（感冒後稍咳），整天勞作而不覺疲倦。

按語：中虛停飲，生薑和生薑汁伍用溫中暖胃，化飲消水。一藥兩用，療效更佳。二診中玉屏風散益氣固表實衛，生脈散益氣滋陰和營，香砂六君子湯健脾益後天之本，六味地黃丸固腎養先天之根。遣方用藥，抓重點抓關鍵，如此方能藥到病除！

第二節・脅　痛

◉醫案

羅某　女　47歲　2010年11月18初診

【主訴】 右脅痛10年，近幾天加重，半小時前增劇。

【病史】 近日走親戚，半小時前突發脅痛。

急診**刻見**：①右脅痛10年，近幾天加重，半小時前增劇。右脅疼痛牽及胃部與右半身痛。數年前膽囊切除後（膽結石），右脅脹痛反覆發作，超音波檢查無異。成都某中醫院治療2月，除苔厚改善外，脅痛加重。轉重慶某大醫院經西醫治療1月緩解，脹痛終不瘥。花費20餘萬，病沒治好，身體搞差了。如此折騰，治癒已無信心。②平素背心涼，晨起口苦。③幼時患先心病，已做手術，恢復尚可。

我仔細查舌辨脈問症後，給予數粒花椒，用白糖開水送服，片刻痛減。告之此病中藥完全可以治癒。經我解釋：此脅痛屬虛屬寒，非熱非實，方恍然大悟，回憶以前都是用活血化瘀或清熱利濕藥治療，故久治不癒。

【檢查】 脈弦滑緊，尺弱，舌胖淡夾瘀，苔薄乾。

【辨證】 肝血腎精不足，寒凝肝膽經絡，氣血失和。

【治法】 溫陽散寒，調和氣血。

【處方】 良附丸、芍藥甘草湯、小建中湯等加減。

香附15克　良薑15克　白芍45克　炙甘草15克

醋柴胡 8 克　當歸 12 克　川芎 12 克　九香蟲 10 克
蔥白 2 根　花椒 5 粒　肉桂粉 1 克（分沖）
飴糖 100 克（兑服）

2 劑，急煎內服。

2010 年 11 月 20 日二診：前天晚服藥一次，當晚未痛，頗感意外。第二天白天未痛，晚上脅痛略作。藥後口稍乾，大便兩日未下。查脈沉弦細，尺弱。舌胖淡夾瘀，苔薄乾。

香附 15 克　良薑 15 克　炙甘草 15 克　白芍（酒炒）45 克
醋柴胡 8 克　當歸 12 克　川芎 12 克　九香蟲 10 克
蔥白 2 根　花椒 5 粒　生甘草 10 克
肉桂粉 1 克（分沖）　焦米一小撮引

2 劑，水煎內服。

2010 年 11 月 22 日三診：脅痛消失，取藥回家。

刻見：右脅不痛，按之稍不適。背心發涼已微。口苦消失。大便細軟量少，推送乏力。小便可，神增食可。

【檢查】 脈弦細滑，舌胖淡紅有澤（無以前之瘀色），苔薄。

【處方】 良附丸、芍藥甘草湯、香砂六君子湯加減。

香附 12 克　良薑 10 克　酒白芍 45 克　炙甘草 15 克
柴胡 8 克　當歸 12 克　川芎 12 克　九香蟲 10 克
大雲 12 克　火麻仁 12 克　黨參 12 克　茯苓 12 克
白朮 10 克　肉桂粉 1 克（分沖）
焦米一小撮引

5 劑，水煎內服。

2010 年 12 月 2 日四診：脅痛已微，丸藥善後。

香附 45 克	良薑 45 克	白芍 100 克	炙甘草 45 克
生甘草 10 克	醋柴胡 25 克	當歸 45 克	川芎 45 克
九香蟲 30 克	蔥白 10 根	開口花椒 30 粒	肉桂 20 克
沉香 25 克	檀香 25 克	飴糖 200 克	黃蓍 45 克
人參 45 克	砂仁 20 克	茯苓 45 克	白朮 45 克
枸杞 45 克	菟絲子 45 克	補骨脂 45 克	北五味 15 克
五靈脂 25 克	蒲黃 25 克	米殼 25 克	焦三仙 30 克

諸藥（飴糖另入）烘極乾為丸，早晚各服 6～9 克，感冒停服。

2011 年 3 月 15 日回訪：脈沉弦細，舌胖淡紅。脅痛不作，唯感冒後略有不適。身體變好了，吃飯睡眠俱佳，甚表感謝！

按語：清熱利濕、活血化瘀與溫陽散寒、疏肝養血是兩種相反的治法。患者屬血虧寒凝，以清熱利濕、活血化瘀法治之，背道而馳，故無效！一逆尚引日，再逆促命期！

良附丸溫胃理氣，治寒凝氣滯，脘痛吐酸，胸腹脹滿症，良。芍藥甘草湯主治肝脾不和，脘腹疼痛。現代用於血虛津傷所致的腓腸肌痙攣、肋間神經痛、胃痙攣、胃痛、腹痛、坐骨神經痛、婦科炎性腹痛、痛經以及十二指腸潰瘍、萎縮性胃炎、胃腸神經官能症、急性乳腺炎、頸椎綜合徵等屬陰血虧虛、肝脾失調者，效果很好。

小建中湯專治中焦虛寒，肝脾失和之症。數方合而為一，對肝血腎精不足、寒滯肝膽經絡、氣滯血瘀的脅痛有立竿見影之功！

因病久，故以丸緩緩圖之，終獲滿意療效！

特別指出，飴糖一味，不可或缺，不可他藥替代！

第三節・慢性腹瀉

◎醫案 1

付某　男　38 歲　2009 年 12 月 4 日初診

【主訴】 腹瀉納差 1 年。

【病史】 近 1 年腹瀉納差，精神不好。服西藥無效，朋友介紹，求中藥調理。

刻見：①大便不成形，食少，經常腸鳴亢進，矢氣頻頻。②有鼻炎史，平素易感冒。③尿頻腰痛。④晨起口乾思飲，平素喜熱食熱飲。⑤眠差易醒。⑥工作繁忙，易發脾氣，心情不好。

【檢查】 脈弦（右偏弱），舌淡胖夾瘀，邊齒印，苔膩乾。

【辨證】 脾腎虧虛，氣血失和。

【治法】 健脾補腎，調和氣血。

【處方】 四逆散、四神丸、香砂六君子湯加味組方。

柴胡 15 克　枳實 15 克　白芍 15 克　炙甘草 10 克
香附 12 克　砂仁 10 克　木香 12 克　黨參 30 克
茯苓 15 克　炒白朮 15 克　補骨脂 15 克　肉蔻 10 克
五味子 10 克　吳萸 4 克　黃連 7 克　薑棗米引

3 劑，水煎內服。

2009 年 12 月 10 日二診：病無進退。脈舌如前。

補骨脂 20 克　吳萸 6 克　五味 12 克　肉蔻（炒去油）12 克
山藥 30 克　芡實 30 克　炮乾薑 12 克　熟附片 12 克

炙甘草12克　烏梅15克　訶子12克　焦米引

3劑，水煎內服。

2009年12月17日三診：前藥小效。生意忙碌，湯劑不便，改丸藥調理。

【辨證】 脾腎虧虛，氣血失和，濕濁內蘊。

【治法】 健脾補腎，調和氣血，利濕通腑。

【處方】 參苓白朮散、四神丸、真人養臟湯加味。

黃耆60克	紅參30克	西洋參30克	黨參60克
當歸30克	白芍30克	茯苓60克	白朮60克
炙甘草30克	苡仁60克	蓮肉60克	山藥120克
扁豆30克	砂仁20克	陳皮20克	大棗肉40克
生薑汁30克	補骨脂60克	煨肉蔻30克	吳萸20克
北五味30克	米殼30克	肉桂30克	煨木香20克
訶子30克	石榴皮30克	烏梅30克	熟附片30克
乾薑30克	芡實60克	金櫻子膏250克	香附30克
棗仁60克	牡各30克	菟絲子60克	黃精120克
覆盆子30克	枸杞60克	大熟地30克	車前仁30克

諸藥烘乾研粉，水泛為丸，一天2～3次，每次6～12克，感冒停服。

2010年1月6日回訪：服後無不適，口不乾。

2010年2月27日回訪：大便成形，一天一次。口稍乾，飲水即解。精神增加，食已振，感冒減少。腰不痛，眠轉佳。診脈有神，舌轉紅潤，瘀色減少。

2012年6月1日四診：除口乾稍作外，其他改善明顯：腹瀉消失，精神大增，感冒減少（最近兩年很少了），小便正常，腰痛消失，睡眠轉佳。

刻見：腹部受涼，腹瀉又作，飲酒亦引發腹瀉。腹瀉腸鳴，裏急後重（多吃筍子後大便可正常）。食慾差消化弱，腰痠背痛（如此症狀已 8 年），易感冒。

【檢查】 脈弦，舌胖淡暗（兩邊明顯），邊齒印，苔薄膩。

【辨證】 脾腎氣虛，肝鬱夾濕，久痢傷陰。

【治法】 益氣養陰，健脾固腎；疏肝利濕，澀腸止瀉。

【處方】 生脈散、駐車丸、四神丸、真人養臟湯等加味。

黃蓍 100 克	人參 100 克	西洋參 100 克	麥冬 60 克
北五味 40 克	吳萸黃連各 20 克		炮薑 30 克
當歸 40 克	阿膠 60 克	魚膘膠 60 克	茯苓 60 克
麩炒白朮 40 克	炙甘草 20 克	炒苡仁 40 克	炒蓮肉 60 克
土炒山藥 120 克	炒扁豆 40 克	砂仁 20 克	醋柴胡 15 克
麩炒枳實 30 克	酒白芍 30 克	沉香 20 克	榔片 20 克
鹽菟絲 60 克	鹽補骨脂 60 克	煨木香 20 克	肉蔻（去油）30 克
米殼 30 克	熟附片 30 克	肉桂 30 克	芡實 60 克
金櫻子膏 60 克	鹿角 30 克	合歡皮 30 克	龍牡各 30 克
煨訶子肉 30 克	石榴皮 30 克	烏梅 30 克	香附 20 克

諸藥烘乾研粉，水泛為丸，一天 2～3 次，每次 6～12 克，感冒停服。

2012 年 9 月 6 日回訪：效大顯。腹瀉止，腰痛平，食振，面紅潤。囑性生活有制，心情平靜，不急躁，少發脾氣，肝木順，脾土自不受尅也。

按語：脾主運化，腎司二便，肝主疏洩，該案之腹瀉，責之肝鬱，脾虛，腎弱也。健脾除濕，首選參苓白朮散。溫補脾腎之陽，四神丸合真人養臟湯。久瀉傷陰，故二診加駐車丸。諸藥炒用，增加芳香醒脾，澀腸止瀉之功。

◉醫案 2

袁某　男　30歲　2013年6月27日初診

【主訴】 反覆腹瀉10年。

【病史】 10年前飲食不節致腹瀉，反覆發作，一年數次。一次持續一月左右，服藥方解。2年前大腸鏡檢查：慢性腸炎。近一月腹瀉發作，至今不癒。經人介紹，特來求治。

刻見：①面萎黃而腹瀉，甚則一天5～6次。腸鳴亢進，質爛如稀粥，不成形。便時腹痛，瀉後痛解。同房時兩側少腹痛。②平素較畏冷，易感冒，汗較多。③記憶差，精神不振。④平時食可，小便可。

【檢查】 脈沉細略弦，舌淡苔膩，舌脈紫。

【辨證】 脾腎氣虛，肝脾不調。

【治法】 健脾固腎，調和肝脾。

【處方】 參苓白朮散、枳朮丸等化裁。

黨參15克	茯苓15克	白朮15克	炙甘草12克
苡仁15克	湘蓮肉15克	山藥15克	扁豆15克
砂仁12克	陳皮15克	生薑6克	大棗15克
枳殼20克	石榴皮12克	芡實15克	五倍子12克

3劑，水煎內服。

2013年7月5日二診：藥後大便稍成形。經常外出，服湯不便，要求散劑治療。查脈弦（左沉細較弱），舌同前。擬參苓白朮散、四神丸、四逆散等化裁。

上等黃蓍45克　西洋參60克　黨參60克　茯苓60克
白朮90克　炙甘草30克　苡仁60克　湘蓮肉60克
鐵棍山藥90克　扁豆60克　砂仁30克　青陳皮各30克
木香30克　白芍30克　柴胡30克　枳殼30克
菟絲子30克　北五味30克　五倍子30克　芡實60克
石榴皮30克　黃連15克　乾薑10克　海馬15克
棗仁60克　刺蝟皮30克　九香蟲15克　枸杞60克

諸藥烘乾研粉，一天2～3次，每次6～12克，感冒停服。

2014年3月6日回訪：與前判若兩人，面華形豐，精神慧爽，大便成形，1～2天一次，唯感冒、飲酒及吃辣椒後大便變稀，不畏冷了，感冒極少，半年來小感冒三四次，服點沖劑即好。

按語：脾胃虛弱，納化遲呆，飲食不消。一則水穀不化，水反為濕，穀反成滯，清濁不分，升降失調，則中滿便溏。再則脾胃虛弱，化源不足，臟腑肌腠失於充養，而睏乏少力，形體消瘦，面色萎黃。延久失治，窮及腎根，釜底無薪，大便則爛。濕滯中焦，腑氣不利則腸鳴亢進，肝氣不利則少腹疼痛。治以參苓白朮散加固澀藥，脾健胃運腸固，繼以散劑收功，仍宗健脾強腎、澀腸固脫法。

第五章｜骨關節病

第一節・腰椎骨質增生

⊙醫案 1

劉某　男　43歲　2014年1月14日初診

【主訴】腰椎骨質增生3年。

【病史】 3年前醫院確診腰椎骨質增生並突出，建議手術，患者拒絕。四處尋醫治療無效，慕名求診。

刻見：①左側腰痛，感冒及勞累後加重。平時綿綿作痛，痛處固定，夜不能寐（側睡緩，平臥腰痛如折）。②平時較畏冷，肢厥。③眠差夢多。④形瘦面白。⑤脫髮白髮多。⑥有B肝小三陽史，查肝功（－）。

【檢查】脈弦細略緊，舌淡苔膩，舌脈紫。

【辨證】腎精虧虛，氣滯血瘀，腎絡失養。

【治法】益精通絡，固腎強腰。

【處方】右歸丸、桃紅四物湯等化裁。

上等黃蓍120克　白人參100克　西洋參100克　黨參100克
丹參90克　生地120克　山藥90克　山萸90克
枸杞90克　製首烏60克　鹿角90克　菟絲子60克
川斷仲各90克　當歸60克　肉桂30克　桂枝30克
熟附片30克　懷牛膝90克　龜板90克　桃紅各30克

川芎 60 克	白芍 90 克	乳沒各 30 克	全蟲 30 克
蜈蚣 30 克	炮甲 30 克	海馬 60 克	螞蟻 90 克
田七 90 克	玄胡 90 克	紫河車 60 克	酸棗仁 90 克
柏子仁 60 克	製首烏 60 克	仙茅 60 克	仙靈脾 60 克
巴戟天 60 克	烏蛇 60 克	青皮 60 克	香附 60 克
合歡皮 60 克	雞血藤膏 60 克	百合 120 克	刺蝟皮 60 克
雞內金 90 克	山楂 90 克	雪蛤油 30 克	阿膠 100 克
鹿胎 30 克	桑螵蛸 30 克	桑椹子 120 克	白朮 60 克

諸藥烘乾研粉，煉蜜為丸，一天 2～3 次，每次 6～12 克，感冒停服。

2014 年 5 月 1 日回訪：藥服半月腰痛即緩，現已外出打工，腰痛近 3 個月未作（側睡平躺均無礙）。睡眠很好，食慾增加，唯藥後口稍燥，遵囑吃綠豆粥多喝水即解。

按語：患者四旬有餘，腎虛無疑，復加長年彎腰負重勞作，腰痛驟起。西醫查為腰椎骨質增生並突出，建議手術治療，患者拒絕，四處打聽，聞訊吾有好方妙藥，服余丸藥一劑而解。

此案治法不外固腎養血活血，並無神奇之處。

⊙醫案 2

劉某　男　60歲　2011 年 3 月 3 日初診

【主訴】 腰痛 25 年，久治不癒。

【病史】 腰痛 25 年。醫院查為腰椎骨質增生。久服布洛芬、強的松、英太青、骨質增生片等身體浮腫，腰痛不減，行走困難。其女攜之，特來求治。

刻見：①腰痛喜按，活動加劇。②畏冷肢厥，目霧肢麻。

【檢查】 左脈弦緊，右脈沉細，舌淡紅少華。

【辨證】 腎虛寒濕。

【治法】 溫腎養血，散寒除濕，活絡止痛。

【處方】 金匱腎氣丸、桃紅四物湯等加味。

熟附片 25 克	肉桂 25 克	二生各 60 克	山藥 90 克
山萸 30 克	澤瀉 25 克	茯苓 25 克	丹皮 25 克
桃紅各 15 克	當歸 60 克	川芎 25 克	白芍 30 克
丹參 60 克	乳沒各 30 克	地鱉蟲 30 克	淫羊藿 30 克
鹿角 30 克	懷牛膝 30 克	枸杞 60 克	菟絲子 60 克
補骨脂 60 克	製首烏 60 克	田七 40 克	螞蟻 40 克
烏蛇 60 克	玄胡 30 克	五靈脂 30 克	寄生 60 克
續斷 60 克	杜仲 60 克	胡桃肉 60 克	黃耆 60 克
雲防風 30 克	白朮 60 克	海馬 25 克	炮甲 25 克

上等蜂蜜適量，諸藥烘極乾，煉蜜為丸，早晚各服 9 克，感冒停服。

2014 年 5 月 8 日回訪（介紹鄰居李某求治）：藥服兩月，腰痛若失，至今未發。每年都在福建打工。

按語：腰為腎之腑，主骨生髓，寒濕來襲，故脈顯緊也！

金匱腎氣丸溫腎助陽，桃紅四物湯補血活血。方中田七、螞蟻、烏蛇、炮甲、海馬等對深入血脈之寒邪瘀濁有良效。諸藥為丸緩治，溫陽散寒，填精補髓，祛風除濕。緩服長服，沉痾痼疾焉有不癒？

以前患者長服西藥，肝腎損害太大，故身體浮腫。醫之殺人不用刀也！改服丸藥，一劑而癒。為表感謝，介紹多人求治。

◉醫案 3

王某　女　69 歲　2009 年 11 月 10 日初診

【主訴】 長期腰痛，久治不癒。

【病史】 今年 6 月醫院確診：腰椎間盤膨出、狹窄，骨質增生、退行性變。住院輸液、服西藥、牽引、中藥煎劑等無效。醫院邀診。

刻見：①右側腰部劇烈疼痛，不能直伸，疼痛牽及右足。夜不能寐，呻吟不絕。②口乾苦不思飲。

【檢查】 脈弦細緊（右弱），尺不應指，舌淡，舌脈紫。

【辨證】 年高根枯，腎氣不足，精血大虧，筋骨經絡失養。

【治法】 補腎壯骨，養血活血，通絡止痛。

【處方】 歸芍地黃丸、活絡效靈丹、獨活寄生湯等加減。

黃耆 120 克	人參 30 克	西洋參 60 克	當歸 30 克
白芍 30 克	熟地 60 克	山藥 60 克	山萸 25 克
澤瀉 20 克	茯苓 25 克	丹皮 20 克	龜板 30 克
炮甲 30 克	地鱉蟲 25 克	棗仁 30 克	麥冬 30 克
五味子 20 克	阿膠 60 克	百合 30 克	芡實 25 克
蓮米 30 克	丹參 30 克	乳沒各 30 克	寄生 30 克
川芎 25 克	肉桂 15 克	杜仲 25 克	懷牛膝 25 克
狗脊 30 克	枸杞 30 克	巴戟 25 克	路路通 25 克

血竭 20 克	香附 20 克	蘇木 20 克	鹿角 25 克
螞蟻 30 克	田七 30 克	玄胡 25 克	烏蛇 30 克

上等蜂蜜適量，諸藥烘極乾，煉蜜為丸，早晚各服 9 克，感冒停服。

2009 年 11 月 18 日回訪：服藥 7 天，足痛稍減，精神稍振。

2009 年 12 月 5 日回訪：服藥 20 餘日，足痛微，腰痛大減，口苦消失，精神大增。查脈弦細緩有神，尺稍弱。舌正。

2010 年 3 月 21 日二診：腰腿痛微。唯足趾稍麻，雙膝關節偶痛，左肩隱痛，口乾苦消失。X 光片檢查明顯改善，醫生感到驚奇，建議仍服中藥治療。處方如下：

製二烏各 60 克	黃蓍 100 克	人參 30 克	西洋參 60 克
當歸 30 克	白芍 30 克	大熟地 60 克	山藥 60 克
山萸 25 克	澤瀉 20 克	茯苓 25 克	丹皮 20 克
龜板 30 克	炮甲 30 克	地鱉蟲 30 克	棗仁 30 克
麥冬 30 克	味子 20 克	蓮米 30 克	丹參 30 克
乳沒各 30 克	寄生 30 克	續斷 30 克	川芎 25 克
肉桂 25 克	杜仲 25 克	懷牛膝 25 克	狗脊 30 克
巴戟 30 克	仙茅 30 克	仙靈脾 30 克	路路通 25 克
血竭 25 克	香附 20 克	蘇木 20 克	鹿角 25 克
螞蟻 30 克	烏蛇 60 克	桃紅各 25 克	白芥子 30 克

上等蜂蜜適量，諸藥烘極乾，煉蜜為丸，早晚各服 9 克，感冒停服。

2011 年 8 月 6 回訪（介紹他人求治）：因知腰腿痛微，感冒時稍作。平時行走自如。

按語：現代西醫謂之骨質增生或腰椎間盤膨出、突出等症，多施手術，費用昂貴，許多術後復發，疼痛加劇！曾遇一例 40 歲男士，手術破壞了關節之生理結構，術後 3 月復發，疼痛加劇，行走不便，一年後癱瘓，可悲可嘆！

君不知，年老骨質增生，此乃自然規律也。人老氣血衰，腎精虧。腎主骨，骨失所養，因虛而痛。治療以補腎壯骨，益精養血為大法，久久服之，定有大效！臨床治療無數，未有不癒者！

◉醫案 4

向某　女　72 歲　2013 年 2 月 28 日初診

【主訴】 腰痛 5 年。

【病史】 腰椎脹痛牽及雙腿痛 5 年，近半年加重。醫院查為腰椎骨質增生。長服英太青、強的松等鎮痛，副作用太大。慕名求中藥調理。

刻見：①身面略腫，面紅如妝（疑服強的松所致之柯興氏綜合徵）。②晚上及靜坐不痛，行走則腰痛麻木。③易熱易汗。④耳鳴尿頻（夜尿 5 次）。

【檢查】 脈弦顯緊，尺弱，舌淡。

【辨證】 腎虛血瘀，血不利而痛且腫。

【治法】 溫經養血活血，固腎強筋壯骨。

【處方】 桃紅四物湯、金匱腎氣丸等化裁。

桃紅各 15 克　當歸 30 克　川芎 15 克　二芍各 45 克
二地各 30 克　桂枝 15 克　熟附片 10 克　山藥 60 克
山萸 30 克　澤瀉 30 克　茯苓 100 克　丹皮 15 克

丹參30克	乳沒各30克	全蟲15克	蜈蚣15克
炮甲15克	玄胡30克	田七30克	川懷膝各60克
杜仲30克	海龍30克	螞蟻60克	枸杞30克
製首烏30克	白朮30克	枳實30克	骨碎補30克

諸藥烘乾研粉，煉蜜為丸，一天2～3次，每次6～12克，感冒停服。

2013年3月7日回訪：藥後口稍乾不甚，藥後胃無礙。

2013年4月13日回訪：腰腿麻木消失，疼痛略減，汗少些，耳鳴消失，夜尿2次。

2013年8月12日二診：初診症狀十去八九，前方加雞血藤膏60克，如前法製丸鞏固。

◉醫案 5

羅某　女　46歲　2012年3月22日初診

【主訴】 腰椎骨質增生1年。

【病史】 因工作關係，長期站立10餘年。1年前左側髖關節及左腿脹痛乏力，查為骨質增生。建議手術，患者拒絕，慕名求丸藥治療。

刻見：①雙足反覆水腫，左足脹痛乏力，全身強硬。②形瘦面萎，眩暈耳鳴，嗜睡性差。③食慾差，消化弱，大便不成形。④咽乾口渴喜熱飲，易上火，皮膚易癢。⑤經期長（10天），量少有塊。⑥易發口腔潰瘍，牙易出血。⑦易脫髮，有紫癜。

【檢查】 脈沉細略弦，尺弱，舌淡。

【辨證】 腎虛血弱，氣滯血瘀，筋骨關節失養而痛。

【治法】補腎強骨，溫補氣血。

【處方】金匱腎氣丸、八珍湯等加減。

肉桂 15 克	熟附片 15 克	生地 100 克	山藥 100 克
山萸 40 克	澤瀉 25 克	茯苓 40 克	丹皮 25 克
當歸 30 克	川芎 25 克	二芍各 45 克	生炙甘草各 25 克
桃紅各 15 克	香附 25 克	蘇木 30 克	西洋參 100 克
白朮 40 克	青皮 30 克	丹參 30 克	檀香 30 克
砂仁 30 克	乳沒各 30 克	地鱉蟲 30 克	炮甲 30 克
血竭 30 克	海馬 30 克	海狗腎 2 條	魚鰾膠 200 克
螞蟻 200 克	田七 60 克	鹿角 30 克	雞血藤膏 60 克
阿膠 100 克	全蟲 30 克	蜈蚣 30 克	龜板 60 克
玄參 60 克	巴戟 30 克	仙茅 30 克	湘蓮肉 60 克
芡實 30 克	赤小豆 30 克	苡仁 30 克	鳳凰衣 30 克
杜仲 30 克	枸杞 30 克	製首烏 30 克	玄胡 30 克
雞內金 60 克	合歡皮花各 25 克		

諸藥烘乾研粉，以膏代蜜製丸，一天 2～3 次，每次 6～12 克，感冒停服。

【膏劑處方】濃縮成 300ml 膏汁備用。

桑椹子 100 克	桑寄生 100 克	續斷 100 克	石楠藤 60 克
鹿含草 60 克	絡石藤 60 克	豨薟草 60 克	黨參 200 克
木瓜 150 克	女貞子 100 克	旱蓮草 100 克	金櫻子 60 克
川懷膝各 60 克	穭豆皮 100 克	防己 60 克	海桐皮 60 克
徐長卿 60 克	露蜂房 60 克	夜交藤 150 克	萊菔子 100 克
枳殼 60 克	山楂 100 克		

2012 年 5 月 18 日二診：除腿腫痛減不多，其他有顯著改善：面色漸華，食慾增加，精神好轉，已不嗜睡，口

腔潰瘍未出現。脈沉弦細，尺漸應指，舌漸榮。

2012 年 7 月 23 日回訪：足腫消失，腿痛大減。神振面華，食慾頗好，大便成形。眩暈耳鳴不復存在。經量增，5 天淨，無瘀塊。睡眠安穩，口腔潰瘍未出現，牙不出血了。脈弦細有神，尺漸應指。舌漸榮。

2013 年 11 月 21 日回訪（介紹表妹治療不孕症）：腿不腫不痛，至今未發。

2014 年 7 月 5 日回訪：腿痛癒後，至今未發。

按語：《黃帝內經》曰：久視傷血，久臥傷氣，久坐傷肉，久立傷骨，久行傷筋。腎主骨，傷骨即傷腎之謂也。長期站立可致下肢靜脈血液循環不良或靜脈曲張而足腫。年近七七之年，氣血虛而腎根搖，故出現諸亞健康狀態。

初診，羅某家人不相信中藥有效，堅持手術治療，患者懼之，要求中藥一試。遂成對立兩派——醫患一派，患者家人及鄰居為一派。他們甚至嘲笑中藥能治癒此病！治療數月，羅某腿痛若失，其他諸症亦有明顯改善。「中醫之生命在於療效」，此案驗之，最具說服力。

◉醫案 6

白某　女　38 歲　2012 年 7 月 2 日初診

【主訴】 腰痛 5 年。

【病史】 CT 查：腰椎 4、5 膨出，腰椎 2、3 骨質增生。久治不效。同事介紹，特來求診。

刻見：①五年前左側腰部扭傷，疼痛反覆發作，一年前加重，牽及左腿坐骨神經呈放射疼痛，晨起更顯，痛處喜溫喜按。行走困難。②面白有斑，手心易汗。

【檢查】 脈沉細澀，尺弱，舌淡苔薄。血壓 90/60 毫米汞柱。

【辨證】 腎虛血弱，氣滯血瘀。

【治法】 補腎強骨，溫補氣血。

【處方】 金匱腎氣丸、八珍湯等加減。

桂枝 15 克　肉桂 15 克　熟附片 15 克　生地 60 克
山藥 90 克　山萸 40 克　澤瀉 15 克　茯苓 40 克
丹皮 15 克　當歸 30 克　川芎 25 克　二芍各 25 克
炙甘草 40 克　桃紅各 25 克　香附 25 克　蘇木 25 克
西洋參 60 克　黨參 100 克　白朮 40 克　青皮 30 克
丹參 30 克　檀香 30 克　砂仁 30 克　乳沒各 30 克
地鱉蟲 30 克　炮甲 30 克　血竭 30 克　海馬 30 克
螞蟻 60 克　田七 45 克　鹿角 30 克　木瓜 45 克
雞血藤膏 6 克　阿膠 100 克　全蟲 30 克　蜈蚣 30 克
龜板 30 克　巴戟 30 克　仙茅 30 克

諸藥烘乾研粉，煉蜜為丸，一天 2～3 次，每次 6～12 克，感冒停服。

2012 年 11 月 25 日二診：腰痛消失，腿痛減半，仍屈伸不利。血壓 110/80 毫米汞柱，黑斑變淡。

【檢查】 脈沉弦小緊（右弱），舌淡苔薄。

【辨證】 肝腎不足，氣血雙虧，氣滯血瘀。

【處方】 金匱腎氣丸、八珍湯等加減。

桂枝 20 克　肉桂 15 克　熟附片 15 克　炒生地 90 克
山藥 90 克　山萸 40 克　澤瀉 25 克　茯苓 40 克
丹皮 15 克　當歸 30 克　川芎 25 克　二芍各 25 克

炙甘草40克	桃紅各25克	香附25克	蘇木25克
西洋參60克	黨參100克	白朮40克	青皮30克
丹參30克	檀香30克	砂仁30克	乳沒各30克
地鱉蟲30克	炮甲30克	血竭30克	海馬40克
螞蟻150克	魚膘膠120克	田七60克	鹿角30克
木瓜45克	雞血藤膏10克	阿膠100克	全蟲30克
蜈蚣30克	龜板30克	巴戟30克	仙茅30克
懷牛膝30克	杜仲60克	枸杞30克	製首烏30克
玄胡30克			

諸藥烘乾研粉，煉蜜為丸，一天2～3次，每次6～12克，感冒停服。

2014年5月12日回訪（攜家人求診）：諸症若失，面斑不見。

按語：腎主骨，骨關節痛責之腎弱，為虛痛。從本治，腎精強壯，其痛自解。

此案痛處喜溫喜按，更是本虛夾寒也，以金匱腎氣丸化裁溫腎陽，益精血，果癒。

◉醫案 7

畢某　男　40歲　2012年3月14日初診

【主訴】 腰椎骨質增生10年。

【病史】 長年勞作，經常汗出濕衣，居住潮濕，加之房事頻繁，出現諸多症狀。

刻見：①腰腿冷痛10年，近6年加重。查為腰椎骨質增生，腰椎變形。痛處固定，喜溫喜按。②畏冷易感。③盜汗，汗出濕衣。手足易汗，尿黃乏力，口稍渴。④頭暈、耳鳴、眼花。⑤眠差、夢多。⑥髮白，髮脫。⑦性差，早洩7年。

【檢查】 脈沉弦緊，舌淡胖，苔白膩。

【辨證】 寒濕羈留，鬱而化熱；氣陰不足，心腎不交。

【治法】 散寒清熱除濕，益氣養陰安神。

【處方】 麻黃加朮湯、桂枝芍藥知母湯、十全大補湯等化裁。

麻桂各25克	二朮各30克	熟附片30克	製二烏各30克
黃蓍100克	雲防風30克	二芍各25克	知母25克
肉桂15克	白人參60克	西洋參100克	當歸30克
川芎25克	二地各25克	茯苓30克	山藥40克
山萸30克	澤瀉15克	丹皮15克	懷牛膝25克
枸杞30克	菟絲子30克	補骨脂30克	製首烏30克
青鹽25克	杜仲25克	胡桃肉25克	丹參25克
乳沒各30克	苡仁30克	蓮肉30克	扁豆30克
砂仁30克	陳皮30克	全蟲30克	蜈蚣3克
炮甲30克	螞蟻30克	地鱉蟲30克	海馬30克
海狗腎2條	蘇木30克	香附25克	玄胡25克
龜板60克	遠志15克	石菖蒲15克	龍牡各30克
烏蛇30克	淫羊藿30克	雞血藤膏40克	棗仁30克
柏子仁30克	靈芝30克	血竭30克	田七30克
麥冬30克	北五味30克	阿膠100克	硃砂15克
天仙藤30克	絡石藤30克	石楠藤30克	焦三仙30克

諸藥烘乾研粉，煉蜜為丸，一天2～3次，每次6～12克，感冒停服。

2012 年 5 月 18 日回訪：腰痛大減，左足麻痛消失，感冒少了，盜汗消失，白天汗少許多，食慾增加，手心汗止，藥後胃不脹，口不渴。

2012 年 8 月 5 日二診：腰痛微，極少感冒，汗出少了，手足心汗大減，食慾振，小便正常，頭暈未出現，左足痛緩，左足不發涼發木了，口渴思冷飲大減，睡眠很好。

現在想徹底解決兩問題：腰痛，性生活不滿意。

【檢查】 脈弦緊漸緩，舌淡紅欠榮，苔薄膩。

【辨證】 治法處方仿前。

麻桂各 25 克　二朮各 30 克　熟附片 30 克　製二烏各 45 克
黄蓍 100 克　雲防風 30 克　二芍各 40 克　知母 25 克
肉桂 15 克　白人參 60 克　西洋參 100 克　當歸 30 克
川芎 30 克　二地各 30 克　茯苓 30 克　山藥 40 克
山萸 30 克　澤瀉 15 克　丹皮 15 克　懷牛膝 60 克
枸杞 30 克　菟絲子 30 克　補骨脂 30 克　製首烏 30 克
青鹽 25 克　杜仲 60 克　胡桃肉 25 克　丹參 30 克
乳沒各 60 克　苡仁 30 克　蓮肉 30 克　扁豆 30 克
砂仁 30 克　陳皮 30 克　全蟲 45 克　蜈蚣 45 克
炮甲 45 克　螞蟻 60 克　地鱉蟲 45 克　海馬 45 克
海狗腎 3 條　蘇木 30 克　香附 30 克　玄胡 30 克
龜板 60 克　遠志 15 克　石菖蒲 15 克　龍牡各 30 克
烏蛇 30 克　淫羊藿 30 克　棗仁 30 克　雞血藤膏 100 克
柏子仁 30 克　靈芝 30 克　血竭 30 克　田七 60 克
麥冬 45 克　北五味 30 克　阿膠 100 克　硃砂 25 克

諸藥烘乾研粉，煉蜜為丸，一天 2～3 次，每次 6～

12克，感冒停服。

2014年1月13日回訪：諸症十癒八九。一年前外出打工，天暖之時，身體頗好，腰痛至今未作。

按語：腎主骨，腎虛骨痿，腰腿或軟或痛。復加風寒濕邪著而不去，遂作冷痛也。素體陰虛，邪從熱化，於是盜汗口渴尿黃等漸次出現。

寒熱混雜，虛實互見，治療頗難，桂枝芍藥知母湯可破解之。伍麻黃加朮湯增強散寒除濕之用，配十全大補湯益氣養血固本。

腰椎增生及變形，此乃慢性病，須藥物濃度在體內緩慢積蓄，以量變促質變，故連服兩劑而瘥。

第二節・股骨頭壞死

◎醫案

包某　女　55歲　2012年12月15日初診

【主訴】右側股骨頭壞死5年。

【病史】以前長住潮濕房屋，產後及經期生冷未禁，長期足脛厥冷，手足麻木。5年前雙足膝關節游走性疼痛，久治不癒。

親戚王某腰痛經我治癒，慕名求診。

刻見：①右大腿刺痛，雙膝關節、腰部、脛部為游走性疼痛。②胃返酸脹痛，牽及背心痛。查有十二指腸潰瘍，感冒加重。③畏冷易感，目霧耳鳴脫髮，手足易汗。④眠差夢多。⑤食慾差，大便偏乾，一天數次。尿頻（夜尿4次）。⑥口苦口乾思熱飲，牙齒易出血。

【檢查】 脈弦細澀小緊，舌淡苔膩白，尖略紅。

【辨證】 寒濕久羈，鬱而化熱，年老根枯。

【治法】 健脾固腎，強壯筋骨，散寒除濕。

【處方】 十全大補湯、金匱腎氣丸、烏頭湯等化裁。

黃蓍 60 克　雲防風 25 克　二朮各 25 克　西洋參 60 克
麥冬 30 克　熟附片 15 克　肉桂 15 克　生地 60 克
山藥 60 克　山萸 30 克　澤瀉 25 克　茯苓 30 克
丹皮 25 克　製二烏各 30 克　二芍各 45 克　生甘草 25 克
麻黃 15 克　螞蟻 60 克　海馬 30 克　田七 30 克
血竭 30 克　當歸 30 克　丹參 30 克　川芎 25 克
乳沒各 25 克　桃紅各 25 克　炮甲 30 克　雞血藤膏 60 克
全蟲 15 克　蜈蚣 15 克　檀香 25 克　砂仁 25 克
柴芩各 25 克　枳實 60 克　香附 25 克　合歡皮花各 15 克
刺蝟皮 60 克　酸棗仁 30 克　柏子仁 60 克　靈芝 30 克
桑椹子 60 克　火麻仁 60 克　魚膘膠 60 克　龜板 30 克
龍骨 30 克　遠志 12 克　石菖蒲 12 克　琥珀 30 克

諸藥為散，煉蜜為丸，每服 6～12 克，日 2～3 次，感冒及消化不良停服。

2013 年 1 月 20 日回訪（介紹親戚求診）：藥後胃好，足痛減，睡眠轉安。

2013 年 2 月 13 日回訪：足痛繼減，胃又好些，口乾減輕，大便一天一次，夜尿一次，睡眠轉安。

2013 年 5 月 25 日回訪：安靜時足不痛，幹活或走路久了稍痛，感冒極少了，二便正常，食慾增加，口乾苦消失，晚上不起夜了，睡眠安穩。

按語：股骨頭壞死，疑難病中之重症，難治。西醫有辦法，即置換關節，花費數十萬，後遺症亦不少，嚴重的喪失行走能力。患者為農婦，無錢手術，未奢望治癒。服中藥，從本治，獲大效！

此案為寒濕久羈，損害關節。散寒除濕，強壯筋骨，祛邪扶正。病因解決，疾病則癒。

舌淡紅，口苦口乾，寒濕鬱而化熱，此為辨證關鍵。處方用藥須寒熱並行，方為上策。

第三節・足　痛

◎醫案 1

劉某　女　33 歲　2012 年 10 月 12 日初診

【主訴】 足痛 3 月。

【病史】 3 月前雙足痠痛，服西藥及封閉治療無效，慕名求診。

刻見：①雙足痠痛發涼，晝輕夜重。痛處喜溫喜按。幼時長住潮濕房屋。②面白有疹。③近半年月經淋瀝 10 天淨，夾有少量瘀塊。④嗜睡疲倦。⑤尿頻而黃，大便乾燥。

【檢查】 脈弦細（左較弱），舌淡紅少華，苔膩白乾，尖略紅。

【辨證】 陽虛血弱，寒濕阻絡，鬱久化熱。

【治法】 溫陽養血，散寒除濕，涼血散瘀。

【處方】 烏頭湯、八珍湯等化裁。

製二烏各 15 克　赤芍 30 克　炙甘草 15 克　黃蓍 30 克
麻黃 12 克　太子參 25 克　茯苓 25 克　白朮 25 克

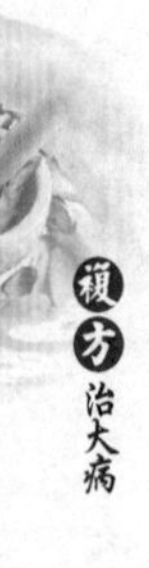

熟附片 12 克　當歸 12 克　川芎 10 克　生地 60 克
茜草 15 克　懷牛膝 25 克

3 劑，水煎內服。

2012 年 10 月 19 日二診：足痛好些，痠痛發涼感覺減輕。月經於本月 15 日淨（由以前的 10 天縮短至 3 天）。嗜睡疲倦減不多，尿為淡黃，大便一天 2 次，質可。食慾可，睡眠可。面疹減少。藥後口較乾。

【檢查】 脈弦細漸有神（左較前有力），舌淡胖，苔膩白乾。

用藥仿前，稍事變化。

製二烏各 15 克　赤芍 30 克　炙甘草 15 克　黃耆 30 克
麻黃 12 克　太子參 25 克　茯苓 25 克　白朮 25 克
熟附片 12 克　當歸 12 克　川芎 10 克　生地 60 克
茜草 15 克　懷牛膝 25 克　丹皮 20 克

3 劑，水煎內服。

2012 年 12 月 21 日三診：停藥 2 月，足痛癒後未作。面疹復發，疹色紅。疲倦嗜睡（較前好許多）。食慾可，大便乾燥，一天一次。月經尚正常。

【檢查】 脈弦細小緊，舌淡胖，苔薄膩，尖有少許紅點。

【辨證】 氣虛血熱。

【治法】 益氣涼血。

【處方】 八珍湯等化裁。

黃耆 30 克　太子參 30 克　茯苓 30 克　苡仁 30 克
赤小豆 30 克　丹參 15 克　丹皮 15 克　茜草 15 克
地膚子 15 克　生地 25 克　夜交藤 30 克　豨薟草 20 克

3 劑，水煎內服。

2012 年 12 月 30 日四診：舌脈如前。疲倦減輕，大便帶血，不乾燥，面疹減。

黄蓍 15 克　太子參 30 克　茯苓 30 克　苡仁 30 克

赤小豆 30 克　丹參 15 克　丹皮 15 克　茜草 15 克

地膚子 15 克　生地 25 克　夜交藤 30 克　豨薟草 20 克

猴頭菇 30 克　地榆 12 克　刺蝟皮粉 5 克（分次沖服）

3 劑，水煎內服。

2013 年 1 月 6 日五診：精神振作，便血消失，為溏軟，面疹更少些，晨起口稍乾。

丸藥善後，目前解決：面疹，痔瘡 7 年（回憶 7 年前產後出現），飲食不當則痔瘡便血，畏冷面白，易發口腔潰瘍，牙易出血，口內灼熱，目霧髮脫。

【檢查】 脈弦細，舌淡胖，苔薄膩。

【辨證】 肝腎陰虧，氣血不足，濕蘊化熱成毒。

【治法】 培補肝腎，調補氣血，化濕清熱敗毒。

【處方】 六味地黃丸等加減。

炒生地 60 克　山藥 60 克　黃精 30 克　澤瀉 25 克

茯苓 30 克　丹皮 25 克　丹參 30 克　苡仁 30 克

赤小豆 30 克　黃蓍 30 克　西洋參 30 克　地膚子 30 克

豨薟草 30 克　夜交藤 30 克　猴頭菇 60 克　地榆 30 克

刺蝟皮 60 克　枸杞 30 克　茜草 30 克　魚膘膠 60 克

螞蟻 60 克　棗仁 30 克　蓮肉 30 克　芡實 30 克

諸藥烘乾研粉，煉蜜為丸，一天 2～3 次，每次 6～12 克，感冒停服。

2013 年 8 月 2 日六診：足痛癒後，至今未發，其他諸症十去八九。

唯夫妻生活後疲倦異常，前方加雪蛤油 30 克，阿膠 60 克，如前法繼服一劑鞏固之。

◉醫案 2

張某　女　51 歲　2010 年 10 月 8 日初診

【主訴】 足痛 5 年。

【病史】 雙足疼痛 5 年，加重半月，行走困難，下蹲後難起身。口稍乾，耳鳴眼花，素有高血壓。年輕時常接觸冷水。

【檢查】 脈弦略緊，舌淡胖，苔薄膩乾。

【辨證】 肝腎不足，氣血失和，兼夾風濕。

【治法】 培補肝腎，調和氣血，祛風除濕。

【處方】 六味地黃丸、八珍湯加味。

黃耆 30 克	西洋參 30 克	黨參 30 克	當歸 30 克
白芍 30 克	大熟地 45 克	山藥 45 克	山萸 25 克
澤瀉 25 克	茯苓 30 克	丹皮 25 克	川芎 25 克
白朮 25 克	甘草 10 克	陳皮 15 克	丹參 30 克
乳沒各 25 克	桃紅各 15 克	懷牛膝 25 克	田七 25 克
寄生 25 克	續斷 25 克	烏蛇 25 克	全蟲 20 克
蜈蚣 6 條	地鱉蟲 20 克	螞蟻 25 克	雞血藤膏 30 克
蘇木 25 克	枸杞 30 克	製首烏 25 克	天麻 25 克
鈎藤 25 克	葛根 45 克	玄胡 25 克	石斛 25 克
麥冬 25 克	北五味 15 克	女貞子 25 克	棗仁 40 克
山楂 25 克	阿膠 60 克	茺蔚子 30 克	

上等蜂蜜適量，諸藥烘極乾，煉蜜為丸，早晚各服 9

克，感冒停服。

2014年5月2日回訪（此案為我親戚）：丸藥服半，足痛即癒，至今數年未作。耳鳴微。長期堅持運動，血壓波動不大。

按語：經絡不通，有表裏之別。在表者，藥用麻桂桃紅歸芎之屬；在裏者，非蟲類如全蟲、蜈蚣、地鱉蟲、螞蟻等不效。此案取效迅速，遵先賢葉天士之用蟲類藥經驗也。

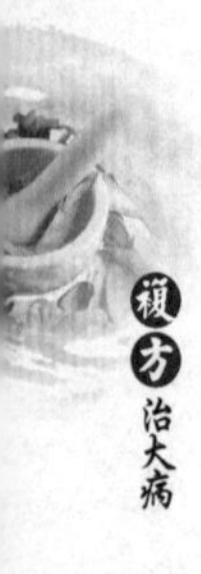

第六章｜神經衰弱

◉**醫案 1**

丁某　女　19歲　2011年1月12日初診

【主訴】 神經衰弱2年。

【病史】 精神差，反覆出現。兩年前發作一次，休學三個月，服八珍湯等緩解。原來成績很好，因身體不支，去年考了一個三本未走，今年復讀。學習緊張，近諸症復發加重。

刻見： ①面白肢涼，頭暈耳鳴，不耐思考，白天昏昏欲睡，晚上興奮失眠。②大便2～3天一行，質爛，小便可。③胸悶氣短。④納差，嗜食辛辣。⑤14歲初潮，經期不定，白帶多。

【檢查】 脈沉弦細弱，尺不應指。舌胖淡紅少華，苔膩乾。

【辨證】 氣血大虧，心神失養，衍生諸症。

【治法】 大補氣血，養心安神。

【處方】 補中益氣湯、歸脾湯、八珍湯等加味。

黃蓍60克	人參30克	黨參60克	當歸30克
白朮30克	升柴各12克	炙甘草10克	陳皮15克
龍眼肉20克	棗仁30克	檀香10克	遠志10克
龜板20克	石菖蒲10克	龍骨25克	川芎15克

白芍20克	大熟地30克	茯苓30克	芡實30克
蓮米30克	山藥60克	扁豆30克	柏子仁15克
靈芝40克	螞蟻20克	天麻20克	香附15克
阿膠60克	黑桃肉20克	北五味20克	枸杞20克
菟絲子20克	補骨脂20克	製首烏20克	

上等蜂蜜適量，諸藥烘極乾，煉蜜為丸，早晚各服6～9克，感冒及經期停服。

2011年11月9日回訪（患者為我親戚，多次電話聯繫得知）：今年考了一個二本，父母深表感謝！言服藥後精力足了，學習信心倍增。

慨然嘆曰：一個人身體好了，精神上又有追求，無堅不克也！神賴氣血濡養，患者家庭經濟條件差，平時營養不良，加之月經消耗精血，思慮傷脾等諸多原因，身體壓垮，談何學習，談何上大學！

◉醫案 2

唐某　女　17歲　2011年1月8日初診

【主訴】 神經衰弱4年。

【病史】 4年前減肥而身體變差，近2年學習壓力大，症狀加重。現休學在家，求中藥治療。

刻見：①神志恍惚，時好時壞。第一次發作在初三，休學2月不藥而癒。第二次是10天前感冒引發。感冒癒後，出現頭暈面白，休息不緩。頭暈時不能思考問題，恍惚如夢中。②嗜睡夢多，耳鳴眼花，手足厥冷，心慌心悸，胸悶氣短，易發暈厥。③易發口腔潰瘍。④偏食，飲食不慎或受涼易作腹瀉。

【檢查】脈弦澀弱，舌淡胖，苔膩。血壓 80/60 毫米汞柱。

【辨證】心脾兩虧，氣血不足，心神失養。

【治法】養心健脾，調補氣血，安神益智。

【處方】補中益氣湯、歸脾湯、八珍湯等化裁。

人參 40 克	西洋參 40 克	黨參 90 克	白朮 30 克
黃蓍 90 克	升柴胡各 15 克	當歸 40 克	炙甘草 15 克
陳皮 15 克	麥冬 30 克	北五味子 20 克	龍眼肉 30 克
棗仁 60 克	黃精 30 克	木香 15 克	遠志 15 克
乾薑 6 克	茯神 30 克	川芎 20 克	白芍 30 克
大熟地 30 克	香附 15 克	合歡皮花各 15 克	龜板 30 克
石菖蒲 15 克	龍骨 30 克	枸杞 30 克	菟絲子 30 克
補骨脂 30 克	製首烏 30 克	靈芝 60 克	柏子仁 25 克
紅景天 60 克	天麻 30 克	阿膠 90 克	蓮米 30 克
山藥 90 克	紫河車 25 克	螞蟻 25 克	淫羊藿 25 克

上等蜂蜜適量，諸藥烘極乾，煉蜜為丸，早晚各服 7 克，感冒停服。

2011 年 2 月 9 日回訪：左脈弦，右脈弦澀，舌淡苔膩白。食慾有增，精神漸振。

2012 年 1 月 3 日二診：

初診後改善有：口不乾。精神振作，頭暈消失，睡眠轉安，心慌心悸大減，胸悶氣短好許多，口腔潰瘍未出現，血壓 90/60 毫米汞柱。

近學習繁重，諸症似有反覆，為徹底治癒，擬膏方調理。

刻見：①大腦仍不耐思考（較前好許多），特別是上晚自習時頭暈如夢中，視力模糊。數天前因感冒而症狀加重。醫院查為腦血管痙攣。②畏冷，足冷有汗。③眠差夢多，耳鳴。④口渴思熱飲。

【檢查】 左脈弦細澀，右脈弦細澀略浮，舌淡苔膩，尖略紅。

【辨證】 表邪未盡，肝腎不足，氣血雙虧。

【治法】 培補肝腎，補益氣血。

【處方】 湯劑：玉屏風散、小柴胡湯等化裁。

黃耆30克	荊防各12克	白朮15克	柴胡15克
黃芩12克	棗仁30克	柏子仁12克	川芎10克
合歡皮花各15克	白芷10克	茯苓30克	蓮米15克
遠志8克	石菖蒲8克	夜交藤30克	黨參15克

3劑，水煎內服，服完接服膏劑。

膏劑：十全大補湯等化裁。

黃耆60克	西洋參100克	黨參100克	茯苓60克
白朮60克	炙甘草30克	陳皮30克	當歸25克
川芎25克	白芍30克	炒生地60克	酸棗仁60克
柏子仁30克	靈芝60克	合歡皮花各25克	珍珠30克
琥珀30克	磁石30克	枸杞60克	製首烏60克
升麻15克	柴胡15克	龜板30克	龍牡各60克
遠志15克	石菖蒲15克	阿膠60克	黃連15克
魚膘膠200克	螞蟻200克	海馬20克	山藥100克
夜交藤100克	龍眼肉60克	木香25克	砂仁25克
紅景天60克	紫河車30克		

上味共煎濃汁，文火熬糊，加蜜蜂250克收膏，早晚以沸水沖飲一匙。

2014 年 6 月 11 日回訪（**其母告之**）：膏藥服後較丸藥更好，現就讀於某重點大學。

按語：疑難雜病，如何治療，如何徹底治癒，這是我的研究課題。此案複雜，服兩劑而癒，其經驗應好好總結。

1. 心主血而藏神，心血不足，神不守舍，故心神恍惚。治療重點抓住補血養心。

2. 脾為氣血之源，健脾胃而氣血有源也。

3. 精血同源，故養血應兼固腎強精。

4. 紅景天改善大腦缺血缺氧，海馬強壯神經，對神經衰弱療效很好，魚膘膠滋養陰血，功勝阿膠，螞蟻強腎固精，紫河車峻補精血。諸藥對虛弱性疾病有良好治療作用。總之，先後天根本強健，其衍生之複雜症狀不治可癒。

◉醫案 3

吳某　女　16 歲　2010 年 11 月 21 日初診

【主訴】 神經衰弱 2 月。

【病史】 臨近高考，學習太緊，精力不濟，出現諸多症狀。

刻見：①精神不振，學習稍久則頭頂發脹而欲嘔，目脹。「自覺大腦血管一閃一閃的」，繼而引發全身僵硬，夜晚多見。②注意力難集中，不耐思考，易疲倦，煩躁不安。③食慾欠佳，口苦無味。④月經量少。⑤小便頻。

【檢查】 脈弦細而澀，舌胖淡紅，邊有齒印。

【辨證】 氣虛血弱，心脾兩虧；心腎不交，心神失養。

【治法】 調補氣血，養心健脾；交通心腎，健腦安神。

【處方】 歸脾湯、桃紅四物湯、枕中丹等。

黃蓍 40 克　人參 20 克　西洋參 30 克　龍眼肉 20 克
當歸 30 克　棗仁 30 克　白朮 25 克　木香 10 克
遠志 10 克　石菖蒲 10 克　茯苓 45 克　川芎 15 克
赤芍 20 克　大熟地 30 克　桃紅各 10 克　龜板 25 克
龍骨 25 克　山藥 30 克　枸杞 30 克　製首烏 30 克
靈芝 30 克　合歡花 15 克　阿膠 30 克　麥冬 25 克
北五味子 15 克

上等蜂蜜適量，共為丸，早晚各服 9 克，感冒及經期停服。

2011 年 2 月 15 日二診：上方有效，諸症減，繼服一劑。

2011 年 4 月 2 日三診：諸症繼續好轉，仿前方，稍事變化。

黃蓍 40 克　人參 40 克　西洋參 30 克　龍眼肉 60 克
當歸 30 克　棗仁 60 克　白朮 40 克　木香 10 克
遠志 12 克　石菖蒲 12 克　茯苓 60 克　川芎 15 克
赤芍 20 克　大熟地 30 克　桃紅各 10 克　龜板 25 克
龍骨 30 克　山藥 30 克　枸杞 30 克　製首烏 30 克
靈芝 30 克　香附 15 克　合歡花 15 克　阿膠 30 克
天麻 30 克　麥冬 25 克　北五味子 15 克

上等蜂蜜適量，諸藥烘極乾，煉蜜為丸，早晚各服 9 克，感冒停服。

2011 年 7 月 3 日回訪：三診療效更好。

刻見： 精力充沛，記憶增強。晚上學習至 12 點，早晨6點起床，而無疲倦頭暈現象。唯藥後稍燥，飲水即解。後考取一所理想大學。丸藥之功不可沒也！

按語：高考為人生關鍵一步。用強壯神經，增強記憶，促進睡眠之中藥保護好身體及精神狀態，至關重要，這也是千萬家長所願！為醫者，有感於斯！此案為作者女兒，實踐證明，療效上乘！

◉醫案 4

盧某　男　18歲　2010年10月1日初診

【主訴】 頭暈失眠半年。

【病史】 平素體弱，加之讀書用功，近半年出現諸多症狀。

刻見：①頭暈腦脹，睡眠不好，記憶欠佳。②納差運遲。③口渴思飲，身有皮疹。④有慢性咽炎。⑤早生白髮。

【檢查】 脈弦細，尺稍弱，舌淡紅少華，苔薄膩。

【辨證】 氣陰不足，心脾有虧。

【治法】 益氣養陰，健脾養心，安神健腦。

【處方】 參麥地黃丸等化裁。

西洋參60克　黨參30克　二冬各30克　北五味子25克
當歸30克　白芍30克　二地各40克　山藥120克
山萸25克　澤瀉25克　茯苓30克　丹皮25克
懷牛膝25克　枸杞25克　菟絲子25克　補骨脂25克
製首烏40克　阿膠60克　龜板30克　蓮米30克
棗仁60克　柏子仁30克　靈芝30克　黑芝麻30克
大棗30克　黃精30克　桑椹子30克　苡仁30克

女貞子30克　旱蓮草30克　紫河車25克　芡實30克
紅景天25克　丹參25克　木香15克　焦三仙10克

上等蜂蜜適量，共為丸，早晚各服9克，感冒停服。

2011年2月4日回訪：記憶力增強，皮疹消失，睡眠好轉，白髮減少，氣色紅潤。

2012年6月15日回訪（其母告之）：記憶力增強，精力旺盛，頭暈腦脹現象消失，個子長高長壯。現就讀於某重點大學，甚表感謝！

◎醫案 5

吳某　男　16歲　2013年5月19日初診

【主訴】 神經衰弱3月。

【病史】 先天稟賦不足及住校生活，營養欠佳，加之學習用功，出現諸多病狀。醫院確診：神經衰弱。休學3月，同學文某介紹，特來求治。

刻見：①疲倦頭暈，注意力難集中，記憶力差。不能看書學習及思考問題。②食慾差。③口乾，易發口腔潰瘍。④腰痛兩月（兩月前劇烈運動後引發）。

【檢查】 脈弦細滑帶澀，舌淡紅欠榮。

【辨證】 氣陰虧虛，脾腎不足。

【治法】 益氣養陰，健脾固腎。

【處方】 參苓白朮散、參麥地黃丸等化裁。

西洋參60克　黨參60克　棗仁30克　柏子仁30克
湘蓮肉60克　歸芍各15克　阿膠60克　魚膘膠60克
螞蟻60克　雪蛤油15克　龜板30克　龍牡各25克
遠志10克　石菖蒲10克　芡實30克　枸杞30克

製首烏30克	山藥60克	生地30克	澤瀉12克
茯苓30克	丹皮12克	桑椹子30克	女貞子30克
黑芝麻30克	浮小麥60克	穭豆皮60克	丹參30克
懷牛膝30克	黃精30克	寄生30克	續斷30克
益母草30克	枳實30克	焦三仙各30克	

諸藥烘乾研粉，煉蜜為丸，一天2～3次，每次6～10克，感冒停服。

2014年5月12日回訪（介紹人文某是我親戚，今日告之）：眩暈疲倦消失，食慾增加，腰已不痛，口腔潰瘍減少，成績上升。

按語：氣血雙虧，清陽不升，故眩暈；臟腑肌腠失於濡養，故易疲倦。腎藏精，精生髓，腦為髓海，腎通於腦。腎虛則髓海不充，故神經衰弱諸症出現也，兼脈細滑，舌淡紅，易發口腔潰瘍，食差，故辨為氣陰虧虛，脾腎不足。予參苓白朮散、參麥地黃丸加味健脾固腎，滋陰養血。因扭傷腰痛，加寄生、續斷、益母草、枳實理氣活血，強腎健骨。

第七章｜皮膚病

第一節・體虛身癢

◎醫案

黃某　女　47歲　2013年9月26日初診

【主訴】汗出身癢半月，久治不效。

【病史】汗出身癢半月。輸液小效，繼服清熱敗毒中藥症狀加重。經人介紹，特來求治。

刻見：①汗出身癢，汗止癢減。②大便偏乾。③停經3月。

【檢查】脈浮細澀，舌淡苔薄乾。

【辨證】風邪犯表，氣血雙虧。

【治法】疏風透邪，益氣養血。

【處方】玉屏風散等化裁。

黃蓍25克　雲防風8克　白朮12克　蟲退12克
太子參15克　當歸12克　丹參12克　赤芍12克
穭豆皮20克　浮小麥20克　夜交藤20克　生首烏15克
生甘草12克　大棗3枚

3劑，水煎內服。

2013年10月7日二診：藥後癢微，大便轉暢。

刻見：頭痛3天，身癢復作。

【檢查】 脈浮細略數，舌淡苔膩。

【辨證】 處方如前，稍事變化。

黄蓍 25 克	荊防各 12 克	白朮 12 克	蟲退 12 克
殭蠶 12 克	太子參 15 克	當歸 12 克	丹參 12 克
赤芍 12 克	穞豆皮 20 克	浮小麥 20 克	夜交藤 20 克
生首烏 15 克	生甘草 12 克	大棗 3 枚	二芽各 15 克

3 劑，水煎內服。

2013 年 10 月 16 日三診：身癢及頭痛消失。平素體弱，要求丸藥調理。

刻見：易感易汗，不耐寒熱，大便乾燥，3～7 天一行。小便頻數，易發眩暈，疲倦易累，腰痛足軟，受冷加重（醫院查為髖骨軟化症），手足麻木略腫（久坐則腫），易發口腔潰瘍，帶多味臭，脫髮，停經 3 月。

【檢查】 脈浮弦細略數，舌淡苔膩。

【辨證】 氣血雙虧，肝腎不足，風邪羈留。

【治法】 疏風扶正，調補氣血，培補肝腎。

【處方】 玉屏風散、聖癒湯等化裁。

上等黄蓍 60 克	荊防各 15 克	白朮 30 克	當歸 25 克
西洋參 60 克	黨參 60 克	川芎 25 克	二芍各 30 克
二地各 45 克	桃紅各 15 克	穞豆皮 60 克	浮小麥 60 克
棗仁 60 克	柏子仁 60 克	生首烏 60 克	火麻仁 60 克
海馬 15 克	螞蟻 30 克	雪蛤油 15 克	阿膠 60 克
雞血藤膏 45 克	寄生 45 克	續斷 45 克	麥冬 45 克
北五味 15 克	夜交藤 45 克	丹參 45 克	田七 30 克
澤蘭 30 克	女貞子 30 克	狗爪 50 克	

諸藥烘乾研粉，煉蜜為丸，一天 2～3 次，每次 6～

12克，感冒停服。

2013年12月7日回訪：感冒減少，大便不乾燥了，一天一次，腰痛已微，身癢未作，月經仍未至。

2014年5月13日回訪（介紹朋友李某求治）：極少感冒，大便正常，頭不暈，身癢消失，口腔潰瘍未發，精神振作，月經已至，唯足軟不耐久行。

按語：脈浮汗出身癢為麻桂各半湯證，患者體弱，予玉屏風散加味益氣透邪，疏風止癢。治病求本，此案最能說明之。

第二節・全身皮疹

◎醫案

董某　男　15歲　2011年5月13日初診

【主訴】 全身皮疹8年，久治不癒。

【病史】 自幼體弱食少，記憶差，腰痛足軟，下身盜汗，晨起眼屎多等。背部皮疹8年，面部及前胸皮疹5年。皮疹泛發（腹部及下身少見），色紅而硬，撫之疼痛，延久化膿。服清熱暗瘡片及排毒養顏膠囊半年無效，繼出現諸多不良症狀。

刻見：①大便黏稠，小便味臭（以前大便乾燥難下）。②口渴口膩思冷飲，晨起眼屎多。③頭暈身軟，眠差嗜睡，大腦不耐思考。④易感冒，易熱易汗，手足心汗多，汗出黏稠。下身盜汗。⑤納差，腰痛足軟，記憶差。

【檢查】 脈浮滑有力，尺弱，舌淡胖，苔膩白，舌脈紫。

【辨證】 脾腎虧虛，氣陰不足，濕熱瘀毒痼結。

【治法】 健脾補腎，益氣養陰，清熱解毒利濕。

【處方】 參苓白朮散、知柏地黃丸、仙方活命飲加味。

西洋參 90 克	茯苓 40 克	白朮 30 克	苡仁 40 克
蓮米 40 克	山藥 10 克	扁豆 30 克	砂仁 20 克
陳皮 15 克	蒼朮 15 克	黃柏 15 克	生地 90 克
山萸 30 克	澤瀉 30 克	丹皮 30 克	二冬各 25 克
銀翹各 25 克	雲防風 15 克	白芷 15 克	當歸 20 克
赤芍 25 克	大貝 25 克	花粉 25 克	乳沒各 15 克
穿山甲 15 克	皂角刺 25 克	露蜂房 25 克	野菊花 25 克
蒲公英 25 克	地丁 25 克	天葵子 25 克	全蟲 25 克
蜈蚣 10 條	柏子仁 60 克	靈芝 40 克	棗仁 40 克
夜交藤 30 克	白蒺藜 30 克	石斛 30 克	龜板 30 克

上等蜂蜜適量，諸藥烘極乾，煉蜜為丸，早晚各服 6 克，感冒停服。

2012 年 2 月 8 日回訪：判若兩人。面疹依稀，數粒而已，不紅不腫不痛。背部及前胸紅疹俱已消失。心情好，精力足，記憶佳，食振，睡眠安穩。口渴微，頭暈身軟未見，腰身不痛，盜汗止。家人甚感驚奇！其母密告之，「兒患病後，心情鬱憂苦悶，極少出家門，幾有輕生念頭！應該早點來治就好了……」

按語：未婚之人少慾，身體處於生長發育期，所患之疾用藥對證，古語曰四兩撥千斤，應手而癒！

皮疹何來？臟腑虧虛，所產生之毒素無以排泄，積聚肌膝，泛溢肌膚，皮疹作矣！參苓白朮散健脾除濕，絕濕毒之源；知柏地黃丸滋陰清熱，補已虧之陰；二妙散、仙方活命飲清熱敗毒利濕，消皮疹之毒。為丸長服，定可奏功！

第三節・帶狀疱疹

⊙醫案

楊某　男　45歲　2011年12月10日初診

【主訴】 帶狀疱疹10天。

【病史】 10天前發病，初腹部皮膚痛，第三天出現紅色疱疹稍痛，第四天疼痛加劇。醫院確診：帶狀疱疹。輸液治療4天不解。近兩天疱疹增多，蔓延至腰脅，疼痛劇烈。回憶20天前頭痛至今未癒（吹風受涼加重，以手按之或保暖好轉）。平時體質差，血壓低，頭暈面白神差，食少。

【檢查】 脈弦滑，舌淡苔白厚膩乾。

【辨證】 寒濕犯表，鬱久化熱成毒，素體虧虛。

【治法】 散寒除濕，清熱敗毒，扶正固本。

【處方】 升麻葛根湯加味。

葛根30克　升麻12克　赤芍15克　甘草10克
秦艽15克　白芷12克　苡仁20克　鬱金15克
桑枝15克　桑葉12克　桑寄生20克　絲瓜絡12克
夜交藤20克　合歡皮20克　黨參25克　茯苓25克
連翹15克　蜈蚣3條

5劑，水煎內服。

2012年1月14日二診：第三劑服完，疱疹消失，至今未發。

目前要求改善（工作忙，其妻代訴）：頭暈怕冷，易感冒，面白神差。夜熱，足欲伸出被外，片刻復又畏冷。天氣變化時雙膝關節麻木冷痛。食慾差。

【檢查】 缺舌脈證。

【辨證】 元氣不足，衛表不固；脾腎兩虧，兼夾風濕。

【治法】 益氣固表實衛，健脾補腎養血，祛風除濕。

【處方】 玉屏風散、生脈散、八珍湯、參苓白朮散加減。

黃耆 120 克	雲防風 30 克	白朮 60 克	西洋參 120 克
黨參 120 克	麥冬 60 克	北五味 30 克	茯苓 40 克
炙甘草 20 克	陳皮 30 克	枳實 30 克	當歸 30 克
川芎 20 克	白芍 30 克	熟地 40 克	苡仁 40 克
蓮肉 40 克	山藥 120 克	扁豆 40 克	砂仁 30 克
山萸 30 克	澤瀉 15 克	丹皮 15 克	枸杞 40 克
製首烏 40 克	黑芝麻 40 克	螞蟻 40 克	海龍 30 克
棗仁 40 克	靈芝 40 克	芡實 40 克	烏蛇 30 克
海狗腎 2 條	焦三仙 30 克		

上等蜂蜜適量，諸藥烘極乾，煉蜜為丸，早晚各服 9 克，感冒停服。

2014 年 4 月 2 日回訪：外出散步，遇楊某之妻，告之丈夫藥後身體健康，諸症已癒，極道感謝！

按語：初犯風寒，鬱久不解，蘊而化熱成毒。治之須托邪外出，不可單單清熱敗毒。然患者素體陽虛血弱，又值嚴寒時令，故以升麻葛根湯加味清熱敗毒，托邪外出。

加秦艽、桑葉、桑枝、鬱金等舒經活絡，祛風止痛；連翹、蜈蚣清熱敗毒止痛；參、苓扶正益胃。邪除虛復，熱祛毒解，疱疹自能消失。

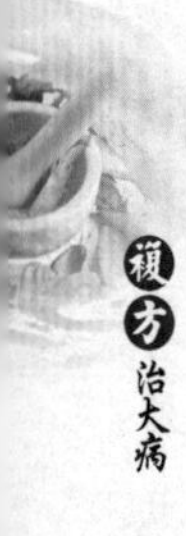

養生保健 古今養生保健法 强身健體增加身體免疫力

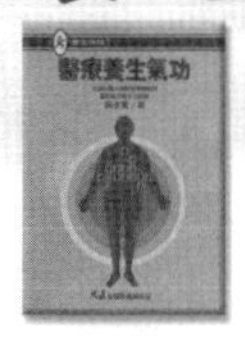

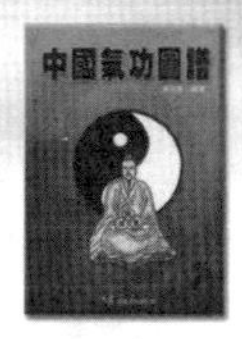

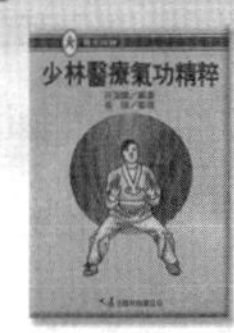

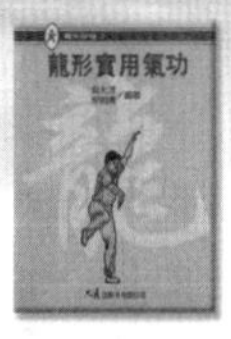

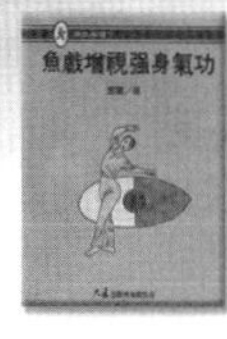

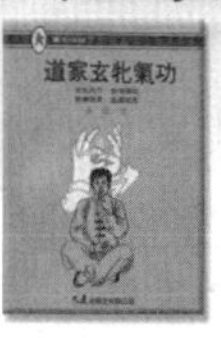

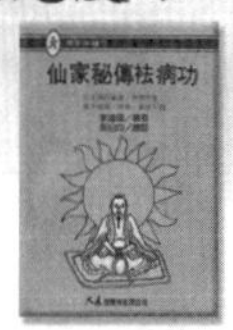

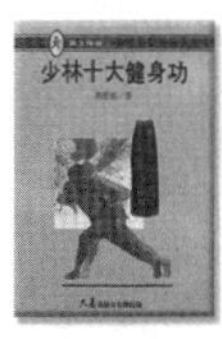

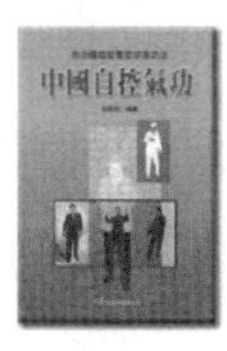

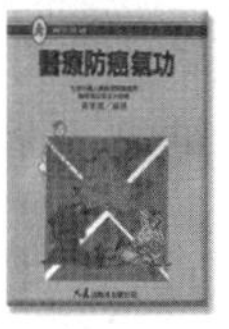

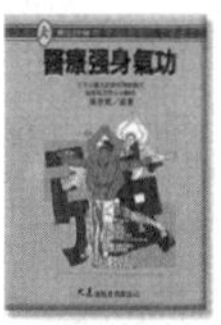

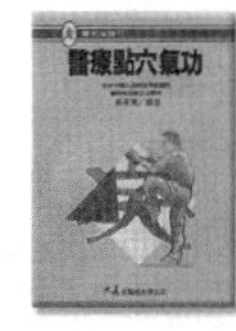

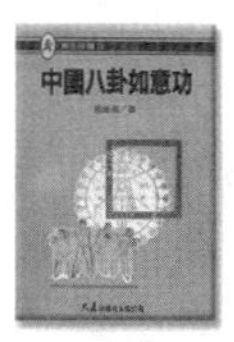

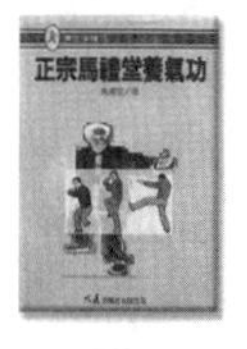

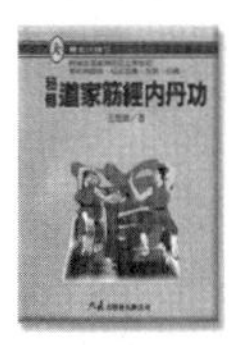

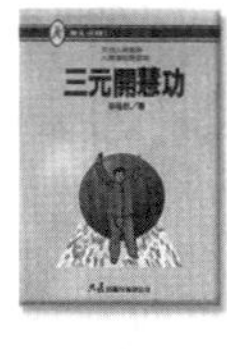

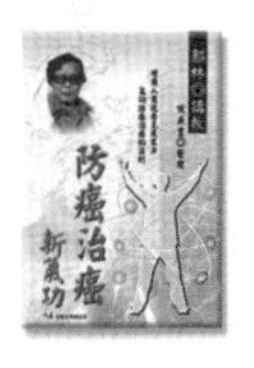

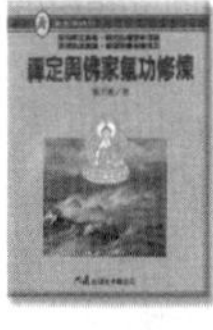

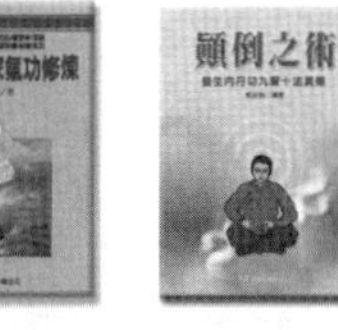

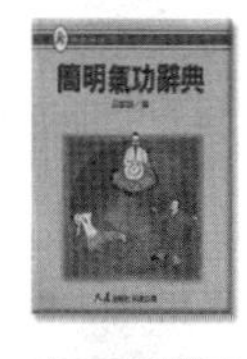

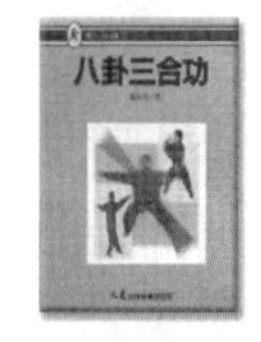

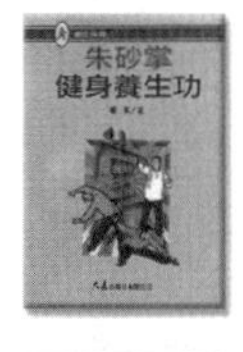

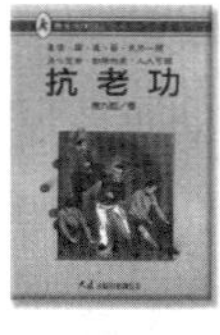

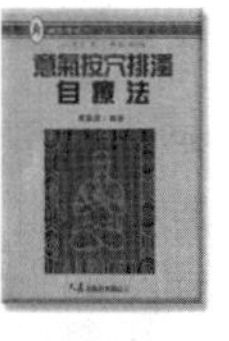

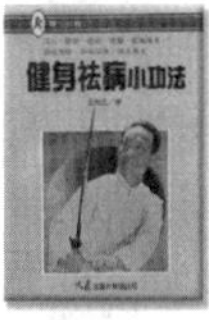

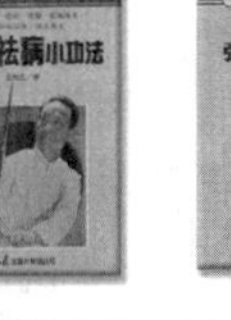
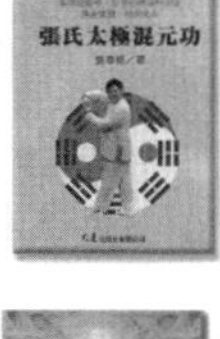

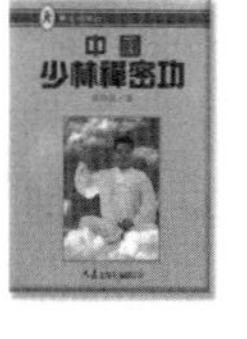

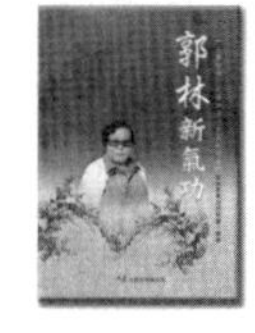

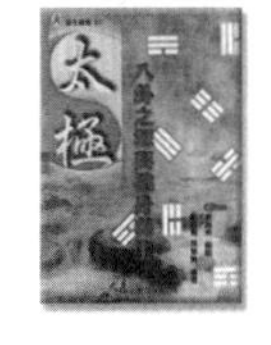

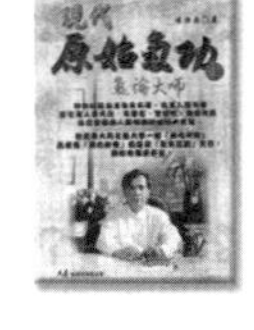

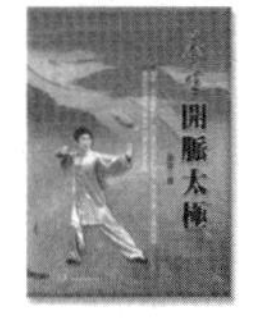

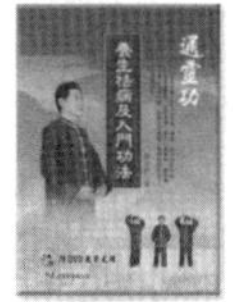
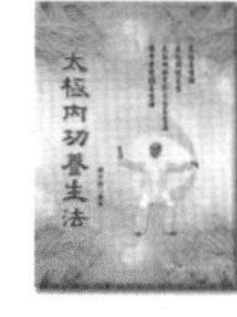

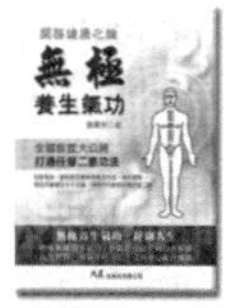

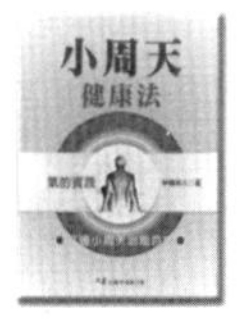

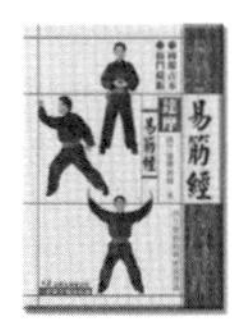

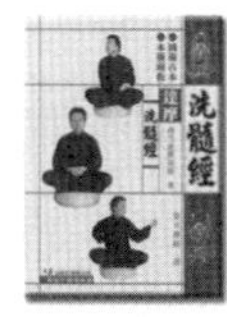

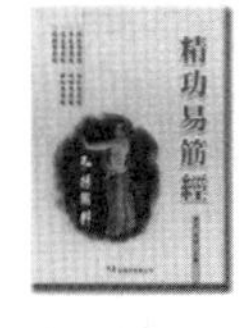

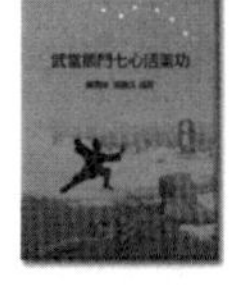
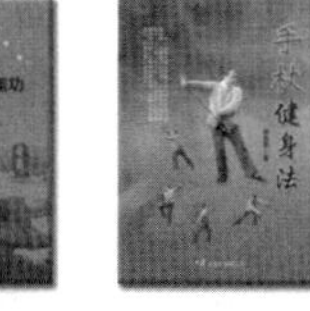

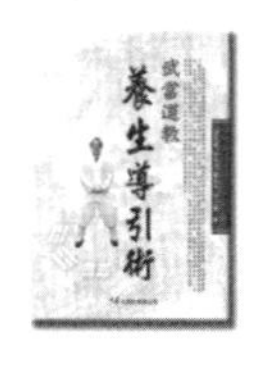

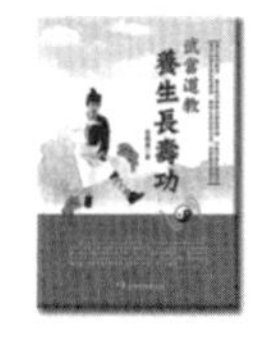

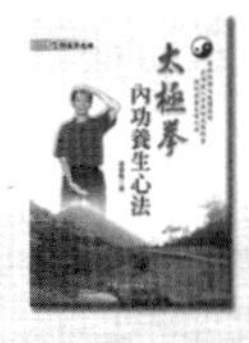

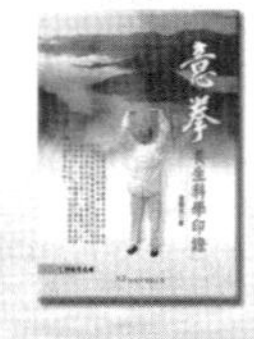

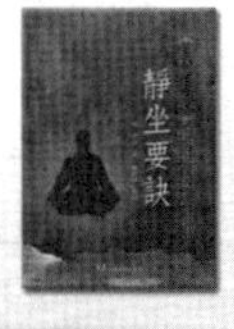

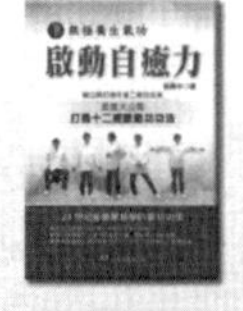

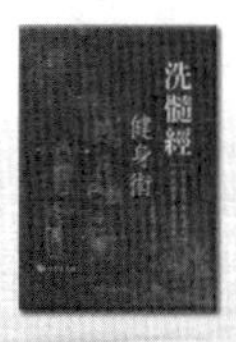

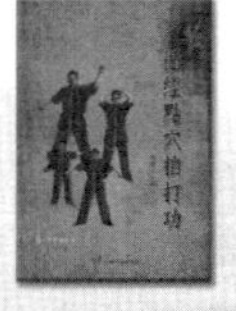

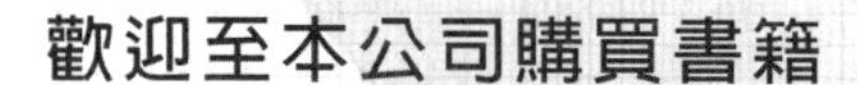

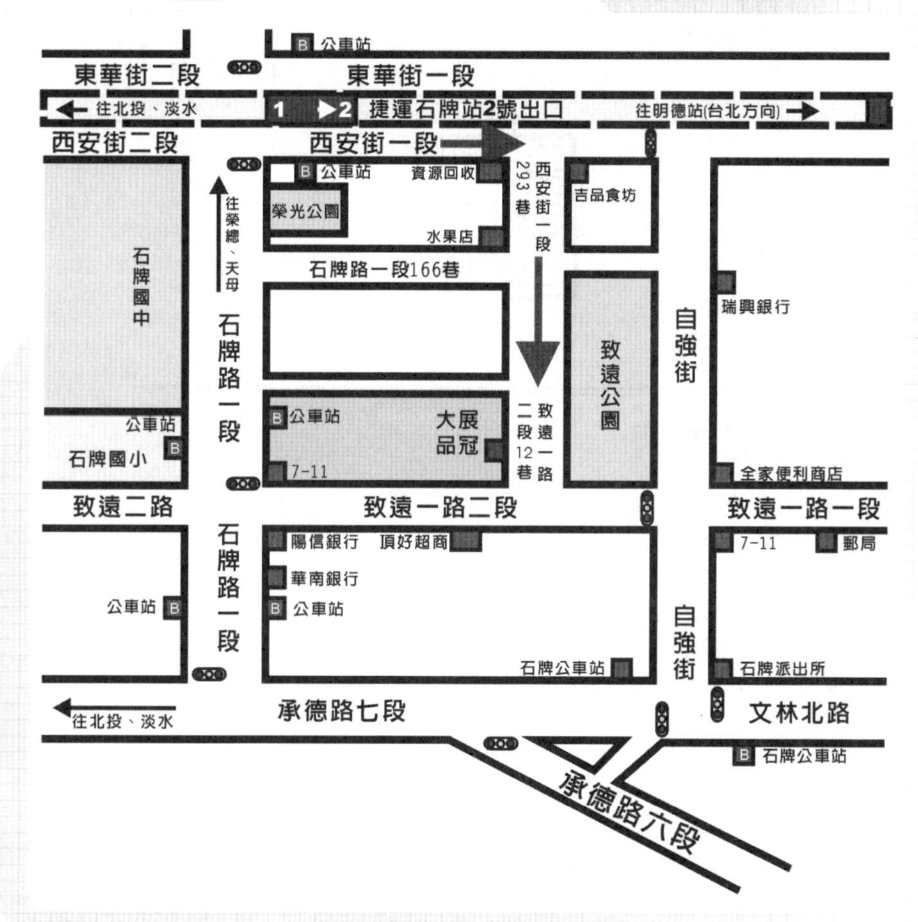

建議路線

1.搭乘捷運・公車

淡水線石牌站下車，由石牌捷運站２號出口出站(出站後靠右邊)，沿著捷運高架往台北方向走(往明德站方向)，其街名為西安街，約走100公尺(勿超過紅綠燈)，由西安街一段293巷進來(巷口有一公車站牌，站名為自強街口)，本公司位於致遠公園對面。搭公車者請於石牌站(石牌派出所)下車，走進自強街，遇致遠路口左轉，右手邊第一條巷子即為本社位置。

2.自行開車或騎車

由承德路接石牌路，看到陽信銀行右轉，此條即為致遠一路二段，在遇到自強街(紅綠燈)前的巷子(致遠公園)左轉，即可看到本公司招牌。

國家圖書館出版品預行編目資料

複方治大病 / 吳海鋒著.
——初版，——臺北市，大展，2017 [民 106.02]
面；21公分—（中醫保健站；78）
ISBN 978-986-346-146-3（平裝）
1. 中藥方劑學
414.6 105023591

複方治大病

編　　著 / 吳 海 鋒
責任編輯 / 郝 志 崗
發 行 人 / 蔡 森 明
出 版 者 / 大展出版社有限公司
社　　址 / 臺北市北投區（石牌）致遠一路 2 段 12 巷 1 號
電　　話 /（02）28236031，28236033，28233123
傳　　真 /（02）28272069
郵政劃撥 / 01669551
網　　址 / www.dah-jaan.com.tw
E-mail / service@dah-jaan.com.tw
登 記 證 / 局版臺業字第 2171 號
承 印 者 / 傳興印刷有限公司
裝　　訂 / 眾友企業公司
排 版 者 / 菩薩蠻數位文化有限公司
授 權 者 / 山西科學技術出版社
初版 1 刷 / 2017 年（民 106 年）2 月
定價 / 400元

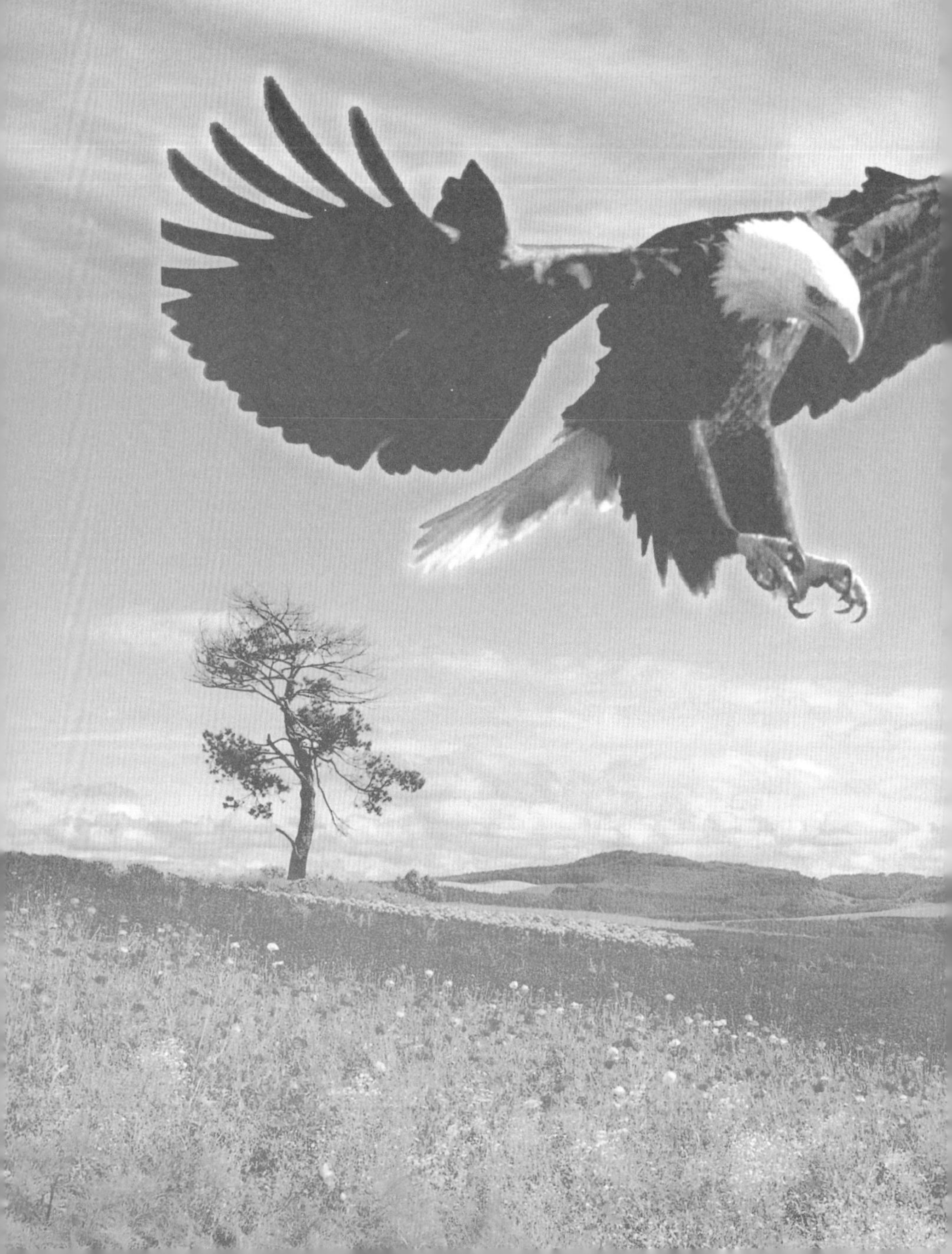

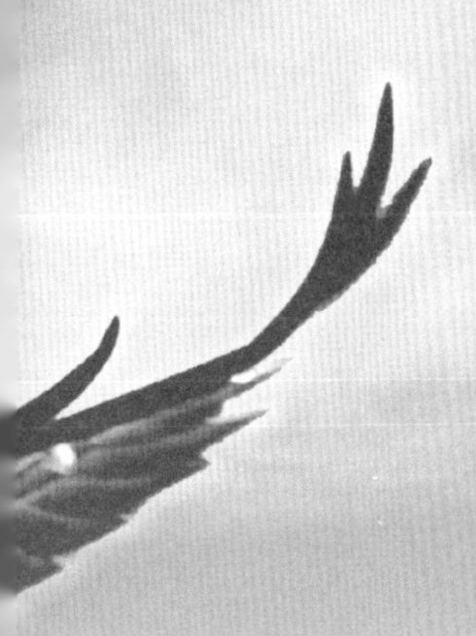